心不全診療の歩き方

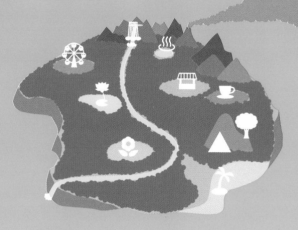

編集 岸 拓弥
国際医療福祉大学大学院医学研究科
循環器内科学 教授

MEDICAL VIEW

本書では，厳密な指示・副作用・投薬スケジュール等について記載されていますが，これらは変更される可能性があります。本書で言及されている薬品については，製品に添付されている製造者による情報を十分にご参照ください。

Heart Failure Travel Guidebook
(ISBN 978-4-7583-2217-1 C3047)

Editor : KISHI Takuya

2025. 3. 31 1st ed

© MEDICAL VIEW, 2025
Printed and Bound in Japan

Medical View Co., Ltd.
2-30 Ichigayahommuracho, Shinjuku-ku, Tokyo 162-0845, Japan
E-mail   ed@medicalview.co.jp

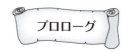

心不全患者と向き合う心構え

まずは本書を手に取った皆さんへ。今から本書の色々なページを巡りながら，新しい知見を得たり自分の日々の活動が正しいことを再確認したりすることでしょう。そして周りに心不全診療に携わることの素晴らしさを広めていくことと思います。ぜひ，よろしくお願いします。

でもその前に，お願いがあります。ぜひ，「心不全」という文字を，目をつぶってゆっくり呼吸をしながら自分の脈を触れながら思い浮かべてください。どんな気持ちになったでしょうか？　あたり前にできている穏やかな呼吸ができなくなり，心地よいリズムを奏でている心臓が悲鳴をあげて，これから先の自分がどうなるのか不安になる，それが心不全です。そんな心不全が自分の身に起こっているのが，今日皆さんが出会った，あの心不全患者の方々です。

本書を手に取ったということは，誰かのなにかをよくしたい，そのためにもっと自分にはできることがあるはず，そんな思いがあることと思います。その気持ちを忘れないようにして，心不全患者の方々の心に思いを馳せてください。

心不全患者と向き合う

心不全とは「心臓が悪いために，息切れやむくみが起こり，だんだん悪くなり，生命を縮める病気」です。だんだん悪くなり，よくならず，死に直結すると定義される，切ない病気です。「あなたは心不全です」といわれたとき，あの心不全患者の方々はどんな気持ちだったのでしょうか？　そして，今どんな気持ちで皆さんと話をしているのでしょうか？　心不全の病態生理や治療のことをしっかり理解したうえで，ロジカルではない複雑で曖昧でその人にしかわからない気持ちがあることを理解し，なによりちゃんと患者と向き合う医療従事者になりたいものです。

心不全を理解する

心不全患者とちゃんと向き合うには，気持ちだけでは不十分であり，心不全という病気を深く理解することが重要です。心臓の構造や機能，心不全の病態生理，さまざまな原因，そして心不全ステージ分類について，ガイドラインを中心に学ぶことが不可欠です。心不全の原因疾患を理解することで，適切な治療やケアを提供することができます。心不全ステージ分類を意識して，ステージに応じた治療やケアを提供することができます。

患者の視点に立つ

　心不全患者は，身体的な症状だけでなく，精神的な不安や社会的な孤立を抱えている場合があります。「患者の視点に立ち，共感をもって寄り添う」という言葉は，患者の立場からすると「わたしのなにがわかるんですか？」というような気持になるかもしれませんし，ともすると，それは医療従事者の自己満足にすぎないことも少なくありません。でも，少しでもそのような気持ちで患者の訴えに耳を傾け，症状を和らげるためのサポートを提供できるようにしたいです。そして，心不全患者が抱えるさまざまな不安は，完全に理解・共感することは難しいですが，目を逸らさずに少しでも安心感を与えることができるよう努めたいです。体力低下や症状による外出制限などにより，社会的な孤立を感じている患者の社会参加を支援し，孤立を防ぐためのサポートも提供できればいいなと思います。

心不全患者と伴走（伴奏）する

　心不全は慢性疾患であり，長期にわたる治療が必要です。したがって，心不全ステージ分類の横軸である患者の人生と伴走することで，心不全患者の人生を一緒に奏でる，いわば伴奏を意識するとよいのでは，と常日頃思っています。

　このような思いで本書を企画しました。心不全はなんの不全だろうか？　と考えると，「心」の不全ですが，それは心臓だけではなく「こころ」でもあり，生命そのものでもあります。その不全である心不全患者と向き合うことは，医療従事者として大きなやりがいを感じると同時に，多くの課題や困難に直面することもあります。しかし，心不全患者の人生と伴走することでしか得られないかけがえのない世界もあります。本書が，皆さんの日々の診療の一助となり，心不全患者のよりよい未来につながることを願っています。

2025年1月

国際医療福祉大学大学院医学研究科循環器内科学 教授

岸　拓弥

Contents

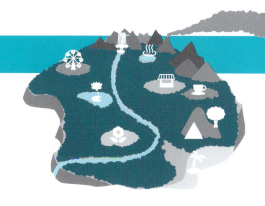

プロローグ・心不全患者と向き合う心構え ———— 岸 拓弥 　iii

心不全診療MAP ———————————————————— xvi

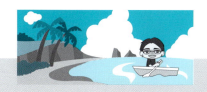

1章
病態の歩き方

1	病態の歩き方	佐藤直樹	2
2	心不全とは（定義，増悪因子，治療目標）	佐藤宏行	5
3	急性心不全と慢性心不全	那須崇人	8
4	左心不全と右心不全	西崎公貴	10
5	収縮能と拡張能	牧野真奈・齋藤秀輝	12
6	HFrEF，HFpEF，HFmrEF	中田康紀	14
7	PV loopと心拍出量	柿野貴盛	16
8	前負荷・後負荷	大竹正紘・朔 啓太	18
9	心筋リモデリング	松島将士	21
10	神経体液性因子	橋本 亨	23

2章

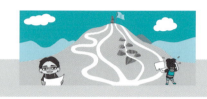

診断・評価の歩き方

1	急性期の診断・評価と初期対応の歩き方	奥村貴裕	28
2	慢性期の診断・評価の歩き方	宮原大輔・木田圭亮	32

急性期の対応

3	うっ血	中務智文・林田晃寛	35
4	低心拍出症候群	澤村昭典	40
5	心原性ショック	中田 亮・中田 淳	44

検査とその評価

6	問診，physical examination	大西勝也	49
7	胸部X線検査	杉本匡史	53
8	心電図検査	加来秀隆	56
9	血液検査	尾上健児	62
10	バイオマーカー BNP/NT-proBNP	三浦正暢	66
11	心エコー図検査	中村研介	68
12	心臓カテーテル検査	小西正紹	76
13	スワン・ガンツカテーテル検査	藤野雅史	80

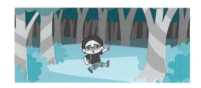

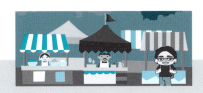

3章
薬物治療の歩き方

1	急性期薬物治療の歩き方	阿部拓朗	86
2	慢性期薬物治療の歩き方	松本新吾	90
3	診療ガイドラインに基づく標準的治療（GDMT）	松川龍一	95
4	基本薬① ACE阻害薬，ARB，ARNI	後藤礼司	99
5	基本薬② β遮断薬	池上翔梧・白石泰之	105
6	基本薬③ ミネラルコルチコイド受容体拮抗薬（MRA）	石原里美	109
7	基本薬④ SGLT2阻害薬	堀内 優	113
8	利尿薬	坂本考弘・北井 豪	117
9	経口強心薬—ピモベンダン，ジゴキシン	秋山英一	123
10	血管拡張薬—カルシウム拮抗薬，硝酸薬	石原嗣郎	128
11	イバブラジン	今村輝彦	132
12	ベルイシグアト	白石裕一・的場聖明	136
13	抗凝固療法	向井 靖	140

4章
非薬物治療の歩き方

1	非薬物治療の歩き方	近藤 徹	146
2	呼吸管理	葛西隆敏	149

vii

3	機械的循環補助（IABP，V-A ECMO，Impella）	大竹正紘・朔　啓太	153
4	左室補助人工心臓（LVAD）	藤野剛雄・阿部弘太郎	158
5	植込み型除細動器（ICD），心臓再同期療法（CRT）	門田宗之	162
6	TAVI，MitraClip	有田武史	166

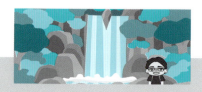

5章 管理の歩き方

1	管理の歩き方	岸　拓弥	172
2	血圧	岸　拓弥	174
3	腎機能，貧血	前田大智	179
4	水分・栄養管理	萬谷麻美・石井典子・池亀俊美	183
5	心臓リハビリテーション	井澤英夫	188
6	遠隔モニタリング	谷口達典	194

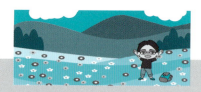

6章 心不全緩和ケアの歩き方

1	心不全緩和ケアの歩き方	柴田龍宏	198
2	意思決定支援，アドバンス・ケア・プランニング（ACP）	大石醒悟	201
3	症状に対する薬物治療	高麗謙吾	207

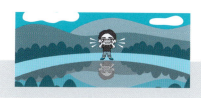

7章
少し複雑な心不全の歩き方

1 少し複雑な心不全の歩き方 ……………………… 鍋田　健　212
2 虚血性心疾患を合併する心不全 ………………… 的場哲哉　216
3 弁膜症を合併する心不全 ………………………… 大門雅夫　222
4 心房細動を合併する心不全 ……………………… 永嶋孝一　229
5 高齢者の心不全 …………………………………… 柴田直紀　234

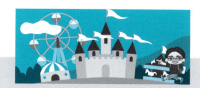

8章
コミュニケーションの歩き方

1 コミュニケーションの歩き方 …………………… 岸　拓弥　242
2 セルフブランディング …………………………… 渡邉雅貴　244
3 患者・家族とのコミュニケーション …………… 石本沙織　247
4 チーム医療 ………………………………………… 濱谷康弘　249
5 地域連携 …………………………………………… 大森崇史　253
6 情報収集・情報発信 ……………………………… 福田芽森　257

エピローグ・心不全診療の未来 …………………………… 岸　拓弥　262

索引 ……………………………………………………………………… 264

略語一覧

A	ACC	American College of Cardiology	米国心臓病学会
	ACE	angiotensin converting enzyme	アンジオテンシン変換酵素
	ACP	advance care planning	アドバンス・ケア・プランニング
	ACS	acute coronary syndrome	急性冠症候群
	ACT	activated coagulation time	活性凝固時間
	ACTH	adrenocorticotropic hormone	副腎皮質刺激ホルモン
	ADL	activities of daily living	日常生活動作
	AF	atrial fibrillation	心房細動
	AHA	American Heart Association	米国心臓協会
	AI	artificial intelligence	人工知能
	APTT	activated partial thromboplastin time	活性化部分トロンボプラスチン時間
	ARB	angiotensin II receptor blocker	アンジオテンシンII受容体拮抗薬
	ARNI	angiotensin receptor neprilysin inhibitor	アンジオテンシン受容体ネプリライシン阻害薬
	AS	aortic stenosis	大動脈弁狭窄症
	ASV	adaptive servo-ventilation	適応補助換気
	ATP	antitachycardia pacing	抗頻拍ペーシング
	AVA	aortic valve area	大動脈弁口面積
B	BNP	brain natriuretic peptide	脳性ナトリウム利尿ペプチド
C	CABG	coronary artery bypass grafting	冠動脈バイパス術
	CAG	coronary angiography	冠動脈造影
	CFR	coronary flow reserve	冠血流予備能
	cGMP	cyclic guanosine monophosphate	環状グアノシン一リン酸
	CKD	chronic kidney disease	慢性腎臓病
	CMD	coronary microvascular dysfunction	冠微小循環障害
	CO	cardiac output	心拍出量
	COPD	chronic obstructive pulmonary disease	慢性閉塞性肺疾患
	CPAP	continuous positive airway pressure	持続的気道陽圧法
	CPX	cardiopulmonary exercise testing	心肺運動負荷試験
	Cr	creatinine	クレアチニン
	CRT	cardiac resynchronization therapy	心臓再同期療法
	CRT-D	cardiac resynchronization therapy defibrillator	両室ペーシング機能付植込み型除細動器
	CRT-P	cardiac resynchronization therapy pacemaker	両室ペーシング
	CSA	central sleep apnea	中枢性睡眠時無呼吸
	CTR	cardiothoracic ratio	心胸郭比

D	**DOAC**	direct oral anticoaglant	直接経口抗凝固薬
	DT	destination therapy	長期在宅補助人工心臓治療
E	**Ea**	effective arterial elastance	実効動脈エラスタンス
	EDPVR	end-diastolic pressure-volume relationship	拡張末期圧容積関係
	EDV	end-diastolic volume	拡張末期容積
	Ees	end-systolic elastance	収縮末期エラスタンス
	EF	ejection fraction	駆出率
	eGFR	estimated glomerular filtration rate	推算糸球体濾過量
	ESC	European Society of Cardiology	欧州心臓病学会
	ESV	end-systolic volume	収縮末期容積
G	**GDMT**	guideline-directed medical therapy	診療ガイドラインに基づく標準的治療
	GLS	global longitudinal strain	左室長軸方向ストレイン
H	**HFmrEF**	heart failure with mid-range ejection fraction	左室駆出率が軽度低下した心不全
	HFpEF	heart failure with preserved ejection fraction	左室駆出率の保たれた心不全
	HFrEF	heart failure with reduced ejection fraction	左室駆出率の低下した心不全
	HIF-PH	hypoxia-inducible factor prolyl hydroxylase	低酸素誘導因子プロリン水酸化酵素
	HIT	heparin-induced thrombocytopenia	ヘパリン起因性血小板減少症
I	**IABP**	intra aortic balloon pump	大動脈内バルーンパンピング
	ICD	implantable cardioverter defibrillator	植込み型除細動器
	ICT	information and communication technology	情報通信技術
	ICU	intensive care unit	集中治療室
	IMR	index of microvascular resistance	冠微小血管抵抗指数
	INOCA	Ischemia with non-obstructive coronary artery disease	器質的狭窄のない心筋虚血
	IoT	internet of things	
	IPOS	Integrated Palliative care Outcome Scale	―
L	**LAVI**	left atrial volume index	左房最大容積指標
	LGE	late gadolinium enhancement	ガドリニウム遅延造影
	LOS	low output syndrome	低心拍出症候群
	LVAD	left ventricular assist device	左心補助人工心臓
	LVDd	left ventricular end-diastolic diameter	左室拡張末期径

L	**LVDs**	left ventricular end-systolic diameter	左室収縮末期径
	LVEDV	left ventricular end-diastolic volume	左室拡張末期容積
	LVEDVI	left ventricular end-diastolic volume index	左室拡張末期容積係数
	LVEF	left ventricular ejection fraction	左室駆出率
	LVESV	left ventricular end-systolic volume	左室収縮末期容積
	LVESVI	left ventricular end-systolic volume index	左室収縮末期容積係数
	LVOT-VTI	left ventricular outflow tract velocity time integral	左室流出路速度時間積分値
M	**MCS**	mechanical circulatory support	機械的循環補助
	MINOCA	myocardial infarction with non-obstructive coronary arteries	冠動脈閉塞を伴わない心筋梗塞
	mPG	mean pressure gradient	平均圧較差
	MR	mitral regurgitation	僧帽弁閉鎖不全症
	MRA	mineralocorticoid receptor antagonist	ミネラルコルチコイド受容体拮抗薬
N	**NO**	nitric oxide	一酸化窒素
	NPPV	non-invasive positive pressure ventilation	非侵襲的陽圧換気
	NSAIDs	non-steroidal anti-inflammatory drugs	非ステロイド性抗炎症薬
	NST	nutrition support team	栄養サポートチーム
	NT-proBNP	N-terminal prohormone of brain natriuretic peptide	N末端プロ脳性ナトリウム利尿ペプチド
	NYHA	New York Heart Association	ニューヨーク心臓協会
O	**OMT**	optimal medical therapy	至適薬物療法
	OSA	obstructive sleep apnea	閉塞性睡眠時無呼吸
P	**PaCO₂**	partial pressure of arterial carbon dioxide	動脈血二酸化炭素分圧
	PaO₂	partial pressure of arterial oxygen	動脈血酸素分圧
	PAP	positive airway pressure	陽圧呼吸
	PASP	pulmonary artery systolic pressure	肺動脈収縮期圧
	PAWP	pulmonary artery wedge pressure	肺動脈楔入圧
	PCI	percutaneous coronary intervention	経皮的冠動脈インターベンション
	PDE	phosphodiesterase	ホスホジエステラーゼ
	PT-INR	prothrombin time-international normalized ratio	プロトロンビン時間国際標準比
	PVA	pressure-volume Area	圧容積面積
Q	**QOD**	quairity of death	死の質

Q	QOL	quality of life	生活の質
R	RAAS	renin-angiotensin-aldosterone system	レニン・アンジオテンシン・アルドステロン系
	RCT	randomized controlled trial	ランダム化比較試験
S	S-ICD	sub-cutaneous implantable cardioverter defibrillator	完全皮下植込み型除細動器
	SA	sleep apnea	睡眠時無呼吸
	SAVR	surgical aortic valve replacement	外科的大動脈弁置換術
	SCAI	Society for Cardiovascular Angiography and Interventions	米国心血管インターベンション治療学会
	SHD	structural heart disease	構造的心疾患
	SNS	social networking service	ソーシャル・ネットワーキング・サービス
	SpO₂	percutaneous oxygen saturation	経皮的動脈血酸素飽和度
	SV	stroke volume	一回拍出量
	SvO₂	mixed venous oxygen saturation	混合静脈血酸素飽和度
T	TAPSE	tricuspid annular plane systolic excursion	三尖弁輪収縮期移動距離
	TAVI	transcatheter aortic valve implantation	経カテーテル的大動脈弁留置術
	TEER	transcatheter edge-toedge repair	経カテーテル的僧帽弁接合不全修復術
	TIMI	thrombolysis in myocardial infarction	―
	TMF	transmitral flow	僧帽弁口血流速度波形
	TR	tricuspid regurgitation	三尖弁閉鎖不全症
	TRPG	transtricuspid pressure gradient	三尖弁圧較差
	TRV	tricuspid regurgitant velocity	三尖弁逆流最大血流速度
	TSAT	transferrin saturation	トランスフェリン飽和度
V	V-A ECMO	veno-arterial extracorporeal membrane oxygenation	静脈動脈体外膜型人工肺
	VO₂	oxygen consumption	酸素消費量
	VTI	velocity time integral	速度時間積分値
W	WCD	wearable cardioverter defibrillator	着用型自動除細動器

xiii

執筆者一覧

■編集

岸　拓弥　　　国際医療福祉大学大学院医学研究科循環器内科学　教授

■執筆者（掲載順）

佐藤直樹　　　かわぐち心臓呼吸器病院循環器内科　部長
佐藤宏行　　　東北大学病院循環器内科
那須崇人　　　岩手医科大学内科学講座循環器内科分野
西崎公貴　　　手稲渓仁会病院循環器内科　主任医長
牧野真奈　　　聖隷浜松病院循環器科
齋藤秀輝　　　聖隷浜松病院循環器科　医長
中田康紀　　　奈良県立医科大学循環器内科
柿野貴盛　　　九州大学病院循環器内科
大竹正紘　　　国立循環器病研究センター循環動態制御部
朔　啓太　　　国立循環器病研究センター循環動態制御部　研究室長
松島将士　　　九州大学病院循環器内科　講師
橋本　亨　　　九州大学大学院医学研究院循環器内科学
奥村貴裕　　　名古屋大学大学院医学系研究科先進循環器治療学　特任准教授
宮原大輔　　　聖マリアンナ医科大学循環器内科
木田圭亮　　　聖マリアンナ医科大学薬理学　准教授
中務智文　　　心臓病センター榊原病院循環器内科
林田晃寛　　　心臓病センター榊原病院循環器内科
澤村昭典　　　一宮市立市民病院循環器内科　心血管内治療部長
中田　亮　　　亀田総合病院循環器内科／日本医科大学付属病院心臓血管集中治療科
中田　淳　　　日本医科大学付属病院心臓血管集中治療科
大西勝也　　　大西内科ハートクリニック　院長
杉本匡史　　　名古屋市立大学医学部附属みらい光生病院循環器内科　准教授
加来秀隆　　　JCHO九州病院循環器内科
尾上健児　　　奈良県立医科大学循環器内科　講師
三浦正暢　　　岩手県立中央病院循環器内科　医療研修科長
中村研介　　　鳥取大学医学部循環器・内分泌代謝内科学分野
小西正紹　　　横浜市立大学医学部循環器内科学　准教授
藤野雅史　　　国立循環器病研究センター心臓血管内科冠疾患科
阿部拓朗　　　埼玉医科大学総合医療センター心臓内科
松本新吾　　　東邦大学医学部内科学講座循環器内科学分野
松川龍一　　　福岡赤十字病院循環器内科　副部長
後藤礼司　　　愛知医科大学循環器内科　講師
池上翔梧　　　慶應義塾大学医学部循環器内科

白石泰之	慶應義塾大学医学部循環器内科
石原里美	奈良県立医科大学循環器内科
堀内　優	三井記念病院循環器内科　医長
坂本考弘	国立循環器病研究センター心不全部
北井　豪	国立循環器病研究センター心不全部　部長
秋山英一	かわぐち心臓呼吸器病院循環器内科　部長
石原嗣郎	埼玉医科大学総合医療センター心臓内科　講師
今村輝彦	富山大学大学院医学薬学研究部内科学第二　准教授
白石裕一	京都府立医科大学循環器・腎臓内科／リハビリテーション部　講師
的場聖明	京都府立医科大学循環器・腎臓内科　教授
向井　靖	福岡赤十字病院循環器内科　部長／九州大学医学部　臨床教授
近藤　徹	名古屋大学大学院医学系研究科循環器内科学
葛西隆敏	順天堂大学大学院医学研究科循環器内科　准教授
藤野剛雄	九州大学大学院医学研究院重症心肺不全講座　講師
阿部弘太郎	九州大学大学院医学研究院循環器内科学　教授
門田宗之	徳島大学病院循環器内科・卒後臨床研修センター　副センター長・特任講師
有田武史	福岡和白病院　副院長・内科循環器科　統括部長
岸　拓弥	国際医療福祉大学大学院医学研究科循環器内科学　教授
前田大智	市立ひらかた病院循環器内科　副部長
萬谷麻美	公益財団法人　榊原記念財団　附属　榊原記念病院看護部
石井典子	公益財団法人　榊原記念財団　附属　榊原記念病院看護部
池亀俊美	公益財団法人　榊原記念財団　附属　榊原記念病院看護部　部長
井澤英夫	藤田医科大学医学部循環器内科学　教授
谷口達典	大阪大学大学院医学系研究科循環器内科学
柴田龍宏	久留米大学医学部内科学講座心臓・血管内科部門／ 久留米大学病院高度救命救急センターCCU
大石醒悟	真星病院循環器内科　部長
高麗謙吾	小倉記念病院循環器内科　医長
鍋田　健	北里大学医学部循環器内科学
的場哲哉	九州大学病院循環器内科　診療准教授
大門雅夫	国際医療福祉大学三田病院心臓血管センター　循環器診断部長
永嶋孝一	日本大学医学部内科学系循環器内科学分野　准教授
柴田直紀	大垣市民病院循環器内科　医長
渡邉雅貴	医療法人社団みやび　理事長
石本沙織	愛知医科大学病院看護部　看護主任
濱谷康弘	京都医療センター循環器内科／ブリガムウィメンズ病院
大森崇史	福岡ハートネット病院循環器内科・地域連携支援部
福田芽森	慶應義塾大学医学部循環器内科／アイリス株式会社

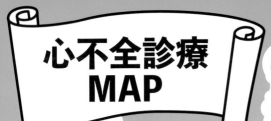

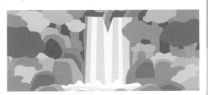
5章　管理の滝

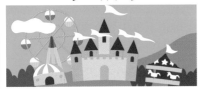
8章　コミュニケーションのテーマパーク

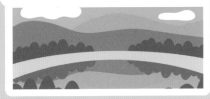
7章　少し複雑な心不全の湖

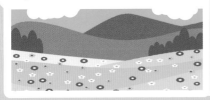
6章　心不全緩和ケアの花畑

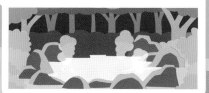
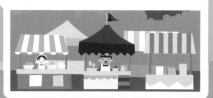
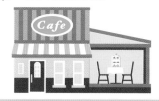
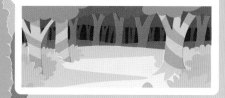
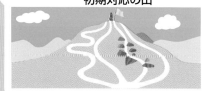
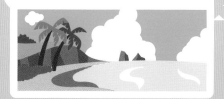

1章 病態の歩き方

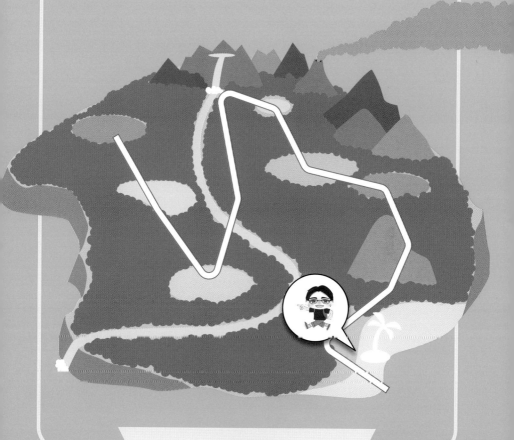

病態の海

1章 病態の歩き方

1 病態の歩き方

佐藤直樹

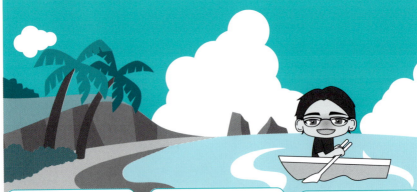

心不全の進展過程

　心不全の概念は，エジプトでは紀元前1500年にすでに提唱されていたといわれています[1]。心臓は冠動脈，心筋，弁，刺激伝導系，心膜の5つの構造に分けられます。このいずれが障害されても，心不全は起こります。心機能障害は，多くの場合，拡張能障害から起こり，収縮障害へ進展することが知られています。心不全を引き起こす

2

原因にかかわらず，心機能低下が起こり左室拡張末期圧は上昇し，それに伴い心臓内のみならず体内でさまざまな機能体系の異常を引き起こします。拡張能障害は，生活習慣病や炎症などが関与し，内皮機能に伴う一酸化窒素（NO）系の障害と微小循環障害により進展します。この進展には，環境にも影響され，飲食，大気汚染，さらにはメンタル的な要因により惹起される酸化ストレスも関与します。同時に心負荷による心筋細胞肥大に伴い微小循環は悪化します。一方で，心臓内のみならず体内において交感神経，レニン・アンジオテンシン・アルドステロン系，バソプレシン系が亢進し，さらなるNO系の障害やミネラルコルチコイド受容体刺激も相まって，血行動態のさらなる悪化を引き起こし病態悪化の悪循環が起こります。この悪循環により，組織のうっ血が起こり，リンパ灌流がそれに対応できなくなると肺水腫や末梢浮腫のうっ血による心不全が発症し，また低心拍出に陥れば低灌流によっても心不全が発症します。したがって，心不全を発症した時点では，すでにこのような心臓内のみならず体内のさまざまな機能系が障害されています。

心不全の負のスパイラル（図1）

　心不全の進展過程のさまざまな段階で，免疫系障害，サイトカイン放出，代謝障害が起こり，さらに心筋のミトコンドリア機能の低下をきたし，エネルギー代謝の異常とともに心不全は重症化します。このような一連の変化が基礎心疾患や併存疾患・因子によりその過程は一定ではなく心不全の進展に影響し，さらに複合的に影響し合い心不全の悪化は止まることなく負のスパイラルに陥ります。特に急性心不全や再入院により，この進展は加速され予後がさらに不良となります。

心不全治療の今後の展開

　現在の治療は多くの場合，前述の体内の進展過程で起こる負のスパイラルをいかに断ち切るかという点に焦点が向けられています。現在fantastic fourと称されるサクビトリルバルサルタン，SGLT2阻害薬，ミネラルコルチコイド受容体拮抗薬，β遮断薬はいずれもこの負のスパイラルを断ち切るために心不全を取り巻く環境を整え，心臓を保護し機能改善を図ろうとする薬剤です。非薬物治療の植込み型除細動器（ICD）や心臓再同期療法（CRT）もすでに起こった障害や起こるリスクが高い状態への対症療法です。今後は心不全の各々の原因となる疾患の心不全進展の病態解明が進み，いわゆるプレシジョンメディシンといわれる個々の患者に対する心不全の治療が求められます。心筋症では異常を引き起こす因子としてさまざまな遺伝子異常が明らかになっています[2]。遺伝子異常のフェノタイプにより，リスク回避するための治療選択が行われつつあります。今後は個々の遺伝子異常による負のスパイラルが想定され，各々の病態悪化，進展過程に応じたプレシジョンメディシンが行われるようになるでしょう。

3

図1 心不全の負のスパイラル

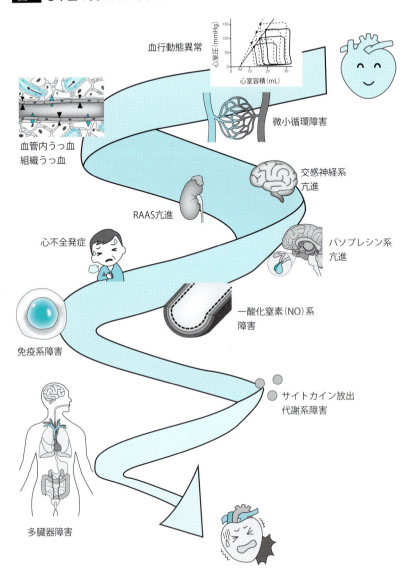

文献

1) Sato N: Chapter 3 Congestion: Historical and pathophysiological review and the concept of fundamental management for hospitalized heart failulre. In Therapeutic strategies for heart failure. Sato N ed, Springer Japan, 2018, pp39-54.
2) Eldemire R, et al: Genetics of Dilated Cardiomyopathy. Annu Rev Med 75: 417-426, 2024.

>> 1章 病態の歩き方

2 心不全とは
（定義，増悪因子，治療目標）

佐藤宏行

マストワード！

❶ **定義**：心臓の構造的・機能的異常に由来した心不全の症状・所見に加え，BNP/NT-proBNP上昇または肺・全身性うっ血の客観的所見のいずれかを認める，と定義されています。

❷ **増悪因子**："FAILURE"で取りこぼさずに介入しましょう。

❸ **3つの"生"（生命・生活・人生）を意識した治療目標**：生命予後の改善，再入院予防，生活の質（QOL）の改善の3つが重要です。

1 定義

わが国では急性・慢性心不全診療ガイドライン（2017年改訂版）で2つの定義が提唱されました[1]。1つは「なんらかの心機能障害，すなわち，心臓に器質的および/あるいは機能的異常が生じて心ポンプ機能の代償機転が破綻した結果，呼吸困難・倦怠感や浮腫が出現し，それに伴い運動耐容能が低下する臨床症候群」です。一方，一般向けに「心臓が悪いために，息切れやむくみが起こり，だんだん悪くなり，生命を縮める病気」と，**進行性の予後不良な慢性疾患**である点をわかりやすく表現しています。

2021年には欧米とともにわが国も参画して**心不全のuniversal definition**が新しく提唱されました[2]。「**心臓の機能的・構造的異常**（例：左室駆出率＜50％，心房・心室拡大，E/e'＞15，中等度以上の肥大・弁膜症）**に由来した心不全の症状**（例：呼吸困難，倦怠感）**や所見**（例：頸静脈圧上昇，Ⅲ音聴取）が存在し，**BNP/NT-proBNPの上昇**（**図1**）[1]，もしくは**肺・全身性うっ血の客観的所見**（例：胸部X線，心エコー図，右心カテーテル）**のいずれかを少なくとも1つ以上認める臨床症候群**」と定義が統一され，広く普及しています。

5

図1 心不全の universal definition

心臓の構造的・機能的異常に由来する
心不全症状や所見

＋

ナトリウム利尿ペプチドの上昇
または
肺や全身性うっ血の客観的指標
（例：胸部X線，心エコー図，右心カテーテル）

心臓の構造的・機能的異常

左室駆出率＜50%
心房・心室の拡大
E/e'＞15
中等度以上の心肥大
中等度以上の弁膜症

ナトリウム利尿ペプチド上昇の基準

	外来	入院・非代償性
BNP (pg/mL)	≧35	≧100
NT-proBNP (pg/mL)	≧125	≧300

（文献1を参考に作成）

2 増悪因子

　心不全にはさまざまな増悪因子が存在し，これらへの予防・治療介入が非常に大切です。**FAILURE**という有名なmnemonics（語呂合わせ）で確認してみましょう[3]（**表1**）。ご覧のように，**生活習慣**（塩分・水分過多，過労，怠薬）や**心臓以外の因子**（貧血，感染，甲状腺）が多く含まれており，**患者側要因**が大きく影響します。心不全の再入院予防には，不整脈・虚血・弁膜症など心機能評価も重要ですが，患者本人・家族への詳細な**病歴聴取**や全身検索を含む**包括的評価**を行い，多職種で介入することが必須です。

表1 心不全の増悪因子：FAILURE

頭文字	内容	具体例
F	Forgot medications	怠薬，服薬アドヒアランス
A	Arrhythmia / Anemia	不整脈 / 貧血
I	Infection / Ischemia / Infarction	感染症 / 虚血 / 心筋梗塞
L	Lifestyle	塩分・水分摂取，過労，ストレス
U	Up-regulators	甲状腺機能亢進症，妊娠
R	Rheumatic / Renal	弁膜症（リウマチ性）/ 腎機能障害
E	Embolism	肺塞栓症

3 治療目標

　心不全治療目標の設定では**3つの"生"（生命，生活，人生）**を意識します。急性期は血行動態の安定化を，慢性期は治療の最適化を図り，突然死も含めて"生命"を守ります。患者の"生活"を守るために，症状の軽減と心不全再入院を予防し，生活の質（QOL）を確保します。そして，より豊かな"人生"となるよう包括的にサポートします。

　高齢者や重症例では，生命予後以上にQOLの改善により重きをおく状況も多く，早期からの緩和ケアが必須です。個々の症例ごとに優先度が変動し得るため，どこにゴールを設定すべきかを常に意識します。

まとめ！

- 心不全の確定診断には，心機能障害に由来する症状・所見の確認，そしてBNP/NT-proBNP上昇もしくはうっ血を示す客観的所見が必要です。
- 増悪因子（FAILURE）には患者側要因も多く含むため，再入院予防のためには心機能評価のみならず，詳細な病歴聴取と包括的評価が必須です。
- 治療目標として予後改善のみならず，再入院予防，QOLの改善も重要です。高齢者・重症例では後者をより意識した緩和ケアを含む包括的治療を目標とします。

文献

1) Bozkurt B, et al : Universal definition and classification of heart failure a report of the heart failure society of America, heart failure association of the European society of cardiology, Japanese heart failure society and writing committee of the universal definition of heart failure. J Card Fail 27（4）: 387–413, 2021.
2) 日本循環器学会 / 日本心不全学会：急性・慢性心不全診療ガイドライン（2017年改訂版）. http://www.j-circ.or.jp/cms/wp-content/uploads/2017/06/JCS2017_tsutsui_h.pdf
3) Sanjay S, et al : Saint-Frances Guide to Inpatient Medicine, 2nd ed. Lippincott Williams & Wilkins, 2003.

> 1章 病態の歩き方

3 急性心不全と慢性心不全

那須崇人

マストワード！

❶ **急性心不全**：時間との勝負！ ガイドラインにおいては分単位の治療が求められます。
❷ **慢性心不全**：診断と長期予後を見据えた治療が求められます。

1 急性心不全

　急性心不全とは，心ポンプ機能が低下し，心室の血液充満や心室から末梢への血液の駆出が障害されることで，種々の症状・徴候が複合された症候群が急性に出現あるいは悪化した病態を指します。

　急性心不全は時間との勝負であり，いかに患者の症状を早く改善させるかが鍵となります。急性心不全で主にみられる症状は呼吸困難ですが，急性・慢性心不全診療ガイドライン（2017年改訂版）では分単位での治療が求められます。というのも，症状が持続すれば患者が苦しい思いをする時間が長くなってしまうことはもちろん，急性心不全において**症状が持続する時間が長ければ長いほど，院内死亡率が上昇する**ことが知られているからです。急性心不全においては，いま現在患者に起きている問題はなにかをできるだけ迅速に評価することが重要となります。詳細な薬剤使用法などは別項に譲りますが，いま体に水分が溜まっているのか（うっ血の有無），巡っている血液量は十分か（低心拍出の有無）を常に念頭におくようにしましょう。

　簡単な病態と病態に付随する症状を示します（**図1**）。ぜひ，どのような治療が必要なのか考えてみてください。

図1 心不全の病態のとらえ方

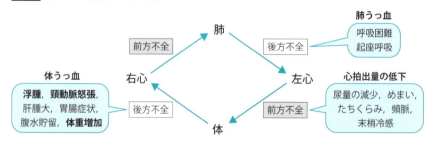

繰り返しになりますが，急性心不全における治療目標は患者の症状の消失を**迅速**に行うことです。

2 慢性心不全

慢性心不全とは，心不全急性期を脱した後，または症状が最初から落ち着いている心不全を指します。もちろん症状の改善は重要ですが，急性心不全とは別の考え方が必要となります。急性心不全は基礎疾患がなんであれ，まずは症状を改善させることが最優先となります。一方で慢性心不全は状態が安定しているため，標準的治療を行うことで症状をさらに改善させること，長期予後改善を目指して薬物調整を行うことと並行して原因検索を行い，可能であれば原因疾患に対する根本的治療を行うことが必要となります。心不全の原因は多岐にわたるため，原因となり得る疾患を想定して，精査を行う必要があり，鑑別を行うための知識が必要不可欠です。慢性心不全の原因について示します（**表1**）。ぜひ，原因を究明して治療につなげていきましょう。

表1 慢性心不全の原因

・冠動脈疾患（虚血性心疾患）	・アルコールや薬物乱用（例：コカイン，アンフェタミン）
・高血圧	・心膜疾患（心膜炎，収縮性心膜炎）
・不整脈	・慢性閉塞性肺疾患（COPD）
・先天性心疾患	・糖尿病
・心筋炎	・肥満
・肺高血圧	・睡眠時無呼吸
・内分泌疾患	・慢性腎臓病

慢性心不全は増悪することで急性心不全に移行する場合があります（慢性心不全の急性増悪）。その場合は頭を切り替えて，いかに心不全症状を改善させるかに注力しましょう。

まとめ！

- 急性心不全はできるだけ早く自覚症状を改善させることが大きな目標となります。そのために病態をいち早く評価すること，すなわちうっ血および低心拍出の有無を評価し，その対応を行うことが重要です。
- 慢性心不全は，原因検索および長期予後を見据えた治療戦略を立てる必要があります。

1章 病態の歩き方

4 左心不全と右心不全

西崎公貴

> **マストワード！**
>
>
>
> ❶ **左心不全と右心不全**：心不全症状を左心と右心それぞれのうっ血および低灌流症状としてとらえることで，個々の患者の病態を推測し治療に活かしましょう。
> ❷ **心室間相互作用**：右室と左室は外側を心膜で囲まれ，心室中隔で互いに接しているため，右室の拡大が左室の拡張障害を，左室の拡大が右室の拡張障害を招きます。

1 左心不全と右心不全

　静脈から還ってくる血液は右心系を経て肺に送られ（**肺循環**），左心系に流入した血液が全身に送り出されます（**体循環**）。肺循環と体循環は直列に配列されており，通常右心と左心の心拍出量は等しくなります（**図1a**）。

　心不全は"心臓のポンプ機能"が低下することで生じます。ポンプとして血液を受け取れなくなることを"**うっ血**"，血液を送り出せなくなることを"**低灌流**"とよびます。左心の拡張障害や収縮障害の結果，左室が血液を受け取れなくなると左房圧が上昇し，肺うっ血による呼吸困難が生じます（左心不全）。さらに右心のうっ血では全身浮腫を呈し，頸静脈怒張，下腿浮腫，腸管浮腫による食思不振などを認めます（**図1b**）。左心不全による低灌流では，傾眠や不穏，全身倦怠感や身のおきどころのなさ，乏尿などが生じます。右心の低灌流は結果的に左心の低心拍出を生じるため，左心不全とほぼ同様の症状になりますが，右心の低灌流を伴う左心不全は血圧低下が目立ちやすく治療に難渋することも多いです。

　実臨床では，右心不全は左心不全に引き続いて生じることが多いですが，右心不全のみを呈する病態もあります。例えば，右室心筋そのものが障害される不整脈原性右室心筋症や，右室の前負荷増大をもたらす三尖弁閉鎖不全症などが挙げられます。

　うっ血の治療には主に利尿薬を使用し，体液過剰を是正します。交感神経過緊張などにより後負荷増大が原因でうっ血を呈している場合には，血管拡張薬を使用します。低灌流に対しては強心薬を使用します。

図1 心不全の病態と症状・身体所見

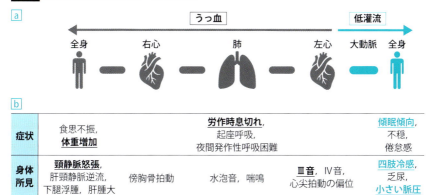

症状	食思不振, **体重増加**		**労作時息切れ**, 起座呼吸, 夜間発作性呼吸困難	傾眠傾向, 不穏, 倦怠感
身体 所見	**頸静脈怒張**, 肝頸静脈逆流, 下腿浮腫, 肝腫大	傍胸骨拍動	水泡音, 喘鳴	**Ⅲ音**, Ⅳ音, 心尖拍動の偏位	四肢冷感, 乏尿, 小さい脈圧

2 心室間相互作用

　右心と左心はまさに一心同体です。右室と左室は外側を心膜で囲まれ，心室中隔で互いに接しているため，右室の拡大が心室中隔を左方に圧排し左室拡張を妨げる結果，左室のポンプ機能低下を引き起こします（**図2**）。右心不全と左心不全をそれぞれ単独で考えてしまいがちですが，右心不全が左心に影響を及ぼし得ることを覚えておくとよいでしょう。

図2 心室間相互作用

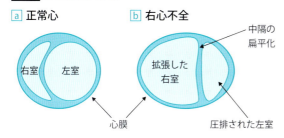

> **まとめ！**
> - 心不全は左心不全と右心不全に分けられ，それぞれうっ血および低灌流を呈します。
> - 心不全の治療には利尿薬，血管拡張薬，強心薬などを使用しますが，病態を把握することで適切な治療介入が可能となります。

> 1章 病態の歩き方

5 収縮能と拡張能

牧野真奈・齋藤秀輝

マストワード！

① **収縮能**：全身に血液を送り出すために，左室がどれだけ縮んで小さくなることができるかを表します。
② **拡張能**：肺から戻ってきた血液を受け止めるのに，左室がどれだけ広がることができるかを表します。

心機能を規定する要素の1つである，左室の収縮能と拡張能について解説します。左心不全の多くは拡張能から障害され，時間経過とともに収縮能の低下も顕在化し，病期が進行していきます。

1　収縮能

収縮能を表す最も一般的なパラメータは**左室駆出率（LVEF）**です。LVEFは心臓が1回収縮するたびに左室拡張末期容積のうち何%の血液が送り出されるかを表し，50～55%未満のときには収縮能が低下していると推定されます。

また，**左室長軸方向ストレイン（GLS）**は心筋の長軸方向の収縮能の指標ですが，左室機能の低下をLVEFより早期に検出し，予後予測に優れている指標として注目されています[1]。LVEFの保たれた拡張障害主体の不全心においてGLSが低下していることがあり，潜在的な収縮能低下を示唆する所見といえます[2]。

2　拡張能

拡張能は，収縮能と比較するとイメージの湧きにくい用語かもしれません。簡単に説明するなら，分厚く硬いゴム風船が膨らみにくいのと同様です。左室は収縮が終わると，弛緩によって急速に左室圧は低下し，十分に圧が下がると僧帽弁が解放され左室に血液が充満します。充満は左室の硬さ（スティフネス）との関連が深いです。つまり拡張能の低下を規定する大きな要素は，弛緩能の低下，硬い左室といえます。心エコー図検査を用いた拡張能評価に簡便な単一のパラメータはなく，複数のパラメータ（僧帽弁血流速度，僧帽弁輪e'速度，平均E/e'，左房最大容積指標〔LAVI〕，三尖弁逆流最大血流速度〔TRV〕）を用いて評価する必要があります（文献3 p37図12，p38図

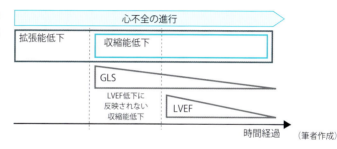

図1 心不全の時間経過

13参照)[3]。このアルゴリズムでは左房圧上昇の推定をすることができるので，息切れを呈する心不全疑いの患者から非心原性疾患を除外するのに役立つことがあります。

なお収縮能と拡張能は，完全に独立した機能ではないことを留意しておくべきです。弾性バネを圧迫後に解放すると慣性が働き，元の長さより長くなりますが，心臓も同じように収縮の反動で勢いよく伸びた心筋は左室の弛緩速度を速め，左室を陰圧にします。この力を **elastic recoil** といい，左房からの血液を吸い込む役割をするため，左室拡張能を構成する1つの要素といえます[4]。収縮が悪ければ弛緩も悪くなるため，収縮能と拡張能は明確に区別ができる機能ではありません。

心機能は臨床上，心臓がどれだけの拍出を作り出せるかであり，左室機能以外にも前負荷，後負荷，リズムなどの影響を受けます。しかし，心不全の多くは左室機能の低下がかかわっており，左室機能を大別する収縮能と拡張能を正しく理解することは重要と考えます。

まとめ！

- 収縮能や拡張能は心機能を規定する1つの要素であり，その異常は心不全の多くにかかわっています。
- 収縮能・拡張能の評価には心エコー図検査が有用です。収縮能の代表的な指標はLVEFやGLSがあり，拡張能は複数のパラメータを用いて評価します。
- 収縮能と拡張能は表裏の関係で両者は連関しています。なお，拡張機能異常主体の不全心において，LVEFには反映されない潜在的な収縮機能低下を認めることがあります。

文献

1) Park JJ, et al: Global Longitudinal Strain to Predict Mortality in Patients With Acute Heart Failure. J Am Coll Cardiol 71 (18): 1947–1957, 2018.
2) Kraigher-Krainer E, et al: Impaired systolic function by strain imaging in heart failure with preserved ejection fraction. J Am Coll Cardiol 63 (5): 447–456, 2014.
3) 日本循環器学会：2021年改訂版 循環器超音波検査の適応と判読ガイドライン．
https://www.j-circ.or.jp/cms/wp-content/uploads/2021/03/JCS2021_Ohte.pdf
4) Hayabuchi Y: Pathophysiology and Diagnosis of Ventricular Diastolic Dysfunction. Pediatric Cardiology and Cardiac Surgery 39 (3): 116–125, 2023.

1章 病態の歩き方

6 HFrEF, HFpEF, HFmrEF

中田康紀

> **マストワード！**
>
>
>
> **左室駆出率（LVEF）による分類**：心不全はLVEFの値によって3つ（HFrEF，HFpEF，HFmrEF）に分けられ，それぞれ臨床背景やエビデンスのある薬剤が異なります。

■ 左室駆出率（LVEF）による分類

　わが国だけでなく，欧米の心不全ガイドラインにおいても，心不全薬物治療についてはLVEFごとに分けて記載されています。この背景には，LVEFごとに患者背景が大きく異なることや，かつて行われていた心不全治療薬の大規模臨床研究がLVEFの低下した患者のみを対象として行われていたことが関係しています。LVEFの分類は変遷もありましたが，現在のところ，以下の3つに分けられています（**図1**）。

- LVEF 40％未満 ＝ LVEFの低下した心不全（**HFrEF**）
- LVEF 40％以上50％未満 ＝ LVEFが軽度低下した心不全（**HFmrEF**）
- LVEF 50％以上 ＝ LVEFの保たれた心不全（**HFpEF**）

図1　心不全の分類

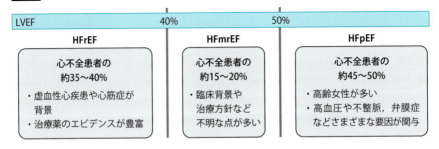

A）HFrEF

　左室の機能が悪く，全身へ送り出す血液量が減少するために起こる心不全で，イメー

ジのつきやすい集団といえます。原因疾患は，心筋梗塞などを背景とした虚血性心疾患が多いとされていますが，拡張型心筋症など心筋症を有する患者も多いです。

HFrEFはエビデンスのある薬剤が最も多く，①アンジオテンシン変換酵素（ACE）阻害薬／アンジオテンシンII受容体拮抗薬（ARB）／アンジオテンシン受容体ネプリライシン阻害薬（ARNI），②β遮断薬，③ミネラルコルチコイド受容体拮抗薬（MRA），④SGLT2阻害薬の4種類が長期予後改善薬として知られており，fantastic fourともよばれています。

B) HFpEF

左室の収縮機能は保たれているものの，拡張機能が低下することで，左室へ血液が戻りにくくなるために起こる心不全です。高齢女性が多いとされ，原因として，高血圧や糖尿病，不整脈や腎機能低下など，心臓以外の要素も含めたさまざまな要因が挙げられています。

HFrEFと異なり，近年まで有効とされる薬物治療が確立されていませんでしたが，現在ではSGLT2阻害薬が長期予後改善薬としてガイドラインでも推奨されるようになりました。

C) HFmrEF

HFrEFとHFpEFの混在なのか，それとも新たな集団なのか，その患者像がいまだはっきりしていないといえますが，男性が多く，冠動脈疾患の合併が多いことから，どちらかといえばHFpEFよりHFrEFに近い特徴を有しています。

薬物治療としては，HFrEFやHFpEF同様にSGLT2阻害薬が推奨されています。また，ランダム化比較試験のサブ解析からACE阻害薬／ARB／ARNI，MRA，β遮断薬による予後改善効果が示唆され，治療に用いられることも多いですが，十分なエビデンスの確立にはいまだいたっていません。

まとめ！

- HFrEFはLVEF 40%未満の心不全患者で，虚血性心疾患や心筋症による左室機能低下が主な原因であり，fantastic fourとよばれる4種類の薬剤が長期予後改善薬として治療に用いられます。
- HFpEFはLVEF 50%以上と左室の収縮機能は保たれるものの，拡張機能が低下した心不全で，高齢女性が多く，高血圧や腎機能低下など心臓以外の要素の関与も指摘されています。
- HFmrEFはLVEF 40%以上50%未満の心不全を指し，HFrEFとHFpEFの中間に位置する集団ですが，その臨床経過や治療方針などいまだわかっていないことが多いです。

1章 病態の歩き方

7 PV loopと心拍出量

柿野貴盛

マストワード！

PV loop：心臓の機械的特性を表した圧容積関係で，心臓の収縮性や心拍出量が一目でわかります。

心室圧容積関係（PV loop）は，心室を収縮と拡張を繰り返す1つの袋としてとらえた際の圧容積関係で，そこには心機能とはなにか？　を追求する鍵があります。心周期でloopがどう描かれるのかを整理し，一回拍出量（SV）の成り立ちについて解説します。

■ PV loop

一心拍中に，心室圧と心室容積を高頻度で平面内にプロットすると，長方形に近い反時計回転の軌跡を示します（**図1**）。これがPV loopで，心機能や心臓力学のすべてを含んだ心室の機械的特性を表します。

拡張末期点**a**から説明します。点**a**より心臓は収縮を開始し，心室圧は上昇しますが，心室容積は一定です。点**b**にいたると，大動脈弁は開放し，血液の駆出が始まります。駆出が終わると，loopは点**c**にいたり，収縮末期点となります。その後，心室は拡張期に入り，弛緩とともに圧は低下し，大動脈弁が閉鎖します。やがて心室圧が心房圧を下回ると，点**d**にいたり僧帽弁は開放します。最後に心房から血液が流入し，点**a**に向かってloopは1周します。

Loopの横幅は，右端の拡張末期容積（EDV）と左端の収縮末期容積（ESV）の差分で，SVとなります。心拍出量はSVに心拍数を乗じたもので，PV loop上はこの横幅が心臓のポンプ機能を表します。

次に，**図2**のように前負荷を変化させ，PV loopをいくつか記録すると，収縮末期点**c**は一直線上に並びます。この直線は収縮末期圧容積関係（ESPVR）とよばれ，その傾きが**収縮末期エラスタンス（E_{es}）**です。E_{es}は心臓固有の収縮性の指標であり，負荷非依存性というきわめて重要な性質をもちます。また，収縮末期点**c**と容積（x）軸におけるEDVの点を結んだ直線の傾きが**実効動脈エラスタンス（E_a）**で，後負荷の指標です。PV loopを観察すると，駆出を行う心臓の収縮性E_{es}と駆出される側の血管特性E_aの交点の収縮末期点（点**c**）に向かって，ポンプ機能としての役割を果たしているこ

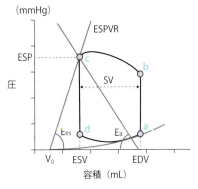
図1 PV loop

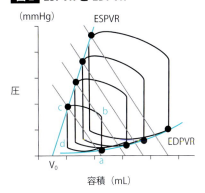
図2 ESPVR と EDPVR

ESP：収縮末期圧，V_0：unstressed blood volume

とがわかります（p18「前負荷と後負荷」参照）。

また**図2**で，さまざまな前負荷における拡張末期点**a**は，右上がりの緩やかな曲線上に並び，拡張末期圧容積関係（EDPVR）とよばれ，拡張特性を表します。

> まとめ！
> - PV loopでは，心室の機械的特性が示されており，心臓の収縮性や後負荷の影響を可視化できます。
> - PV loopは血行動態理解の基盤となる重要な概念です。

>> 1章 病態の歩き方

8 前負荷・後負荷

大竹正紘・朔 啓太

マストワード！

❶ **前負荷とは，循環動態の「結果」**：心拍出量曲線と静脈還流曲線の交点（循環平衡点）で決定します。
❷ **実効動脈エラスタンス（E_a）は心室における重要な後負荷指標**：血管抵抗と心拍数の積で決まります。ただし，後負荷＝E_aという知識の一人歩きには注意が必要です。

1 前負荷

　前負荷は，心力学の学びを登山に例えるとしたら，8合目くらいにやっと全貌がみえる非常に難しい概念です。イメージでは血液量が前負荷のような気もするのですが，実は単純ではありません。

　鍵を握るのは**循環平衡理論**です。近代生理学の父であるアーサー・ガイトンは，静脈から心臓に血液が戻ってくる静脈還流の性質を明らかにして，静脈還流曲線を描きました[1]。もともと，心臓は前負荷依存のポンプであるというフランク・スターリング曲線（心拍出量曲線）は知られていたので，横軸を心房圧，縦軸を心拍出量にとったときに，心拍出量曲線と静脈還流曲線の交点（**循環平衡点**）が循環の動作点となります。つまり，心臓のポンプ機能（心拍出曲線）と心臓に還ってくる血液量（静脈還流）によって静脈圧（＝心室拡張末期圧）が決まり，心室圧容積関係（PV loop）の右下の点が決まるのです（**図1**）。輸液をすれば静脈還流曲線が上方にシフトし，動作点が右上に移動することで前負荷が増加するという流れは理解しやすいかもしれません。一方，このグラフからも明らかなように心機能が低下しても，動作点が右下に移動することで前負荷は増加します。繰り返しますが，前負荷は「結果」なのです。

　概念的な難しさはありますが，患者の前負荷を推定するときは，両心房圧や心室の拡張末期容積および圧が参考になります。いずれも高いときは前負荷が増加していることを示唆します。ただ，心拡張機能を考慮することは重要です。重症な収縮不全心で遠心性リモデリングをしている場合は，拡張末期容積は非常に大きいけれど拡張末期圧は低いことがありますし，高血圧性に求心性リモデリングしている場合では，拡張末期容積は小さいけれど拡張末期圧は高いことがあります。いずれも1つの指標だけから前負荷の増減を語ることはできないのです。

図1 前負荷は循環動態の結果

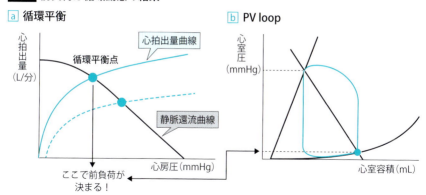

a：前負荷は心拍出量曲線と静脈還流量曲線の交点である。例えば，心不全で心拍出曲線の傾きが低下する変化があった場合（波線），動作点は右下にシフトし，前負荷は増加することになる。
b：ガイトンは心室を1つのポンプとして扱い，右室圧と静脈還流の関係を示したが，左心でも同様の関係が成り立つと考えることで，左室PV loopの右下の点の決まり方が理解しやすくなる。

2 後負荷

　心臓の拍出は駆出する先の圧に影響を受けます。定性的には理解できるかもしれませんが，心臓から動脈への駆出しにくさを数字で表すにはどうすればいいでしょうか？
　菅らの研究から左室の特性は分子に圧，分母に容積をとるエラスタンス（mmHg/mL）で表されます[2]。一方，動脈の特性は血管抵抗に代表されるように，分子に圧，分母に流量のレジスタンス（mmHg/L/分）で示されます。ここに登場したのが実効動脈エラスタンス（E_a）という考え方です。砂川らは血管抵抗をエラスタンス化するために，平均血圧（P_{mean}）と収縮末期圧（P_{es}）が近似関係にあることを用いて次の等式を作り上げました。

$$P_{mean} \approx P_{es} = R(総血管抵抗) \times F(平均血流)$$
$$= R \times SV(一回拍出量)/T(心周期長)$$
$$= R/T \times SV$$

　SVの変化に対して圧（P_{es}）を決める血管の特性はRをTで割ったものであり，E_aと名付けられました[3]。PV loopをみればわかるように心室後負荷にE_aを用いることで，心臓の収縮特性である収縮期末エラスタンス（E_{es}）と動脈特性を同一の単位，平面で表現することができ，SVを決める**心室−動脈カップリング**の概念がここに完成したわけです（**図2**）。

図2 心室後負荷によって SV が決まる

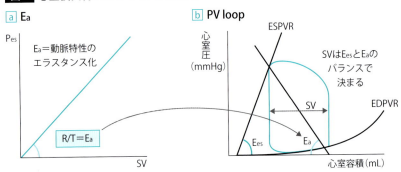

E_aは動脈特性をエラスタンス化して表したものである。これは心臓と血管のおしくらまんじゅうをPV loop上に表すことでSVの決まり方が一見でわかる心力学に残る大発見である！
R：血管抵抗，T：心周期長（1/心拍数），P_{es}：収縮末期圧，ESPVR：収縮末期圧容積関係，EDPVR：拡張末期圧容積関係

　E_aは心室後負荷の指標であり，SVの規定因子ですが，後負荷とはそもそも圧です。例えば静脈動脈体外膜型人工肺（V-A ECMO）時は総血流量が増加し，平均血圧が上昇するために後負荷上昇となり，E_aは直接的には変わりません[4]。この議論は右心の後負荷を考える際にも重要になってきます。臨床的には平均血圧をSVで割るだけで求められてしまうので非常に簡便な心室後負荷の指標ともいえますが，E_aに踊らされてはダメということも最後に強調したいと思います。

まとめ！

- 心室特性である収縮性，拡張性に加えて，前負荷および後負荷が決まることで一回拍出量が決まります。
- 前負荷を理解するためには循環平衡とPV loopを行き来する必要があります。
- E_aは心室後負荷の指標で血管抵抗×心拍数でできています。しかし，心臓後負荷はそもそも圧だという理解も重要です。

文献

1) Guyton AC, et al: Venous return at various right atrial pressure and normal venous return curve. Am J Physiol 189: 609-615, 1957.
2) Suga H, et al: Instantaneous pressure-volume relationships and their ratio in the excised, supported canine left ventricle. Circ Res 35: 117-126, 1974.
3) Sunagawa K: Left ventricular interaction with arterial load studied in isolated canine ventricle. Am J Physiol 245: H773-H780, 1983.
4) Sakamoto K, et al: Prediction of the impact of venoarterial extracorporeal membrane oxygenation on hemodynamics. Am J Physiol Heart Circ Physiol 308: H921-930, 2015.

> 1章 病態の歩き方

9 心筋リモデリング

松島将士

マストワード！

❶ **心筋リモデリングは心不全の原因**：心臓への負荷に対する代償的変化である心筋リモデリングが進展すると，心機能障害，心不全が引き起こされます。
❷ **心筋リモデリングは治療ターゲット**：心筋リモデリングの進展を防止することは心不全治療において重要です。

1 心筋リモデリングは心不全の原因

　心臓において，大動脈狭窄症や高血圧は圧負荷，急性心筋梗塞による心筋の喪失や僧帽弁閉鎖不全症は容量ストレス（負荷）となります。このような血行動態的負荷に対して生体は交感神経系やレニン・アンジオテンシン・アルドステロン系などの神経体液性因子を活性化することによって心拍出量を維持しようとしますが，この際に生じる心室の肥大や拡大といった形態的な変化が**心筋リモデリング**です。
　心筋リモデリングは一種の代償機構と考えられます。つまり，心臓は心筋を肥大することで壁応力（単位心筋あたりにかかる圧力）を軽減し，また壁が伸展すると収縮性が増加するというLaplace（ラプラス）の法則により心内腔を拡大することによって対応します。しかし，負荷が慢性的に持続すると心筋リモデリングが進行し，いずれ心室の肥大や拡大による適応は限界に達し，心収縮能，拡張能の低下をきたします。このような変化は，特発性心筋症の進展過程でも認められます。心機能の低下はさらなる神経体液性因子の活性により形態変化を進行させ，悪循環を形成することで**心不全**へといたります（**図1**）。

2 心筋リモデリングは治療ターゲット

　心筋リモデリングは，組織レベルでは心筋細胞肥大，アポトーシスなどの心筋細胞死に細胞脱落，および間質の線維化が認められます。心臓リモデリングは心不全，特に慢性心不全の病態形成の中核をなし，そのメカニズムの解明は心不全治療の開発にとって重要です。心筋リモデリングの分子機序は，前述の神経体液性因子の活性化に加えて，心筋炎症，酸化ストレスなどの関与が明らかとなっています。

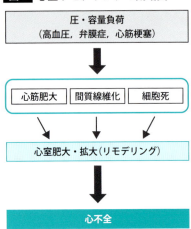

図1 心室リモデリングの概略図

心臓への負荷に対して生じる心室の形態的変化は一種の適応現象（代償機構）であるが，いずれは代償不全へとなり，心不全を発症する。

図2 心筋リモデリングは治療ターゲット

β遮断薬により心筋リモデリングが改善すること（いわゆるリバースリモデリング）が知られているが，これは神経体液性因子の抑制による効果と考えられる。

　心不全では炎症性サイトカインの血中濃度が上昇しており，心不全の予後と関連しています。また心筋細胞内のミトコンドリアDNAが炎症を惹起することで，心筋炎症，心筋リモデリングが進展します。酸化ストレスも心筋細胞肥大，心筋細胞死，間質線維化を引き起こします。β遮断薬により心筋リモデリングが改善すること（いわゆる**リバースリモデリング**）が知られていますが，これは神経体液性因子の抑制による効果と考えられます（**図2**）。今後，心筋炎症や酸化ストレスをコントロールすることが心不全治療につながる可能性があります。

まとめ！

- 心筋リモデリングは心臓への負荷に対する代償反応ですが，過剰な負荷により心筋細胞肥大，心筋細胞死，間質線維化が進展すると心不全へといたります。
- 心筋リモデリングの進展には神経体液性因子の活性化や心筋炎症，酸化ストレスが重要であり，心不全における重要な治療ターゲットです。

> 1章 病態の歩き方

10 神経体液性因子

橋本 亨

マストワード!

❶ **レニン・アンジオテンシン・アルドステロン系（RAAS）**：内分泌系として血行動態の変化を調節するとともに，組織レニン・アンジオテンシン系も存在し，炎症や肥大・増殖にかかわります。
❷ **交感神経系**：循環維持のために活性化しますが，持続活性化により有害なリモデリングを引き起こします。

　生体内では心機能の変化に応じてさまざまな神経内分泌系の活性化が起こります。血圧の上昇と組織灌流の維持のための生体反応が，持続活性化により最終的には不適応リモデリング（maladaptive remodeling）にいたります。

1 レニン・アンジオテンシン・アルドステロン系（RAAS）（図1）

　RAASの活性化は陽性変力作用，血管収縮，腎からの体液排出を引き起こし，増殖・肥大シグナル経路の活性化も惹起します。**ナトリウム利尿ペプチド系**など拮抗系も存在しますが，RAASの作用のほうが強力です。

　レニンは腎臓の傍糸球体装置における交感神経刺激と腎血流量低下の感知で分泌されます。レニンは肝臓で産生されたアンジオテンシノーゲンをアンジオテンシンⅠに変換し，アンジオテンシンⅠは主として肺血管床のアンジオテンシン変換酵素（ACE）によってアンジオテンシンⅡに変換されます。アンジオテンシンⅡはホルモンとして遠隔組織に作用し，血管収縮，心筋・血管細胞の肥大，アルドステロン・バソプレシン・エンドセリン・カテコラミンの分泌，糸球体内圧上昇，ナトリウム・水分貯留を惹起します。しかしアンジオテンシンⅡは心筋細胞を含む多くの組織・細胞において，ACE非依存性経路（キマーゼ，カリクレイン，カテプシンGなど）によっても産生され，炎症・増殖・肥大のシグナル経路に関与しています[1]。

　アンジオテンシンⅡの作用はAT₁，AT₂の受容体を介して発揮されます。AT₁は血管収縮，心筋収縮増強，ナトリウム貯留，心筋細胞肥大を引き起こします。AT₂は拮抗して血管拡張と増殖抑制をもたらします。AT₁，AT₂は中枢神経系にも発現し，AT₁は交感神経出力を増強し，AT₂はそれに拮抗するといわれています[1]。

　アルドステロンは副腎皮質球状層で産生され，生理的状態では副腎皮質刺激ホルモ

図1 レニン・アンジオテンシン系（a）とアルドステロン（b）の産生制御と作用

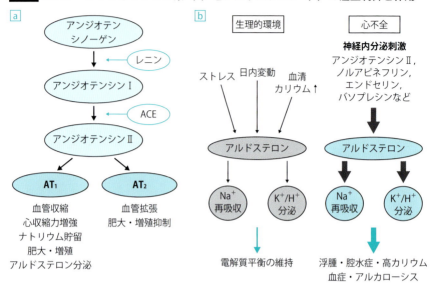

ン（ACTH）と血清カリウム濃度によって制御されていますが，心不全ではアンジオテンシンⅡの刺激により産生が増加します．アルドステロンは尿細管においてナトリウム貯留，カリウムとプロトン（H^+）イオンの分泌を促し，血清カリウム濃度の低下は心不全において不整脈の増加につながります．アルドステロンは心筋組織の線維化にも関与しています[1]．

2 交感神経系 (図2)

　心拍出量や血圧の低下を大動脈弓，頸動脈洞，左室，腎の圧受容器が感知し，交感神経出力が増加します．放出された**カテコラミン**はα，βアドレナリン受容体を介して作用を発揮します．α_1アドレナリン受容体は主として血管に発現し，血圧上昇にかかわります．α_2アドレナリン受容体は中枢神経系において交感神経出力を抑制します．心機能の調節は主にβ受容体が担います．**β_1アドレナリン受容体**がGαs蛋白を活性化し，細胞内cAMP濃度上昇によって強力な陽性変力作用，陽性変時作用を引き起こし，心筋細胞の肥大やアポトーシスにも関与します．β_2アドレナリン受容体はGαs蛋白も活性化しますが，Gαiを介してβ_1アドレナリン受容体に対して拮抗し，血管平滑筋細胞ではα_1刺激に拮抗する血管拡張作用も有します[1]．

　交感神経系が活性化すると，初期には心筋細胞肥大，心拍数増加，血管収縮，拡張性の改善などによって循環維持に貢献しますが，最終的には有害となり得ます．カル

図2 交感神経系の細胞内シグナル伝達と病態生理

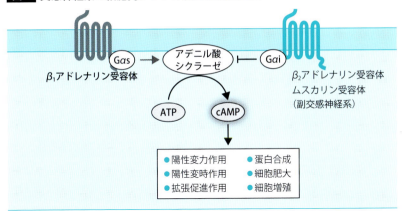

シウム過負荷や細胞のアポトーシスを促進し，酸素消費量の増加がさらなるリモデリングを助長します．心不全でβ₁アドレナリン受容体のダウンレギュレーションが生じると，心臓のカテコラミンに対する反応性が低下します．β遮断薬による心不全治療は，このような交感神経系の悪循環を断つことを目的としています[1,2]．

まとめ！

- RAAS，交感神経系はともに生体内の循環維持のための神経内分泌機構として重要な役割を担っています．
- 過剰な，あるいは長期に持続するRAASや交感神経系の活性化は有害反応 (maladaptive remodeling) を引き起こし，悪循環に陥ってしまいます．
- RAAS阻害薬やβ遮断薬は，短期的な血行動態作用ではなく，このような悪循環を断つことで心不全の予後改善に寄与しています．

文献

1) Katz AM: Physiology of the Heart, 5th edition. Lippincott Williams & Wilkins, PA, 2011.
2) McDonagh TA, et al: Oxford Textbook of Heart Failure. Oxford University Press, NY, 2011.

2章
診断・評価の歩き方

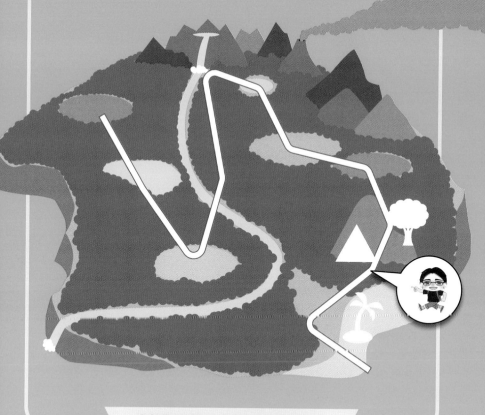

急性期の診断・評価と初期対応の山
慢性期の診断・評価の森

2章 診断・評価の歩き方

1 急性期の診断・評価と初期対応の歩き方

奥村貴裕

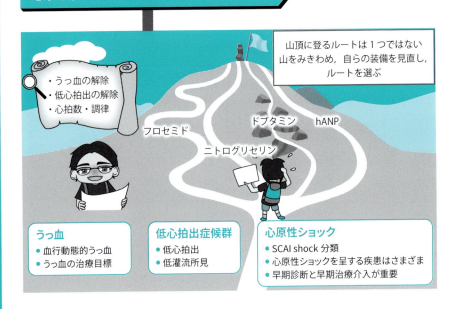

　急性心不全および心不全の急性増悪は，日常臨床でしばしば遭遇する重要な循環器救急疾患です．その治療は，山の登頂になぞらえることができます．登山にはさまざまなルートがあるように，心不全治療にもいろいろな選択肢があり，ただ1つの正解があるわけではありません．

　治療戦略を立てる際に最も重要なのは，まず目の前の患者の病態（山の難易度）を適切にみきわめることです．なだらかな登山道を時間をかけて進む選択（治療期間は長くなるものの比較的安定した治療）もあれば，より急峻なルートを選ばざるを得ない（より積極的なリスクを伴う治療介入が必要な）場合もあります．それぞれの患者の状態や背景に応じた，最適な登頂ルートを選択する必要があります．

　一方でどのようなルートを選択する場合でも，最も重要な原則は，滑落リスクを最小限にする（致死的な状況に陥ることを防ぐ）ことです．急性心不全の入院後30日以内の死亡率は依然として高く，適切な初期対応が予後を大きく左右します．救急外来や一般外来でファーストタッチする際に必要な，初期評価と治療の組み立て方を学ん

でいきましょう。

病態の理解

急性心不全の発症には，主に2つの経路があります（図1）。

1つは，心機能低下を主体とするcardiac pathwayです。徐々に体重が増加し，浮腫が進行する経過をたどることが多く，通常数日〜数週間かけて緩徐に増悪します（slow pathway）。左室駆出率の低下した心不全（HFrEF）症例の増悪に関与することが多いです。

もう1つは，血管抵抗の急激な上昇を主体とするvascular pathwayです。典型的には夜間の急激な呼吸困難で発症し（fast pathway），来院時血圧高値を示すことが多いです。著しい体液量過多を伴わないことも多く，主に左室駆出率の保たれた心不全（HFpEF）症例でみられます。

図1 心不全増悪のメカニズム：2つの pathway

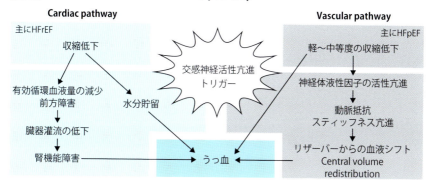

初期評価のポイント

A) 心原性ショック（☞2章-5，p44）

バイタルサインの確認はリスク評価に最重要です。特に注意すべき所見として，頻呼吸（>25/分），低血圧（<90mmHg），著しい頻脈があります。まず呼吸不全と心原性ショックの有無を評価し，迅速な対応が必要かどうかを判断します。

血圧低値，意識障害，四肢冷感，乏尿は，心原性ショックを疑う危険な徴候です。重症度評価には米国心血管インターベンション治療学会（SCAI）shock分類が頻用され，早期診断と早期治療介入が重要です。通常，早急な強心薬開始や機械的循環補助の検討が必要で，集中治療室での管理が求められます。これは登山における緊急避難的な状況に相当し，より安全なルートの選択が必要です。

経皮的動脈血酸素飽和度（SpO₂）が90%未満，呼吸回数25/分以上，起座呼吸があるような場合は，ただちに酸素投与を開始します。非侵襲的陽圧換気（NPPV）は特に急性肺水腫による呼吸不全で有効性が高いとされ，酸素投与でも改善が乏しい場合には，適応を考慮します。ただし，過度の陽圧は血圧低下を招く可能性があり，注意が必要です。呼吸状態が著しく悪化し，意識レベルの低下，呼吸筋疲労，治療抵抗性の低酸素血症（PaO₂＜60mmHg），高二酸化炭素血症などを認める場合は，気管挿管を検討します。

B) うっ血 (☞2章-3，p35)

うっ血は心不全患者の大半にみられる主要病態です。血行動態的うっ血は自覚症状に先行して進行するため，早期発見が重要です。身体所見では，頸静脈怒張，ラ音，下腿浮腫などが特徴的です。心エコー図検査によるE/e'上昇，下大静脈拡張なども評価指標です。うっ血の改善は予後と関連するため，早期介入が必要です。退院時の残存うっ血にも適切に対応し，再入院予防に努めます。

C) 低心拍出症候群 (☞2章-4，p40)

低心拍出症候群は，心拍出量低下と組織低灌流を特徴とする状態であり，心原性ショックともリンクします。意識レベル低下，脈圧低下，四肢冷感，乏尿などが主な低灌流所見です。腹部症状（食思不振，腹部膨満感）や倦怠感も，病態を疑う手がかりとなります。乳酸値上昇があれば迅速な治療介入が必要です。

治療戦略の組み立てに必要な3つの観点・介入点

最も重要なことは，心原性ショックへの対応です。そのうえで，急性期への介入・治療戦略は3つの観点（3本の柱）から組み立てます（**図2**）。

A) うっ血への対応

第一の柱はうっ血への対応です。うっ血の解除には，主に利尿薬や血管拡張薬を使用します。肺うっ血による呼吸困難は最も緊急性の高い症状であり，特にvascular pathwayが大きくかかわる病態では血管拡張薬が有効です。体液量過多に対しては利尿薬を中心に組み立て，腎機能や電解質に注意を払います。

B) 低心拍出への対応

第二の柱は低心拍出への対応です。低心拍出状態の改善には，強心薬による心収縮力の改善や，血管拡張薬による後負荷軽減を考慮します。組織低灌流所見を認める場合は，強心薬の使用を積極的に検討しますが，その所見が顕著な場合やショックを伴う場合には，機械的循環補助も躊躇すべきではありません。

図2 治療戦略の立案に必要な3つの柱

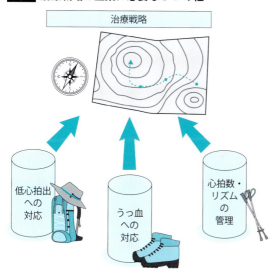

C）心拍数・リズムの管理

　第三の柱は心拍数・リズムの管理です。これは，結果としてうっ血や低心拍出の改善にもつながります。頻脈性心房細動を合併する場合は，レートコントロールが必要です。心機能低下例では陰性変力作用の少ない薬剤を選択します。また，心房細動などのリズム異常を伴う場合には，洞調律化することで循環動態が落ち着くことも多々あります。完全房室ブロックなどの徐脈性不整脈では，一時ペーシングの準備も必要です。

　急性心不全の初期診療は，未知の山への登頂に向けた第一歩といえます。登頂に向けて，まずは目の前の山の地形（病態）を把握し，天候（全身状態）をみきわめ，適切な装備（治療手段）を選択することが重要です。登山にはさまざまなルートがあり，ときには険しい岩場を登る必要もあれば，迂回路を選ぶほうが賢明な場合もあります。ただし，どのルートを選択する場合でも，絶対に滑落しない！　という基本原則は変わりません。安全な登頂には，適切な初期評価に基づく治療選択と，必要に応じて経験豊富な登山ガイド（上級医）に相談する判断力が求められます。そして，頂上（治療目標）に到達するまでの道程を，利用可能な装備（治療手段）を最大限に活用しながら，常に見通しをもって進んでいく必要があります。

2章 診断・評価の歩き方

2 慢性期の診断・評価の歩き方

宮原大輔・木田圭亮

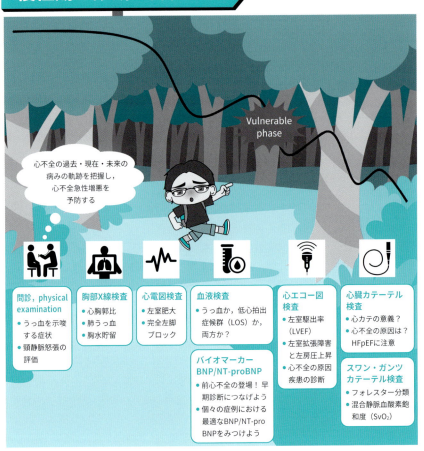

 ようこそ，慢性期診断・評価の森へ．入院という心不全患者にとって理想的な環境，つまり24時間モニタリングが可能で医療者の介入があり，時間どおりに厳格な塩分制限の食事が提供され，患者の病状に合わせた適切な運動が行われる，そのような状況から退院するということは，一瞬にして在宅という現実世界（本章での森）に戻って

いくことになります。本章では，その森で路頭に迷わないためにも，そして再入院しないために，まずは目の前の患者が心不全のどのような歩み（病みの軌跡）をたどってきたかの過去を把握し，今どの病期にいるのかを確認し（現在地），そしてこれから起き得る将来を想定することが重要です（増悪イベント）。それらを知るための診断・評価の項目を，それぞれの専門家が解説します。これらの項目を実践することで，森の中を正しい方向へ進んでいけるようになるでしょう。

A）問診，physical examination（☞2章-6，p49参照）

限られた時間のなかで，いかに心不全患者の症状を聞き出すか，そして身体所見での評価が重要です。問診においては息切れを中心としたうっ血の症状，身体所見では，頸静脈怒張をマスターしましょう。また高齢者の心不全では，弁膜症の合併が多いことも知られています。心雑音の有無もさらなる精査を検討するきっかけになるでしょう。

B）胸部X線検査（☞2章-7，p53参照）

心不全においては，心胸郭比，肺うっ血と胸水貯留の有無を評価します。そして，すべての検査にいえることですが，前と見比べるということが非常に重要です。また，心不全以外の慢性閉塞性肺疾患（COPD）や間質性肺炎などの肺疾患の評価も忘れなく行いましょう。

C）心電図検査（☞2章-8，p56参照）

まずは洞調律か，心房細動を代表とする不整脈かの評価をします。一般的な心電図だけでは評価が難しい場合は，ホルター心電図など長期間のモニタリングも検討します。低電位または高電位の所見があれば，心エコー図検査を検討します。

また治療に関連する所見として，完全左脚ブロックかどうかによって，心臓再同期療法（CRT）を行うかどうか判断するのに重要になってきます。

D）血液検査（☞2章-9，p62参照）

心不全の採血項目の王道は，BNP/NT-proBNPです。それ以外に，肝機能のAST，ALT，LDH，腎機能のCr，BUN，貧血のHb，電解質ではNaなどによりうっ血や低心拍出症候群（LOS）を把握します。そしてトロポニンにより心筋傷害の評価を行います。循環状態を把握するうえで，血液ガスの所見や乳酸値も重要な指標となります。

E）バイオマーカーBNP/NT-proBNP（☞2章-10，p66参照）

脳性ナトリウム利尿ペプチド（BNP）/N末端プロBNP（NT-proBNP）は，一般的には心不全の重症度を反映しています。しかし，数値に影響する因子（心房細動の有無，年齢，性別，腎機能，体格など）を知っておく必要があります。つまり，症例それぞれに基準となるBNP/NT-proBNPがあります。前回検査時と比較してBNPが40%以上，

NT-proBNPが30%以上上昇したときには，心不全の増悪の可能性を考慮し，その原因を探索するとともに早期治療介入することが推奨されています。

F) 心エコー図検査 (☞2章-11，p68参照)

心不全における画像検査の中心的な役割を担っています。心不全の原因疾患の診断，心機能や左房圧の評価など，診断や治療方針の決定に用います。治療効果判定など適切な時期のフォローアップも重要です。そして数値だけではなく，その心エコー図の画像から総合的に判断する目利きも重要です。

高齢者の心不全症例では，大動脈弁狭窄症，僧帽弁閉鎖不全症，三尖弁閉鎖不全症といった弁膜症の合併が多いことが知られています。症状が曖昧な場合は，運動負荷心エコー図検査で心臓を揺さぶってみることも重要です。

G) 心臓カテーテル検査 (☞2章-12，p76参照)

慢性期においても，冠動脈造影は，薬剤抵抗性の心不全や有症候性心室不整脈を合併した心不全患者には虚血性心疾患の可能性が，すでに虚血性心疾患でステント治療などされている患者であれば再狭窄や新規病変の可能性があり，虚血の進行を考えておく必要があります。また，心筋症の組織診断として，心筋生検の重要性が増しています。森のなかで迷ったときには，大きな力になってくれるはずです。

H) スワン・ガンツカテーテル検査 (☞2章-13，p80参照)

慢性期でのスワン・ガンツカテーテル検査の意義は，フォレスター分類の地図上の現在地の確認です。フォレスター分類もクラスI〜IVまでに分けられていますが，一丁目，二丁目といった地図上の番地と考えれば，自動車のカーナビでも目的地が決まっていても現在地がずれていれば，正しい方向にナビゲーションすることはできません。「フォレスター一丁目」に心不全患者を導けるよう，まずは患者の現在地の答え合わせをしましょう。

>> **2章 診断・評価の歩き方**

急性期の対応
3 うっ血

中務智文・林田晃寛

> **マストワード！**
>
>
>
> ❶ **血行動態的うっ血**：心不全患者の早期介入には，血行動態的うっ血を見逃さないことが重要です。
> ❷ **うっ血の治療目標**：心不全患者の予後向上には，うっ血を早期に改善することが不可欠です。

1 血行動態的うっ血

　心不全の病態はうっ血と低灌流に大別されますが，**80%以上は入院時にうっ血を伴っています**[1]。心不全の多くは左心系の原因で起こりますが，なんらかの原因で左室の前方駆出が低下すると，左房，肺静脈，肺へと血液のうっ滞が波及していきます（**図1**）。その結果，肺毛細血管圧が上昇し，肺うっ血が生じるとガス交換が困難になり，労作時息切れや呼吸困難を引き起こし，これを左心不全症状といいます。さらに肺毛細血管圧の上昇は，肺動脈，右室，右房，静脈系にまで波及していきます。その結果，

図1 うっ血増悪の過程

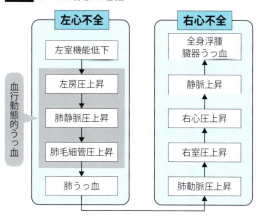

静脈圧が上昇し，全身の浮腫（心不全の場合には多くは下腿浮腫が生じます），臓器浮腫などが生じます。このような右心不全症状は，浮腫が目立っていれば容易にわかりますが，多くは肝臓，腎臓，腸管などのうっ血が緩徐に進行し，自覚症状がわかりにくいため，しばしば治療介入が遅れます。しかし，慢性心不全の急性増悪症例では，数週間前から**血行動態的うっ血**を生じており，自覚症状が出現してようやく病院受診にいたります[2]。実際に，肺動脈圧モニタリングを使用した臨床研究では，モニタリングにより心不全増悪による入院を回避できることが示されました[3]。慢性心不全治療において，血行動態的うっ血を見逃さずに早期に利尿薬を増量するなど，治療介入を開始することで入院を回避できる可能性があります。

2 うっ血の治療目標

心不全増悪で入院する80％以上はうっ血があるため，入院中の治療目標はうっ血の改善といえます。特に急性心不全においては，迅速に利尿薬投与を行うことで早期にうっ血を解除することが重要であり，予後にも影響することが指摘されています[4]。さらに，臨床的うっ血を改善させることと併せて，血行動態的うっ血の改善も行う必要があります（図2）。退院時にうっ血の残存がある場合には，再入院を含めた予後が増悪し[5]，血液濃縮や腎機能悪化をきたしたとしても，十分にうっ血を解除することが良好な予後につながることが指摘されています[6]。退院時に心エコー図検査を行われたのは36％にすぎず，その評価の有無が心血管死に関連するとの報告があります[7]。これは，**退院時にも血行動態的うっ血に対する治療の余地が残されたまま**であることを示唆しています。しかし心不全におけるうっ血は，左室の前負荷を十分に保ち，臓器灌流を維持するための代償機構の1つです。このため，体液量を調整するだけでは臓器灌流を保ちながらうっ血を解除するのが難しい場合もあります。そのような場合は，必要に応じて強心薬を追加することでうっ血を改善したり，許容できる範囲のうっ血を残したまま至適薬物療法（OMT）を行い，左室のリバースリモデリングを待つことが求められます。

図2 うっ血性心不全の入院経過

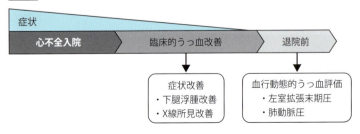

症例

つまずきポイントを乗り越えよう

- 70歳代，女性。60歳代のときに初発心不全入院となった。心不全治療後に拡張型心筋症と診断され，OMT導入後に，外来加療が行われていた。
- 半年ごとの心エコー図で左室駆出率（LVEF）は30％台後半であったが，症状の訴えはなく，N末端プロ脳性ナトリウム利尿ペプチド（NT-proBNP）値は300pg/mL前後で安定していた。3カ月に一度の定期外来通院で，5年以上入院なく経過していた。
- 農作業中にときどき息苦しさを感じていたが，すぐに症状が改善するため，自己判断で経過観察としていた。しかし夜間に突然の呼吸困難を自覚し，急性心不全の診断で緊急入院となった。
- 利尿薬を開始し症状は速やかに改善した。心保護薬・利尿薬調整後に退院となった。

つまずきポイント

1. LVEFは30％台ですが，本当に自覚症状がなかったのでしょうか？
2. 左室収縮能が低下していますが，心エコー図は半年に一度で十分でしょうか？
3. 病態が落ち着いていれば，3カ月に一度の受診で問題ないのでしょうか？
4. 農作業中の息苦しさはうっ血と関連なかったのでしょうか？
5. 症状があるなかで，自己判断で経過観察となっていましたが，外来での指導はどうだったのでしょうか？
6. 症状が改善した時点での退院は妥当だったのでしょうか？
7. 心不全患者に対して，退院前指導で，うっ血の徴候が出た場合の対応や，体重管理についてどのように指導すればよいでしょうか？

克服法

　うっ血による症状はわかりにくく，患者が自覚しにくいことがあります。本症例では，農業中の前屈姿勢で症状が出た可能性があり，血行動態的なうっ血が進行していたかもしれません。この場合，患者は息苦しさを軽視し，自己判断で経過観察を続けがちです。具体的な日常生活や活動レベルに関する質問を通じて，潜在的な症状を引き出すことが重要です（**図3**）。

1. 心不全患者は無意識に活動性が低下しがちです。そのため，「平地ではどのくらい歩けますか？」，「坂を登るときに症状はありますか？」と具体的に聞くことが大切です。また，家族から他覚的な変化を聴取できることもあります。

図3 望ましい診察とアセスメントプラン

S	苦しくないです
O	頸静脈怒張なし，両側下腿浮腫なし，NT-proBNP値は300pg/mL前後で安定
A	症状なく経過著変なし
P	内服継続 次回3カ月後

→

S	自覚症状はないというが，最近は収穫の時期であり，朝早くから忙しく動いている
O	血圧 112/67mmHg，心拍数 73/分・整，体重 54kg，Ⅲ音聴取，肺呼吸音 清，頸静脈怒張なし，両側下腿浮腫なし，胸痛なし，労作時呼吸困難なし，前屈姿勢で呼吸症状出現，NT-proBNP 300pg/mL程度で横ばい
A	静脈圧上昇所見はなく，体重増加もなし。労作時呼吸困難は認めないが，bendopneaを認め，Ⅲ音聴取するため，左房圧上昇していると考えられる。収穫時期のため，普段よりも負荷がかかっていることが原因として考えられるため，追加検査が必要
P	胸部X線，心エコー図を追加。左房圧上昇所見があれば，利尿薬追加投与も検討する。また帰宅するとしても，患者と家族に対して下肢浮腫や体重増加・息切れの自己チェックを再度指導し，症状出現時は当日中に受診するように。次回外来は早目の受診を指示する

2 半年ごとの心エコー図評価は妥当ですが，心不全が増悪しやすい冬季やストレス時，BNP/NT-proBNPの上昇などがあれば，早期に評価し，治療介入の必要性を検討します。

3 心不全患者は急激に悪化することがあり，リスクの高い季節や状況では受診頻度を増やし，早期に状況を把握することが重要です。

4 前屈姿勢で呼吸が苦しくなる現象を"**bendopnea（ベンドプニア＝前屈呼吸苦）**"といいます。これは胸腔内圧の上昇により左室拡張末期圧が上昇し，呼吸症状が悪化することを意味し，重要な所見です[8]。

5 下腿浮腫，体重増加，息切れは明確な指標です。これらを日々確認し，変化があれば早期受診を促します。患者や家族には具体的なアドバイスを心がけましょう。

6 症状が改善しても血行動態的うっ血が改善していないことがあります。退院前には，心エコー図で評価を行い，治療の余地がないかの再評価が再入院の予防につながります。

7 うっ血の徴候があれば，すぐに医療機関に連絡するよう指導します。体重測定も重要で，1週間で1kg以上の増加があれば注意が必要です。病院へのアクセスが困難な場合，一定の体重増加で利尿薬追加服用を指示し，早期受診を促すことが有効です。

まとめ！

- 自覚症状の生じにくい血行動態的うっ血が心不全増悪に先行するため，問診や各種検査で早期にうっ血を検出することが重要です。
- 退院時の残存うっ血は心不全の予後に関連するため，退院前に心エコー図などで評価し，必要な治療を行うことが大切です。
- うっ血は代償機構の一部であり，完全に解消することが難しい場合もあるため，強心薬やOMTの強化を優先することも検討します。

文献

1) Sato N, et al: Acute decompensated heart failure syndromes (ATTEND) registry. A prospective observational multicenter cohort study: rationale, design, and preliminary data. Am Heart J 159 (6): 949–955. e1, 2010.
2) Zile MR, et al: Transition from chronic compensated to acute decompensated heart failure: pathophysiological insights obtained from continuous monitoring of intracardiac pressures. Circulation 118 (14): 1433–1441, 2008.
3) Shiraishi Y, et al: Time-sensitive approach in the management of acute heart failure. ESC Heart Fail 8 (1): 204–221, 2021.
4) Horiuchi Y, et al: Relation of Decongestion and Time to Diuretics to Biomarker Changes and Outcomes in Acute Heart Failure. Am J Cardiol 147: 70–79, 2021.
5) Ambrosy AP, et al. Clinical course and predictive value of congestion during hospitalization in patients admitted for worsening signs and symptoms of heart failure with reduced ejection fraction: findings from the EVEREST trial. Eur Heart J 34 (11): 835–843, 2013.
6) Testani JM, et al: Timing of hemoconcentration during treatment of acute decompensated heart failure and subsequent survival: importance of sustained decongestion. J Am Coll Cardiol 62 (6): 516–524, 2013.
7) Tanaka H, et al: Optimal timing of echocardiography for heart failure inpatients in Japanese institutions: OPTIMAL Study. ESC Heart Fail. 2020: 7 (6): 4213–4221, 2020.
8) Thibodeau JT, et al: Characterization of a novel symptom of advanced heart failure: bendopnea. JACC Heart Fail 2 (1): 24–31, 2014.

2章 診断・評価の歩き方

急性期の対応
4 低心拍出症候群

澤村昭典

マストワード！

1. **低心拍出**：心拍出量は通常4〜8L/分です。これが低下し，組織低灌流所見を呈した場合に低心拍出症候群と診断されます。
2. **低灌流所見**：臓器や組織への血液灌流量が不足することによって現れるさまざまな所見です。低心拍出がなくても，敗血症性ショックでは末梢血管抵抗の低下で低灌流所見を生じますし，塞栓症などでは局所の低灌流所見を生じます。

1 低心拍出

　心不全の病態は，「低心拍出」と「うっ血」で構成されます。多くの心不全症例では呼吸困難や下腿浮腫などのうっ血の症状が目立ちます。このような場合には利尿薬など，うっ血を軽減する治療を用います。
　一方で，低心拍出による症状が目立つ場合は重症例であることが多く，補液，強心薬，そして機械的循環補助などの治療を迅速に行う必要があります[1]。
　健常者の心拍出量は4〜8L/分で，その評価には体表面積で補正した心係数（CI）が用いられます。慢性心不全において，CI 2.2L/分/m^2以上であれば心拍出量は通常充足しています。一方で，CIが2.2L/分/m^2未満であっても，心拍出量が不足しているとは限りません。**低心拍出症候群（LOS）の診断は，CIが低め（＜2.2L/分/m^2）であることに加え，組織低灌流所見を呈している場合になされます**（図1）。

図1 LOS の概念

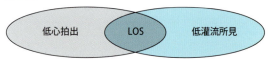

2 低灌流所見

　低心拍出によって臓器への血液灌流が不足すると，さまざまな臓器に低灌流所見が出現します（図2）。対応が遅れると不可逆的な臓器不全にいたることもあるため，乳酸値＞2.0mmol/Lや収縮期血圧＜90mmHgといった所見がある場合には10分以内に治療介入することが求められています[1]。

図2 低灌流所見とその出現順序

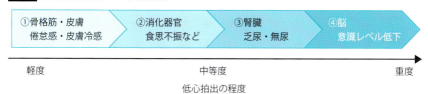

　心不全入院症例を4つのプロファイルに区分するNohria & Stevenson分類（図3）において，低灌流所見がある場合はcoldに分類されます[2]。これは**意識レベル低下，脈圧の25%以上の低下，症候性低血圧，四肢冷感**のいずれかがみられる場合です。そのほか，臨床的には**消化器官の症状としての食思不振や腹部膨満感，骨格筋の症状としての倦怠感や易疲労感**といった非特異的な症状も重要です。

図3 Nohria & Stevenson 分類

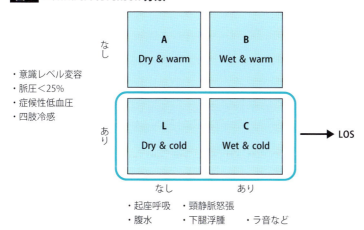

つまずきポイントを乗り越えよう

症例

- 70歳代，男性。20年来，拡張型心筋症として通院治療を受けている。
- ここ2年で6回ほど心不全入院を繰り返している。
- 2〜3日続く下痢と腹部膨満感，食思不振を主訴に救急外来を受診した。
- 血圧85/60mmHg，心拍数80/分，経皮的動脈血酸素飽和度（SpO₂）95%（大気下）。

つまずきポイント （図4）

1. 腹部症状が主訴ですが，心不全とは関係はないのでしょうか？
2. バイタルサインは問題ないと判断してよいでしょうか？
3. 心不全（拡張型心筋症）の進行度はどのように判断しますか？
4. どのような治療が必要になりますか？

図4 LOSを意識していないカルテ（左）と意識したカルテ（右）

S	下痢と腹部膨満感あり。最終排便は本日来院前で泥状便少量。軽度の嘔気あるが嘔吐なく，水分摂取は可能	S	下痢と腹部膨満感が主訴。食事量はここ2日1割以下に減退。労作時呼吸困難ないとのことだが，ほぼ自宅では動いておらず，トイレ歩行で倦怠感の自覚あり
O	血圧 80/60 mmHg，低めだが普段の血圧から著変なし。心拍数80/分，SpO₂低下なし。下腿浮腫なし。体重増加なし。むしろ減少傾向 腹部圧痛なし。打診でも鼓音域の拡大なし	O	血圧 80/60mmHg。心不全手帳確認すると，普段の心拍数は50〜60/分ほど。2日前から上昇傾向あり，本日80/分。体重はここ5日で2kgほど低下している。腹部に圧痛なし。右季肋部2横指まで肝触知。座位で頸静脈拍動視認される
A	軽症の急性腸炎	A	慢性心不全（拡張型心筋症）で繰り返し入院歴あり，ステージDと考えられる。主訴の腹部症状も腸管の低灌流所見の可能性あり
P	帰宅可能。整腸薬と制吐薬を処方。自宅での経過観察を指示	P	血液ガス分析提出。末梢ルート確保し，BNPや胸部X線など心不全増悪の有無を確認。観察室ベッドで安静としモニター監視を開始する。

克服法

1. LOSの診断で見逃されやすいのは，本症例のように腹部症状が主体となっている場合です。腸管の低灌流所見は，脳などの重要臓器の低灌流所見に先立って現れますが，これは脳の血流を維持するために腸管血流が先んじて低下するためです[3]

（**図2**）。すべての慢性心不全で腹部症状が低灌流所見であるというわけではありませんが，進行した心不全においては腹部症状がLOSを示唆する可能性を念頭におくべきです。

2 慢性心不全では降圧作用や徐拍化作用のある薬剤を内服していることが常です。血圧や脈拍などは，常に普段から変化の有無をとらえることが大切です。LOSが疑われた場合には，血液ガス分析による乳酸アシドーシスの有無を確認します。

3 1年に二度以上の心不全入院歴は，ステージD（末期心不全）を疑う病歴です。ステージD心不全では不安定化しやすく，LOSも合併しやすいと考えられます。

4 LOSは急変リスクが非常に高い状態であり，絶対安静のうえで迅速に診断を行い，可及的に治療を開始することが求められます。うっ血を伴っていない場合は補液が第一選択です。うっ血を伴っている場合は強心薬投与し，改善が得られなければ機械的循環補助の導入も検討します。

まとめ！

- LOSは，心拍出量の低下によって低灌流所見を生じた状態です。
- 治療の遅れは全身の臓器機能に深刻な影響を与えるため，早期の評価と治療が予後改善の鍵となります。迅速な対応ができるように心がけましょう。

文献

1) Tsutsui H, et al: JCS 2017/JHFS 2017 Guideline on Diagnosis and Treatment of Acute and Chronic Heart Failure-Digest Version. Circ J 83(10): 2084–2184, 2019.
2) Nohria A, et al: Clinical assessment identifies hemodynamic profiles that predict outcomes in patients admitted with heart failure. J Am Coll Cardiol 41(10): 1797–1804, 2003.
3) Boston US, et al: Hierarchy of regional oxygen delivery during cardiopulmonary bypass. Ann Thorac Surg 71(1): 260–264, 2001.

2章 診断・評価の歩き方

急性期の対応
5 心原性ショック

中田 亮・中田 淳

> **マストワード！**
>
>
>
> ❶ **SCAI shock分類**：2019年に米国心血管インターベンション治療学会(SCAI)より新たに提唱された分類です。
> ❷ **心原性ショックを呈する疾患はさまざま**：急性心筋梗塞，頻脈性/徐脈性不整脈，重症弁膜症，重症心不全，劇症型心筋炎などが挙げられます。
> ❸ **早期診断と早期治療介入が重要**：身体所見と検査所見から早期に診断し，機械的循環補助を用いた集学的治療を早期に行う必要があります。

1 SCAI shock分類

　心原性ショックは，心拍出量の低下によって血行動態が不安定となり，組織灌流圧が低下する病態です。これまで心原性ショックの統一された詳細な定義はなく，臨床試験やガイドラインなどでさまざまな定義が用いられてきましたが，どれも評価項目が複雑で，迅速かつ的確な把握が困難とされていました。
　2019年に米国心血管インターベンション治療学会(SCAI)より"**SCAI shock分類**"が，Consensus Statementとして発表されました(**図1**)。心原性ショックをAt Risk(A)：血行動態安定，Beginning(B)：血行動態不安定，Classic(C)：低灌流＝ショック，Deteriorating(D)：初期治療抵抗性，Extremis(E)：難治性ショックの5つのステージに分け，重症度をシンプルに層別化しています。ステージ別の院内死亡率は，ステージA 3.0％，B 7.1％，C 12.4％，D 40.4％，E 67.0％で，心原性ショックの重症度とともに院内死亡率の増加がみられました。心原性ショックは血行動態が絶えず変化するため，的確な重症度評価に基づいた治療プランを立てることが重要です。本分類を用いることで，循環動態の変化をリアルタイムに迅速かつ的確に把握でき，適切なタイミングで治療を施すことができます。また，多職種間で重症度や治療方針を共通認識として把握することができます。

2 心原性ショックを呈する疾患はさまざま

　心原性ショックを呈する原因として，急性心筋梗塞，頻脈性/徐脈性不整脈，重症

図1 SCAI shock 分類と各ステージごとの所見

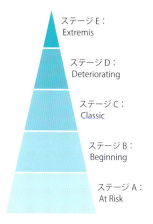

		身体所見	バイオマーカー	循環動態
	E	意識/脈拍/呼吸なしまたはほぼなし	乳酸値≧8mmol/L pH＜7.2 BE＞10mEq/L	心肺停止 最大補助下で低血圧
	D	ステージC同様	ステージCかつ，悪化傾向	ステージCかつ，昇圧薬または機械的循環補助導入している
	C	皮膚蒼白，四肢冷感 広範囲ラ音聴取 乏尿（＜30mL/時）	乳酸値≧2mmol/L Cr≧正常×1.5 BNP上昇	CI＜2.2L/分/m² PAWP＞15mmHg
	B	四肢冷感なし 頸静脈怒張 肺ラ音聴取	乳酸値軽度上昇 Cr軽度上昇 BNP軽度上昇	sBP＜90mmHg mBP＜60mmHg HR≧100/分
	A	四肢冷感なし 頸静脈正常 肺音正常	乳酸値正常 Cr正常 BNP正常	正常血圧 CI≧2.5L/分/m² PAWP≦15mmHg

BE：血液ガス，Cr：クレアチニン，BNP：脳性ナトリウム利尿ペプチド，CI：心係数，
PAWP：肺動脈楔入圧，sBP：収縮期血圧，mBP：平均血圧，HR：心拍数

弁膜症，重症心不全，劇症型心筋炎などがあり，**急性心筋梗塞が全体の80%**を占めています（**図2**）。

図2 心原性ショックの原因（円グラフ）

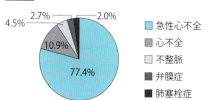

3 早期診断と早期治療介入が重要

　心原性ショックは，前述のとおり死亡率がとても高いため，できるだけ早期の診断と治療介入が求められます。
　典型的な心原性ショックの病態を呈するSCAI shock分類の**ステージCは，心拍出量低下と臓器低灌流**の所見が認められます。具体的には，心拍出量低下の所見として心エコー図で左室収縮能（左室駆出率）や左室流出路速度時間積分値（LVOT-VTI）の低下があり，臓器低灌流の所見として意識障害，四肢冷感，尿量低下，乳酸値上昇があります。
　心原性ショックの治療は，原因に対する介入（例えば，急性心筋梗塞の場合は冠動脈血行再建術，頻脈性不整脈であれば電気的除細動）だけでなく，**機械的循環補助（MCS）デバイス（V-A ECMO，IABP，Impella）を用いた集学的な治療**を考慮することが必要です（**図3**）。

図3 MCSデバイスの種類

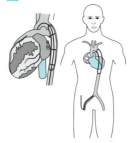

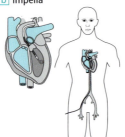

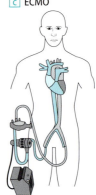

a IABP　　b Impella　　c ECMO

つまずきポイントを乗り越えよう

- 高血圧と糖尿病の既往がある60歳代，男性．労作性狭心症疑いで入院．入院時バイタル測定では，収縮期血圧（sBP）120mmHg，経皮的動脈血酸素飽和度（SpO_2）99%（室内気）で，心電図変化や心筋逸脱酵素上昇は認めず，翌日に待機的冠動脈造影（CAG）を行う方針となっていた．
- 入院当日の就寝前のバイタル測定では，sBP 90mmHg，心拍数90/分とやや頻脈傾向であったため，当直医コールとなった．当直医は，夕方に降圧薬を内服していた影響と考え，経過観察の方針とした．
- 夜間より起座呼吸が出現し，入院翌日の早朝，ナースコールで持続する胸痛の訴えがあった．バイタル測定を行うと血圧80/60（66）mmHg，心拍数100/分であり，四肢冷感を認めた．心電図を施行するとV_1～V_4誘導のST上昇，心エコー図では前壁の壁運動低下を認め，採血では乳酸値 2.0mmol/Lと上昇していた．急性心筋梗塞による心原性ショックと診断し，緊急カテーテル検査（CAG）を行ったところ左前下行枝の完全閉塞を認めたため，経皮的冠動脈インターベンション（PCI）を施行した．
- PCI後に集中治療室（ICU）入室となったが，6時間後，徐々に血圧が低下し，経時的に乳酸値の上昇（2→5mmol/L）を認めた．そのため，カテコラミン（ドブタミン 2γ）投与下を開始したが血圧低値 70/56（60）mmHgが持続し，酸素化不良を認めたため，気管内挿管・Impella補助を開始した．その後，血行動態の安定とともに循環不全が改善し，良好な心不全治療経過をたどった．

つまずきポイント

1. 入院当日就寝前のバイタルサインは，SCAI shock 分類ステージA→Bに移行していることを表しています．たとえ入院時にステージAだったとしても，B→C→D→Eと容易に移行する可能性を意識して対応していたでしょうか？
2. 入院翌日早朝の胸痛および血行動態指標は，急性冠症候群（ACS）の発症およびステージ増悪が疑われます．たとえPCIによる血行再建が問題なく終了したとしても，その後に心不全・心原性ショックの増悪をきたすリスクを考え，MCSの必要性の議論がなされたでしょうか？

克服法

心原性ショックは血行動態が目まぐるしく変化する病態です．本症例では，入院時はSCAI shock分類ステージAの状態でしたが，入院当日の夜にはステージB，入院翌日朝にはステージC，カテーテル治療後にはステージDに移行しています（**図4**）．心原性ショックのステージ別の院内死亡率は，経時的なステージ増悪とともに院内死亡率上昇が指摘されています．そのため，患者が現在どのステージにいるかをさまざまな方法で評価を行う必要があります．

図4 本症例のステージ分類の移行

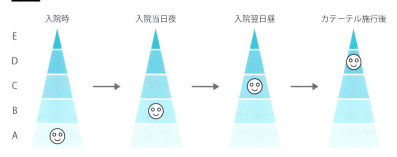

1. 入院当日の夜のバイタル測定でsBP 90mmHg，心拍数 100/分でしたが，この時点でステージAからBへの移行を把握することが重要です．心原性ショックは経時的に増悪し，死亡率が高くなるという認識のもと，本症例の場合，緊急CAGを含めた原疾患の精査，血行動態の把握を早期に行うことで，ステージCへの移行を防げたかもしれません．
2. 翌日早朝にはステージCへ移行しており，PCI終了時に心不全増悪，心原性ショックの遷延のリスクをしっかりと評価しておく必要があったと考えられます．カテー

テル室内での血行動態評価を行いMCS（Impella）を導入していれば，ICU帰室後のステージDへの移行を防げていたかもしれません。

　心原性ショックの治療は，原因に対する介入だけでなく，MCSデバイスを用いた集学的な治療を必要とすることが多くあります。常日頃から心原性ショックを早期に認識し治療を行うプロトコルなどを用いることにより，多職種・多部門で心原性ショックに対する認識の共通化が図ることが可能となります。心原性ショックの重症度を判断するSCAI shock分類は医師や看護師だけでなく，臨床工学技士や臨床検査技師も評価できる指標です。**医療チーム全体で心原性ショックに対する迅速かつ的確に診断・治療を行うことで，いまだに死亡率の高い心原性ショック患者の予後改善につながります**。

まとめ！

- 2019年にSCAIより新たにSCAI shock分類が提唱されました。本分類を用いることで，循環動態のリアルタイムの変化を迅速かつ的確に把握でき，適切なタイミングで適切な治療を施すことができます。
- 心原性ショックを呈する疾患には，急性心筋梗塞，頻脈性/徐脈性不整脈，重度弁膜症，重症心不全，劇症型心筋炎などが挙げられます。
- 心原性ショックは死亡率がとても高いため，できるだけ早期に診断し，原疾患に対する早期の治療介入とともに，MCSを用いた集学的治療を考慮することが必要です。

> 2章 診断・評価の歩き方

検査とその評価
6 問診, physical examination

大西勝也

マストワード！

❶ **うっ血を示唆する症状**：呼吸困難が主体となる起座呼吸，発作性夜間呼吸困難は特に重要です。

❷ **頸静脈怒張の評価**：中心静脈圧の上昇は，半座位での頸骨脈拍動で評価します。通常座位でも評価可能です。寝たきりの患者においては手背静脈を代用します。

1 うっ血を示唆する症状

　心不全患者の症状の90％以上はうっ血の症状です（**表1**）。肺うっ血の症状と全身うっ血の症状を把握することが重要です。肺うっ血の症状として典型的なものは呼吸困難ですが，一般的には「息が切れる」，「息があがる」というような表現をとる場合が多いです[1,2]。安静時に呼吸困難症状が出るのは，症状が重篤なときです。早期に症状を把握するために，心臓に還ってくる血液量（静脈還流量）が増えるような状況をつくることが重要です。労作が一番簡単な誘発検査で，実際**労作時息切れ**が主訴の患者が最も多いです。うっ血の程度により，労作の限界が異なります。労作時に静脈還流量が増加し，左室を圧迫するため，狭心症のような胸痛を訴える患者も少なくありません。臥位になることにより，体位性に静脈還流量が増加し苦しくなり，座位で症状が改善する**起座呼吸**も感度特異度の高い心不全症状です。同じように，臥位になってから4時間後に皮膚の間質に溜まっていた水分が血管に還ってきて静脈還流量が増加

表1 心不全のよくある症状

うっ血	・息切れ ・胸痛 ・胸部不快感 ・動悸 ・Bendopnea（本文p51参照）	・夜間に咳嗽 ・就寝中や横になると息苦しく，起きていると楽 ・夜間頻尿（1回の尿量は多い） ・1週間で合計2 kg以上の体重増加 ・手足や顔のむくみ
低心拍出	・手足が冷たい ・慢性的な疲れを感じる	・意識がぼーっとする

し苦しくなり，起き上がって呼吸をするという発作性夜間呼吸困難という症状も重要です。同様の機序で腎臓への血流量も増加するため，同じような時間に尿意を催すことも特徴です。

　全身うっ血の症状としては，手足や顔のむくみや体重増加が挙げられます[1,2]。1週間に2kg以上という目安ですが，もともとの体重により異なります。60kg前後の人であればその数字でよいですが，40kg前後の人であれば，1kg以上の増加でも肺うっ血を生じている場合もあります。

2 頸静脈怒張の評価

　心不全の身体学的所見として，肺のラ音，Ⅲ音，下腿浮腫，顔面浮腫，腹水，腹部膨満感などが挙げられますが，最も重要な所見は個人的には**頸静脈怒張**だと思います（図1）。右内頸静脈には弁が存在しますが，常時開いており，右房圧を直接反映するため，頸静脈の評価に用います。実際は，内頸静脈は体表からは確認できないため，頸部の皮膚に伝搬されている内頸静脈の拍動で評価します。頸部の拍動部位の最高点が中心静脈圧として測定されます。頸静脈圧の評価を行うときに，胸骨角またはLouis角をゼロ点として用います。上半身を45℃挙上した状態（半座位）で，胸骨角から内頸静脈拍動の頂点までの垂直距離を計測します。垂直距離（cm）＋5cm（右房〜胸骨角の垂直距離）が推定中心静脈圧（cmH$_2$O）となります。正常上限は4.5cmで約15cm水柱の静脈圧に相当します。胸骨角からの垂直距離が5cm以上では中心静脈圧の上昇が示唆されます。したがって，胸骨角からの垂直距離が4〜5cm以上で頸静脈怒張はありとなります。呼吸変動などの影響や数値の再現性もばらつきがあるため，ベッドサイドでは胸骨角からの垂直距離が3cm以上のときに頸静脈怒張ありとします。

図1　内頸静脈による中心静脈圧の推定

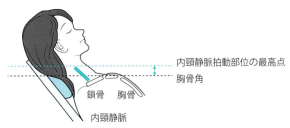

推定中心静脈圧（cmH$_2$O）：胸骨角〜内頸静脈拍動の頂点までの垂直距離（cm）＋
　　　　　　　　　　　　5cm（右房〜胸骨角の垂直距離）

つまずきポイントを乗り越えよう

- 70歳代，女性。50歳代より高血圧に対して降圧治療を受けていた。以前より，労作時の息切れが時折あったが，安静時にはなにも症状がなく，かかりつけ医にも歳のせいといわれていたため，放置していた。
- 心電図で心肥大を認めたが，胸部X線ではうっ血は認めなかった。脳性ナトリウム利尿ペプチド（BNP）は50pg/mLと軽度上昇していたが，心エコー図は施行されたことはなかった。
- 定期受診の際，明らかなむくみはなく，息切れの症状もないため，帰宅したが，夜間肺うっ血による呼吸困難にて緊急入受診となった。

つまずきポイント

1. 外来で安静時に症状がないため，労作時息切れを加齢に伴う変化ととらえてよいでしょうか？
2. BNP値が35pg/mLを超えている場合は心不全の可能性があるのではないでしょうか？
3. 心不全を疑うような症状を，外来で把握することはできるでしょうか？
4. 心不全を疑うような身体所見を，外来で把握することはできるでしょうか？
5. 患者が納得するような，心不全を疑わせる根拠を提示することができるでしょうか？

克服法

　外来でうっ血の徴候を把握し，必要であれば対処することが重要です。循環器疾患を有する患者においては，検査に頼らず，最低限のうっ血の評価が毎回の外来で求められます。

1. 心不全と自覚していない患者は多く，労作時息切れには詳細な問診が必要です。酸素が口に入って，骨格筋のミトコンドリアに達するいずれかの経路の障害で症状は出現します。酸素の肺への取り込み（慢性閉塞性肺疾患など），血液への拡散，輸送する血液の量（貧血など），血液を駆出する心臓（心不全など），骨格筋への取り込み（廃用性筋萎縮など）の一連の経路の障害により息切れが生じるため，それぞれのチェックが必要です。
2. 安静時には症状が出ないため，うっ血症状の誘発が必要です。最近，**bendopnea**（ベンドプニア＝前屈呼吸苦）という症状が注目されています[3]。靴や靴下を履こうとしてかがんだときに，30秒以内に息苦しくなるという症状です。腹腔内圧の

上昇に伴い，静脈還流量が増加し，左室がそれを処理できないため，息苦しさが生じます。Bendopnea陽性は，心不全の予後規定因子でもあります。

3 心不全の身体学的所見で最も感度特異度が高いのは，**頸静脈怒張**の評価です。ただし，外来で半座位を確保するのは難しい場合が多いのも事実です。その場合は，座位で評価しましょう。鎖骨上縁は右房から約10cm上方にあるため，鎖骨上縁に内頸静脈の拍動を認める場合は頸静脈怒張ありとします。頸動脈の拍動は一峰性，内頸静脈の拍動は二峰性であることから区別できます。また，頸静脈は拍動後の圧の下降が頸動脈に比べ急峻です。頸静脈と頸動脈の判別が困難な場合は，患者を臥位から座位にゆっくり起こしてくると，頸動脈の拍動位置は変わりませんが，頸静脈の拍動位置は低くなります。血管を少し圧迫すると，頸動脈は圧縮できませんが，頸静脈は圧縮できます。また，吸気により静脈還流量が増加するため，頸静脈は振幅が大きくなります。

4 頸静脈拍動を認知するのが困難な場合は，精度は落ちますが，外頸静脈の評価による推測が可能です。在宅診療などで座位が確保できない場合は，仰臥位で手背静脈を用いて推測します（**図2**）。**手背静脈**は静脈弁があり，内頸静脈より静脈圧は2cm高くなります。肘を伸ばし，仰臥位で床に付けた状態からゆっくり手背を手を伸ばしたまま挙上させ，手背静脈が消失したとき，床から手背までに距離を測定し，2cm引いたものが静脈圧となります。

図2 手背静脈の測定

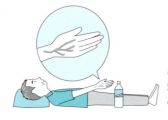

手背静脈は内頸静脈圧より2cm高い。
500mLのペットボトルの上端で怒張があれば中心静脈圧上昇。

> **まとめ！**
> - 心不全の問診では，息切れを中心としたうっ血の症状をとらえましょう。
> - 心不全の身体学的所見では，頸静脈怒張が最も重要です。慣れれば毎回簡便に評価できるので，ぜひとも習得してください。

文献

1) 日本循環器学会・日本心不全学会：急性・慢性心不全診療ガイドライン（2017年改訂版）．
   http://www.j-circ.or.jp/cms/wp-content/uploads/2017/06/JCS2017_tsutsui_h.pdf
2) 日本心不全学会：急性慢性心不全ガイドライン　かかりつけ医のためのガイダンス．2019．
3) Thibodeau JT, Drazner MH: The Role of the Clinical Examination in Patients With Heart Failure. JACC Heart Fail 6(7): 543-551, 2018.

2章 診断・評価の歩き方

検査とその評価
7 胸部X線検査

杉本匡史

マストワード！

① **心胸郭比**：心臓の横径と胸郭の最大横径の比率を示す指標で，通常は50％以下が正常とされています。50％を超えている場合は心拡大と判断され，心不全の存在が考えられます。

② **肺うっ血**：心不全が進行すると，左心不全により肺静脈圧が上昇し，肺水腫が生じることがあります。これにより，肺門部の血管が拡張し，両肺野にわたる血管影が増加していることが確認できます。

③ **胸水貯留**：心不全に伴う右心不全では，胸水が貯留することがあります。通常は鋭角である肋骨横隔膜角の鈍化や葉間胸膜間の体液貯留は，胸水貯留の存在が考えられます。

1 心胸郭比

心胸郭比は，英語でcardiothoracic ratio (**CTR**) と書き，心臓の横幅（心径）と胸郭の横幅（胸径）の比率を示します。CTRは，通常50％以下が正常とされ，それ以上の場合は心拡大が疑われます。心拡大は，心不全を示唆する重要なサインの1つです。心不全が進行すると，心拡大は進行し（**図1**），CTRが上昇します。しかし，CTRが正常範囲内であっても心不全がないとは限らないため，ほかの臨床所見や検査結果と併せて総合的に判断することが重要です。CTRは簡便に測定でき，心不全患者の初期評価や治療効果のモニタリングにおいて有用な指標です。

2 肺うっ血

心不全では，特に左心不全において，心臓が血液を十分に送り出せなくなるため，肺静脈圧が上昇します。この結果，血液が肺の血管に溜まり，肺うっ血が起こります。肺門部は肺の主要な血管が集まる場所であり，うっ血が進むと，肺門部の血管が拡張してX線像での陰影が増強されます（**図1**）。また，心不全が進行すると，肺に水分が漏れ出し，肺水腫が発生します。これに伴い，Bライン（Kerley B line）が出現します。Bラインは，肺の下部に水平に走る細い線状の影で，肺の間質に水分が溜まることで

図1 胸部X線検査で評価する心拡大，肺うっ血，胸水貯留
（黒線は正常の心陰影）

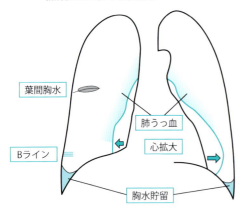

生じます。特に右肺でみられることが多く，肺うっ血の初期所見として重要です（**図1**）。

3 胸水貯留

　心不全，特に右心不全では，心臓が血液を十分に送り出せなくなるため，体内に血液が滞りやすくなり，血管から水分が漏れ出して胸水として胸腔に貯留します。胸水が貯留すると，胸部X線検査でまず現れるのが**肋骨横隔膜角**の鈍化です（**図1**）。肋骨横隔膜角は，肋骨と横隔膜が接する部分で，通常は鋭角にみえます。しかしここに胸水が溜まると，肋骨横隔膜角が鈍くなります。この所見は胸水の初期段階で現れ，心不全の早期診断に有用です。

　さらに，胸水が増えると葉間胸膜間にも水分の貯留を認めることがあり，葉間胸水とよばれます（**図1**）。利尿薬などの心不全治療により胸水が減少し，葉間胸水を認めなくなった場合に，まるで肺の腫瘍が消えたかのようにみえるためvanishing tumor（消えてなくなる腫瘤）とよばれることがあります。

つまずきポイントを乗り越えよう

- 70歳代，女性。1日前から急に出現した息苦しさを主訴に救急外来を受診した。
- 歩いて診察室に入室し，安静時血圧 120/70mmHg，心拍数 95/分，経皮的動脈血酸素飽和度（SpO$_2$）95%であった。
- 発熱は認めないが，咳嗽をときどき認めた。
- 胸部X線検査では，CTR 45%，両肺野の血管影増加を認めたが，肋骨横隔膜角は鋭角であった。

つまずきポイント

1. CTRが50%未満で咳嗽を認めたため，心不全ではないと判断していませんか？
2. 両肺野の血管影増加からどのような病態を考えますか？
3. 本症例に必要な検査を3つ挙げてください。

克服法

1 2 本症例は心拡大を認めませんが，両肺野の血管影増加を認め，急性発症の胸部症状も伴うことから，心不全を疑うべき症例です。両肺野の血管影増加は肺静脈圧の上昇を示唆するため，急激な肺静脈圧の上昇を疑います。急性発症の心不全の場合，心内圧の上昇により心臓が大きくなる（心臓がリモデリングを起こす）時間が足りないため，**CTRは50%未満**となることがあります。本症例の場合，例えば僧帽弁の腱索断裂による急性僧帽弁閉鎖不全症などが鑑別として挙げられます。

3 必要な検査としては，聴診，脳性ナトリウム利尿ペプチド（BNP）測定，心エコー図検査が挙げられます。

まとめ!

- 心不全では，心胸郭比が50%を超えると心拡大が疑われます。
- 左心不全が進行すると肺うっ血が生じ，肺門部の血管拡張や両肺野の血管影増加が出現します。
- 右心不全に伴う胸水貯留では，肋骨横隔膜角の鈍化や葉間胸水がみられます。

> 2章 診断・評価の歩き方

検査とその評価
8 心電図検査

加来秀隆

マストワード！

❶**左室肥大**：V₄の深いS波，ストレイン型陰性T波が診断基準として重要です。左室肥大所見がある場合は，基礎心疾患の評価に加えて十分な血圧管理が必要です。

❷**完全左脚ブロック**：V₁誘導で陽性→陰性→陰性（深い幅広のS波），V₆誘導で陽性→陰性→陽性（二峰性のR波）の所見を示します。左脚ブロック型の心不全症例の場合は，薬物治療に加えて心臓再同期療法（CRT）が有効です。

1 左室肥大

心電図検査は簡便かつ低侵襲で，虚血性心疾患や不整脈を含む心疾患が疑われる患者にとって使用頻度の多い検査です。心電図における左室肥大所見は，高血圧症や大動脈弁狭窄症，心不全患者においても予後に関連する重要な所見です。

心電図で左室肥大を診断する際に広く用いられている基準は，胸部誘導におけるR波とS波の振幅および異常ST-T波，特にストレイン型の陰性T波です。左室肥大の比較的新しい基準として「**最も深いS波＋V₄のS波≧2.8mV（男性），2.3mV（女性）(Peguero-Lo Presti criteria)**」[1]があり，感度70%，特異度89%と診断精度が高いとされています。

陰性T波は，冠性T波，巨大陰性T波，ストレイン型T波に分けられます。**ストレイン型陰性T波**は前半成分が後半成分よりなだらかな傾きをもつ三角形を示し，肥大型心筋症や大動脈弁狭窄症，高血圧症などで左室の求心性肥大を示す症例で認めることが多いです。

Framingham研究での心電図検査でコホート全体の3%にQRS高電位とST-T異常を伴う左室肥大所見を認め，死亡率，冠動脈疾患・心不全・脳卒中の発生率が上昇することが報告されています[2]。経過中に左室肥大所見が改善した症例では心血管イベントの発生率が低下（ハザード比0.46）し，逆に悪化した群ではイベント発生率が上昇（ハザード比1.86）しており，血圧管理と心電図の左室肥大所見のフォローの重要性

が示されました[3]。心不全患者（NYHA心機能分類 Ⅱ～Ⅳ度）を対象としたアンジオテンシンⅡ受容体拮抗薬（ARB）の臨床試験（CHARM試験）では，左室肥大所見を有する群で死亡・心不全入院が多い（ハザード比 1.27）ことがわかり，心不全治療における独立した予後予測因子であることが示されました[4]。

高血圧症および心不全患者に合併する左室肥大所見は，治療介入の対象としてフォローすることが必要です。

2 完全左脚ブロック

脚ブロックは，左脚もしくは右脚の伝導障害のため，幅広のQRS波を呈します（120ミリ秒以上）。**V₁とV₆の2つの誘導**に注目して判断します（**表1**）。左脚ブロックの場合は，左脚の伝導が障害されていて，まず中隔を介して右脚が伝導し，右室の収縮が遅れて左室を収縮させる形となります。左室へ興奮が伝導する後半部分は，正常伝導路を介さないため，伝導が遅延し幅広のQRS波形となります。V₁誘導は左室から離れた誘導なので，左室の興奮で陰性方向への波形が記録されるため，QRSの後半が深い幅広のS波を生じます。V₆誘導は左室側の誘導であり，早期は逆に陰性波が出現し，後半で陽性波となるため，二峰性のR波を形成します。QRS幅の広い左脚ブロックでは，左室心筋の収縮の非同期が観察されます。

表1 左脚ブロックの形態のまとめ

	V₁誘導	V₆誘導
前半：中隔から右室へ興奮が伝導	陽性	陰性
後半：右室から左室まで興奮が伝導	陰性（幅広で深いS波）	陽性（二峰性のR波）

心不全患者では，心電図のQRS幅が広くなるほど左室駆出率（LVEF）が低下することが知られています[5]。また左脚ブロック症例は，正常QRS群に比較して心筋梗塞・心不全発症・全死亡のリスクが高いです。LVEFの低下した心不全でかつQRS幅の広い患者は，心不全再入院に加えて，心臓突然死リスクも高いです。本症例のようにペーシング後のQRS幅が広い症例で，慢性期に心不全発症が多かったことを示した研究もあり[6]，徐脈性不整脈の慢性期の心機能・心不全の病態評価は重要です。

症例1

つまずきポイントを乗り越えよう

- 50歳代，男性。4年前に健康診断で血圧高値，心電図異常を指摘された。本年度の健康診断で再度心電図異常を指摘され，当院を紹介受診された。以前はスポーツジムに通っていたが，現在は休止中。
- 飲酒 ビール1,500mL/日，喫煙 20本/日，BMI 27kg/m^2，血圧 164/106mmHg，心拍数 98/分・整，NYHA心機能分類Ⅱ度，Ⅲ音あり，心雑音なし，浮腫なし。
- 腎機能正常，HbA1c 5.5%，LDL-C 111mg/dL，**脳性ナトリウム利尿ペプチド（BNP）171pg/mL**。
- 経胸壁心エコー図：LVEF 25%，全周性の左室壁肥厚あり。
- 心電図：洞調律，軽度左軸偏位，**SD+SV4 4.3（>2.8）**，**V5～V6でストレイン型T波**（図1）。
- 当科入院し，冠動脈造影，心臓MRIで虚血性心疾患，心筋症は否定された。高血圧性心疾患の診断でアンジオテンシンⅡ受容体拮抗薬（ARB），β遮断薬を導入した。
- 治療介入後7カ月で自覚症状は改善したものの，心電図，心エコー図での左室肥大所見の改善は認められなかった。

図1 症例1：来院時心電図所見

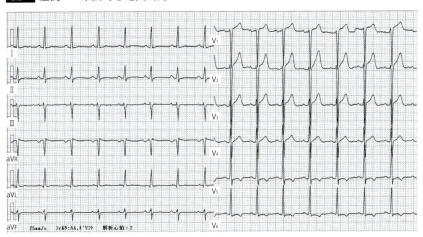

つまずきポイント

1. 家庭血圧が十分に低下（収縮期血圧 130～145mmHg程度）していませんでした。
2. 初診時の自覚症状が乏しく，生活改善が得られていませんでした（体重・飲酒量など）。

克服法

心電図，経胸壁心エコー図を再検し，病態を改めて説明します。そのうえで治療介入を強化します。

1 目標血圧は125mmHg以下に再度設定します。
2 ARB→アンジオテンシン受容体ネプリライシン阻害薬（ARNI）へ変更し，減量，禁酒を再度指導します。

治療介入後，BNP（171→）12pg/mLと正常化，S_D+S_{V4} 2.1，V_5～V_6のストレイン型T波は消失し（**図2**），心機能の改善が認められました（LVEF 25→60%）。

図2 症例1：治療介入後1年目の心電図所見

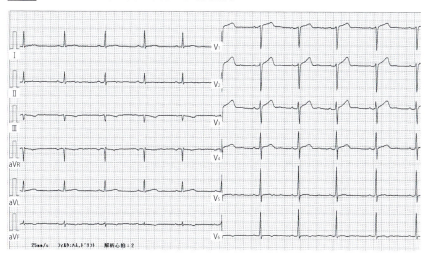

症例2 つまずきポイントを乗り越えよう

- 70歳代，女性。高血圧症，2型糖尿病あり。4年前に完全房室ブロックに対して永久ペースメーカ留置術を受けている。2週間前より息切れ，呼吸困難感が増悪，下腿浮腫も出現し，症状増悪したため，当院へ救急搬送された。
- 来院時血圧 167/92mmHg，心拍数 120/分・整，経皮的動脈血酸素飽和度（SpO$_2$）79%（酸素15L投与）。
- 頸静脈怒張あり，両側肺野でラ音・喘鳴聴取，収縮期雑音なし，下腿浮腫あり。
- クレアチニン（Cr）2.1mg/dL，HbA1c 6.9%，BNP 1,857pg/mL。
- 胸部X線：心胸郭比 65%，肺うっ血・胸水貯留あり。
- 経胸壁心エコー図：左室拡張末期径（LVDd）/左室収縮末期径（LVDs）65/54mm，LVEF 25%，中隔〜下壁側で壁運動低下を認めた。
- 心電図：ペースメーカ調律（心室リードのみペーシング），心拍数 123/分，**QRS 165ミリ秒，左脚ブロック型（図3）**。
- 初発心不全で，薬物治療を強化（ARB増量，β遮断薬・SGLT2阻害薬・ミネラルコルチコイド受容体拮抗薬〔MRA〕導入）し，症状改善後（NYHA心機能分類 Ⅳ→Ⅱ度）に心不全の疾病指導を行い，自宅退院した。
- 退院後10日目に心不全急性増悪を認め，再入院となった。

図3 症例2：来院時心電図所見，ペースメーカ調律（心室リードのみペーシング）

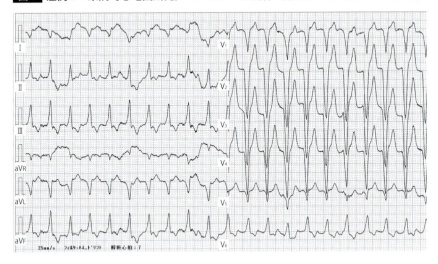

つまずきポイント

■ ペースメーカ留置後の左脚ブロック型QRS波形が心機能低下の原因と判断できていませんでした。

> **克服法**

■ 2週間程度の心不全加療の後，ペースメーカを**両室ペースメーカ（CRT-P）**へとアップグレードしました。QRS幅は140ミリ秒まで縮小しました（**図4**）。LVEF（25→）35%，BNP 244pg/mLと改善し，抗心不全薬もさらに増量が可能となりました。

図4 症例2：CRT-P留置後の心電図所見

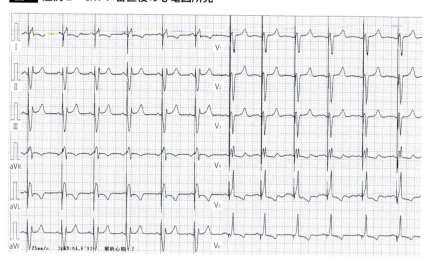

> **まとめ！**

- 心電図で左室肥大所見を認める場合は，大動脈弁狭窄症，肥大型心筋症の鑑別が重要ですが，高血圧性心疾患の場合は血圧管理の1つの指標となり得ます。
- 左脚ブロック型QRS波形は心不全・心臓突然死の高リスク所見です。薬物治療に加えて，非薬物治療（心臓再同期療法，植込み型除細動器など）を考慮しましょう。

文献

1) Peguero JG, et al: Electrocardiographic criteria for the diagnosis of left ventricular hypertrophy. J Am Coll Cardiol 69: 1694-1703, 2017.
2) Kannel WB, et al: Left ventricular hypertrophy by electrocardiogram. Prevalence, incidence, and mortality in the Framingham study. Ann Intern Med 71: 89-105, 1969.
3) Levy D, et al: Prognostic implications of baseline eletrocardiographic features and their serial changes in subjects with left ventricular hypertrophy. Circulation 90: 1786-1793, 1994.
4) Hawkins NM, et al: Prevalence and prognosis implications of electrocardiographic left ventricular hypertrophy in heart failure: evidence from CHARM programme. Heart 93: 59-64, 2007.
5) Dhar R, et al: Association of prolonged QRS duration with ventricular tachyarrhythmias and sudden cardiac death in the Multicenter Automatic Defibrillator Implantation Trial II (MADIT-II) Heart Rhythm 5: 807-813, 2008.
6) Miyoshi F, et al: Prolonged paced QRS duration as a predictor for congestive heart failure in patients with right ventricular apical pacing. Pacing Clin Electrophysiol 28: 1182-1188, 2005.

2章 診断・評価の歩き方

検査とその評価
9 血液検査

尾上健児

> **マストワード！**
>
>
>
> **うっ血か，低心拍出症候群（LOS）か，両方か？**：心不全患者で肝・腎機能悪化を認めた際は，ある程度の重症感をもってうっ血かLOSか，その両方かを見定める必要があります。利尿をかけるべきか補液すべきか，心収縮力亢進を図るべきか否か，治療方針を左右します。

心不全による血行動態異常は大きく分けて，**うっ血**（体液貯留を含む）および**低心拍出症候群（LOS）**に分類されます。このうち，うっ血を反映する血液検査の王道は，主に心筋細胞に対する伸展刺激により産生される脳性ナトリウム利尿ペプチド（BNP）/N末端プロBNP（NT-proBNP）です。しかし，BNP/NT-proBNPは腎機能障害，急性炎症，肥満などによる影響を受けるほか，わが国では保険算定の観点から頻繁に測定できないなどの制約があります。

本項では，血算・生化学検査など一般採血項目から心不全の血行動態を予測する考え方を解説します。

1 うっ血（図1）

心不全が増悪すると中心静脈圧が亢進し，各臓器のうっ血が生じます。これにより一般採血項目は以下のような変化をきたします。

A) **肝うっ血**：中心静脈圧の上昇により類洞圧上昇，肝細胞の圧迫，浮腫をきたします。その結果，毛細胆管が圧排され，胆道系酵素やビリルビンが上昇します（ALP，γGTP，D-Bilの上昇）。また，類洞浮腫により肝動脈血流が減少し肝細胞が壊死に陥ると，トランスアミナーゼの上昇をきたします（AST，ALT，LDHの上昇）。

B) **腸管うっ血**：絨毛の静脈うっ血により腸機能が低下し，栄養素の吸収が障害されます（Alb低下）。絨毛の浮腫により，腸粘膜に虚血，炎症が生じ，上皮細胞障害が生じます。これにより腸管のバリア機能が破壊され，腸内細菌や腸内細菌由来のエンドトキシンなどの血中への移行が生じます（LDH，CRPの上昇）。

C) **腎うっ血**：腎静脈圧が上昇すると，腎臓の間質圧が上がります。腎臓の間質圧が

図1 心不全と臓器障害別血液検査異常

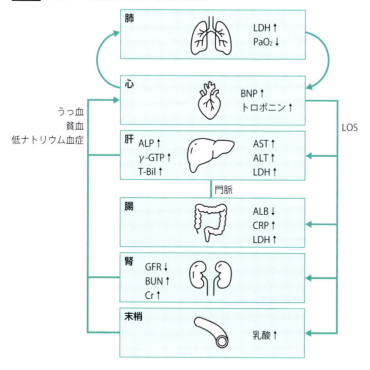

上がると，ボーマン嚢内圧が上昇し，糸球体内圧との圧格差が減少することにより，糸球体濾過量が低下します。また，間質圧の上昇は腎血流量低下を招き，腎低酸素，間質線維化を惹起し，さらに腎機能を悪化させます（GFRの低下，BUN，Crの上昇）。

D) **肺うっ血**：肺毛細管圧が上昇し，肺組織への血流障害が生じます。また肺胞への水分漏出をきたし，低酸素血症になることと合わせて，肺組織障害が生じます（LDH上昇）。

E) **そのほか**：
［貧血］体液貯留による血液希釈，慢性腎臓病（CKD）合併による腎性貧血，慢性炎症による鉄利用障害により貧血が生じます（Hb，Hctの低下）。
［低ナトリウム血症］レニン・アンジオテンシン系亢進や抗利尿ホルモンであるバソプレシンの上昇により，体液貯留をきたすなどが要因となります（Na低下）。
［トロポニン］心内腔の拡張末期圧の上昇により，心内膜下心筋組織の灌流が低下するため，心筋傷害をきたし上昇します。心不全の原因としての虚血や炎症などによる心筋傷害も反映されます（TropT，TropIの上昇）。

2 LOS（図1）

　心臓の収縮力低下あるいは脱水による前負荷低下などにより，心拍出量が低下し，全身諸臓器は虚血に陥ります。これにより一般採血項目は以下のような変化をきたします。肝・腎機能障害・腸管**循環不全**によりAST，ALT，LDH，BUN，Crが上昇するほか，末梢**循環不全**により乳酸値が上昇します。

3 うっ血か，LOSか？

　例えば，心不全患者に合併することの多いCKD。心不全の経過中，腎機能の悪化をみた場合に，うっ血を解除すべきか，あるいは補液すべきか，ときとして判断に迷います。このような場合には心エコー図検査やスワン-ガンツカテーテル検査の結果を加味して判断する必要があります。いずれにせよ一般採血項目は，体液バランスの不均衡を示す最も簡便な指標といえます。

 つまずきポイントを乗り越えよう

その腎機能障害，うっ血ですか，脱水によるLOSですか？

- 70歳代，男性。拡張型心筋症（左室駆出率LVEF 20%）のため，診療ガイドラインに基づく標準的治療薬（GDMT）および利尿薬が投与され，BNPは500〜600pg/mL程度でコントロールされていた。
- CKDも併発しており，通常Crは1.5mg/dL程度で推移していた。毎年夏季は脱水傾向になると，尿量は減少し，Crが2.0mg/dL程度まで悪化，利尿薬の減量および飲水を励行し対応していた。
- とある正月明け，尿量減少を主訴に当直帯に臨時受診した。Cr 2.0mg/dLと悪化していた。BNPも780pg/mLと軽度悪化していたが，胸部X線でうっ血や胸水貯留は認めず，脱水と判断し利尿薬減量，飲水励行し2週間後の受診を指示した。
- 翌週，体重増加および起座呼吸のために夜間緊急受診した。Cr 3.2mg/dL，BNP 1,340pg/mLと悪化を認め，急性心不全と診断し緊急入院した。

つまずきポイント

1. 腎機能悪化のみで脱水と判断してよいのでしょうか？
2. 臨時受診時に体重のことは聞いていたでしょうか？
3. 臨時受診時に下腿浮腫や頸静脈怒張は確認していたでしょうか？

4 臨時受診時に心エコー図で下大静脈（IVC）や三尖弁閉鎖不全症（TR）からうっ血の有無・増悪がないか，速度時間積分値（VTI）計測でLOSになっていないかの評価は行えていたでしょうか？

克服法

　本症例では，臨時受診時にお正月の食事・飲水量増加によるうっ血状態にあったと考えられます。うっ血，脱水による腎機能障害の違いを知っておく必要があります。

1 うっ血でも脱水でも腎機能は悪化します。うっ血ではBUN/Cr比はほぼ変化がないか軽度上昇にとどまりますが，脱水では＞20にまで上昇することがあります。また，脱水では尿細管での再吸収亢進のため，Na排泄率（FENa）が低値となります。

2 うっ血では通常体重は増加，脱水では変化がないか減少します。ただし，低アルブミン血症などで血管外volumeが増加し，血管内脱水となる際は体重増加をきたします。

3 うっ血では通常，頸静脈怒張や浮腫が認められます。身体所見をきちんととっていればうっ血に気付けたかもしれません。

4 うっ血では中心静脈圧は上昇，脱水では低下するので，心エコー図でIVCの拡大や呼吸性変動の有無，三尖弁圧較差（TRPG）の増大がないか評価することで鑑別ができます。また脱水によるLOSをきたしていれば，LVEFの変化がなくてもVTIが低下します。状態が安定していても1年に1回は心エコー図でこれらの機能を確認し，心不全悪化時に変化に気付けるようしておく必要があります。
　さらに，腎静脈・肝静脈エコードプラ波形で，うっ血の有無・程度を評価できます。

　以上の検査法により，腎機能障害がうっ血か，脱水によるLOSかを判断できれば，心不全悪化は防げた可能性があります。身体所見・一般採血を入口に，検尿，心エコー図，腎静脈・肝静脈エコーの見方を身に付けることで，心不全診療の腕前が上がります。

まとめ！

- 心不全によるうっ血・LOSは，各臓器における臓器障害を生じ，一般採血項目がこれを反映します。
- 心不全管理において，臓器障害が生じている際は，うっ血による変化なのか，LOSによる灌流障害に伴う変化なのかを，ほかのモダリティと合わせて評価することが重要です。

>> 2章 診断・評価の歩き方

検査とその評価
10 バイオマーカー BNP/NT-proBNP

三浦正暢

> **マストワード！**
>
> ❶ **前心不全の登場！早期診断につなげよう**：心不全の可能性のある脳性ナトリウム利尿ペプチド（BNP），N末端プロBNP（NT-proBNP）のカットオフ値がそれぞれ35pg/dL，125pg/dLに変更となり，心不全の診断や循環器専門医への紹介基準が変更になりました。
> ❷ **個々の症例における最適なBNP/NT-proBNPをみつけよう**：前回検査時に比べてBNPが40％以上，NT-proBNPが30％以上上昇したときには，心不全の増悪の可能性を考慮し精査を進めましょう。

2023年に日本心不全学会より「血中BNPやNT-proBNPを用いた心不全診療に関するステートメント」が発表されました。本ステートメントで必ず押さえるべきポイントは，「マストワード」で挙げた2点です。

1 前心不全の登場！早期診断につなげよう

今回新たに「**前心不全**」というワードが誕生しました。具体的には，構造的あるいは機能的な心臓の障害が存在するものの労作時の息切れ，全身倦怠感，浮腫などの症状を認めない状態のことです。本ステートメントでは，35≦脳性ナトリウム利尿ペプチド（BNP）＜100pg/mLまたは125≦N末端プロBNP（NT-proBNP）＜300pg/mLの患者について，心不全発症のリスクが高く，専門医に紹介することを推奨しています。

2 個々の症例における最適なBNP/NTproBNPをみつけよう

BNP/NT-proBNPに影響する因子を示します（**図1**）。心臓の形態はもちろん，心房細動の有無，年齢，性別，腎機能，体格などさまざまな要因により修飾されます。本ステートメントでは，前回検査時と比べてBNPが40％以上，NT-proBNPが30％以上上昇したときには，心不全の増悪の可能性を考慮し，その原因を探索するとともに早期治療介入することを推奨しています。

66

図1 BNP/NT-proBNPに影響する因子

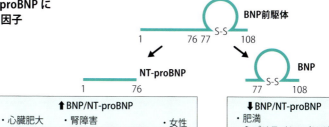

↑BNP/NT-proBNP
- 心臓肥大
- 心負荷
- 心房細動
- 腎障害
- サクビトリル(BNP)
- 加齢
- 女性

↓BNP/NT-proBNP
- 肥満
- ネプリライシン(BNP)
- 男性

症例 — つまずきポイントを乗り越えよう

- 70歳代，男性。左室駆出率35%で，アンジオテンシンⅡ受容体拮抗薬(ARB)，β遮断薬，ミネラルコルチコイド受容体拮抗薬(MRA)を内服している。
- 心不全症状は安定していたが，BNP 250pg/mLと高値であった。
- 外来診察時の血圧130/80mmHg程度で，ARBをサクビトリルバルサルタン(ARNI)に切り替えた。
- 再診時，BNP 320pg/mLに上昇していた。自覚症状に変化はなかった。

つまずきポイント

1. 本症例は心不全が増悪しているのでしょうか？
2. BNPの上昇は許容範囲でしょうか？
3. 問診や検査は十分でしょうか？

克服法

1. 自覚症状はありませんが，他覚所見で心不全増悪のサインがないか，十分に診察しましょう。
2. BNPの上昇は許容範囲で，ARNI開始の影響と考えられます。
3. 活動量の低下がないか，よく確認しましょう。

まとめ！

- BNP/NT-proBNPは心不全診療において重要なバイオマーカーですが，治療するのは患者であることを忘れてはいけません。
- 各患者の最適なBNP/NT-proBNPをみきわめて診療しましょう。

≫ **2章 診断・評価の歩き方**

検査とその評価
11 心エコー図検査

中村研介

> **マストワード！**
>
> ❶ **左室駆出率（LVEF）**：心不全診療において高頻度に用いる左室収縮機能の指標の1つです．心不全の治療を考える際に，LVEFによる分類はその中心を担ってきました．
> ❷ **左室拡張障害と左房圧上昇**：心エコー図検査では複数の指標を組み合わせることで，左室拡張障害によって引き起こされる左房圧上昇を評価します．
> ❸ **心不全の原因疾患の診断**：心エコー図検査は，冠動脈疾患や弁膜症，心筋症，先天性心疾患などの心不全の原疾患の診断と重症度の評価においても重要です．

1 左室駆出率（LVEF）

　心エコー図検査による心機能の評価は，すべての病期の心不全患者で重要な診療のガイドになります．左室の機能は収縮機能と拡張機能に分かれます．臨床でよく用いる収縮機能の指標は，一回拍出量（SV）を左室拡張末期容積（LVEDV）で除して求める**LVEF**です．これは拡張期に左室に貯めた血液量のうちの何％を収縮によって駆出できるかを表します（**図1a**）．左室内腔計測またはトレース法で，LVEDVと左室収縮末期容積（LVESV）を求め，この差分をSVとしてLVEFを算出します（**図1b**）．
　心不全の治療を考える際，LVEFによる分類はその中心を担ってきました．
- LVEF 40％未満 ＝ LVEFの低下した心不全（HFrEF）
- LVEF 40％以上50％未満 ＝ LVEFが軽度低下した心不全（HFmrEF）
- LVEF 50％以上 ＝ LVEFの保たれた心不全（HFpEF）

とよび，患者個別に診療ガイドラインに基づく標準的治療（GDMT）を検討します（p95「診療ガイドラインに基づく標準的治療（GDMT）」参照）．

図1 左室駆出率（LVEF）のイメージと計測法

a LVEF のイメージ

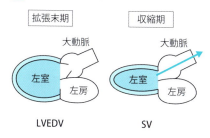

拡張期に左室に貯めた血液量のうちの何%を収縮によって駆出できるか。

b LVEF の計測法（二断面ディスク法）

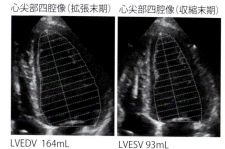

LVEDV 164mL

LVESV 93mL
SV 71mL
LVEF 43.2%

$$\text{LVEF}(\%) = \frac{\text{SV}(\text{mL})}{\text{LVEDV}(\text{mL})}$$

実際には心尖部四腔像と心尖部二腔像で二断面ディスク法（臨床現場ではSimpson法とよばれる）を用いて左室容積を算出する。

2 左室拡張障害と左房圧上昇

　心エコー図での**左室拡張障害**の評価は，心筋弛緩能やコンプライアンス（p12「収縮能と拡張能」参照）というよりは，これらの障害により生じる左房圧上昇を検出しています。左室拡張障害は左室収縮障害に先行して出現するので，LVEFが正常である場合と低下している場合に分けて複数の指標を組み合わせて**左房圧上昇**を推定しています[1]（**図2**）。

　僧帽弁口血流速度波形（TMF）では，等容弛緩期に左室圧が左房圧よりも低下すると僧帽弁が開放して左室に血液が流入し拡張早期波（E波）がみられ，その後に左房収縮によって左房から左室に血液が流入して心房収縮波（A波）がみられます（**図3a**）。TMFではE波高，A波高，E波減衰時間（DT），E/A比を用いたパターンで評価をします。（**図3b〜e**）

　組織ドプラ法では心臓組織の運動速度を計測します。僧帽弁輪拡張早期速度（e'）は左室弛緩能を反映し，TMFのE波とe'の比（E/e'）が左房圧上昇の判定に用いられます。左房容積の拡大は左室拡張障害，長期の左房負荷を示します。また，左房圧上昇は二次性の肺高血圧を引き起こします。肺高血圧症の診断に用いる三尖弁逆流最大血流速度（TRV）も左室拡張障害の間接的な指標となります。

図2 心エコー図における左室拡張機能と左房圧評価のアルゴリズム

a LVEFが正常の場合の左室拡張機能障害の診断

b LVEF低下例と，LVEF正常の左室拡張機能障害例における左房圧と左室拡張不全重症度の評価

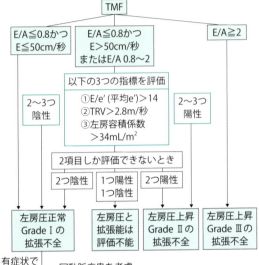

（文献1を参考に筆者作図）

図3 心エコー図におけるTMFの計測

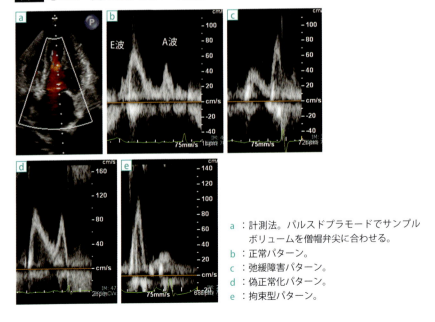

a：計測法。パルスドプラモードでサンプルボリュームを僧帽弁尖に合わせる。
b：正常パターン。
c：弛緩障害パターン。
d：偽正常化パターン。
e：拘束型パターン。

70

3 心不全の原因疾患の推定

　心不全の**原因疾患**は，冠動脈疾患，心筋症，弁膜症，先天性心疾患などさまざまあり，心エコー図で診断し，重症度を評価します．冠動脈疾患では基本断面像での冠動脈の支配領域を理解し，虚血により生じる左室局所壁運動異常を評価します（**図4**）．弁膜症では高齢者に大動脈弁狭窄症や僧帽弁閉鎖不全症が多くみられます（**図5a，b**）．心筋症では拡張型心筋症や肥大型心筋症だけでなく，心アミロイドーシスや心臓サルコイドーシスといった二次性心筋症も重要です（**図5c，d**）．

図4　心エコー図基本断面像での冠動脈支配領域

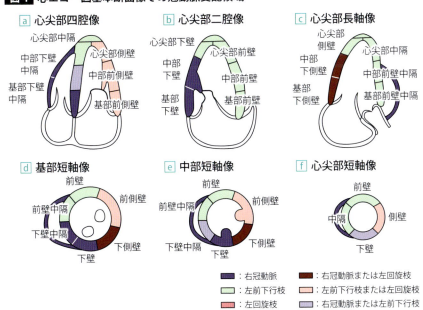

図5　心不全のさまざまな原因疾患

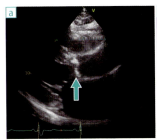
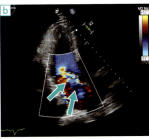

a：大動脈弁狭窄症．大動脈弁の高度石灰化・開放制限（矢印）．
b：僧帽弁閉鎖不全症．カラードプラで収縮期に左房へ逆流あり（矢印）．
（図5 p72へ続く）

図5 心不全のさまざまな原因疾患（続き）

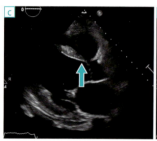
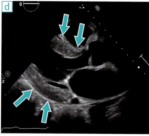

c：心臓サルコイドーシス。心室中隔基部の菲薄化（矢印）。
d：心アミロイドーシス。左室びまん性壁肥厚・エコー輝度上昇（矢印）。

症例　つまずきポイントを乗り越えよう

- 70歳代，男性。高血圧・糖尿病・脂質異常症の既往があり，発作性夜間呼吸困難で救急外来を受診した。
- 血圧182/114mmHg，心拍数96/分，経皮的動脈血酸素飽和度（SpO₂）92%（室内気），頸静脈は怒張し，両側肺野に湿性ラ音を聴取した。
- 心エコー図で左室・左房は拡大しており，LVEF 30%，左室はびまん性壁運動低下を認め，左室基部～中部の前壁中隔・前壁・前側壁，心尖部全周でより高度の壁運動低下を認め，冠動脈疾患の存在を疑った。TMFはE波100cm/秒，A波62cm/秒，E/A 1.6，左房容積係数38mL/m²，E/e' 16.2，TRV 3.4m/秒で，左房圧上昇と判断した。胸部X線で両側の肺うっ血を認め，入院で酸素投与と硝酸イソソルビド，フロセミドの静脈投与を行った。
- 入院翌日は血圧132/68mmHg，心拍数88/分，SpO₂ 98%とバイタルサインの安定，起座呼吸の改善がみられた。
- 入院2日目に硝酸イソソルビドを投与終了し，フロセミドを内服に切り替えたところ，入院4日目に再び安静時呼吸苦が出現した。フロセミドを静脈投与に戻して3日間継続し心エコー図を行ったところ，LVEF 45%と改善しており，TMFはE波54cm/秒，A波84cm/秒，E/A 0.65，左房容積係数35mL/m²，E/e' 8.2，TRV 2.4m/秒と左房圧の低下が確認できた。
- その後GDMTを導入し冠動脈造影を行ったところ，左前下行枝#6に99%高度狭窄を認めた。抗血小板薬導入と経皮的冠動脈インターベンション（PCI）を施行し，自宅退院となった。
- 患者は退院後，入院前から診療を受けていたかかりつけ医に通院となった。

つまずきポイント

1 救急外来では患者の循環や呼吸の状態が悪いことが多く，限られた時間のなかでどのように心エコー図を進めればよいのでしょうか？

2 LVEF 30％と低値ですが，LVEFの低下＝低心拍出状態と考えるのでしょうか？
3 入院〜退院の間にどのようなタイミングで心エコー図を行えばよいのでしょうか？
4 慢性期に経過をみる際，心エコー図をどう活用するのでしょうか？

克服法

1 救急外来では限られた時間のなかで，心臓の器質的・機能的異常の有無を確認し，**左房圧上昇所見**の有無を評価することが重要になります．じっくりとLVEFを計測している時間はないので，**視覚的なLVEF（visual LVEF）**を用いることが多く，日頃からトレーニングをしておきたいものです．**図6**のように，救急外来で心不全を疑ったときのチェックポイントを整理して臨んでみましょう．下大静脈径や肺エコー検査を活用することができます．下大静脈径は右房圧の推定や，半定性的な循環血液量評価のために計測されます（**図7a**）．近年，肺エコーも注目されており，胸膜ラインからエコー画面の下端まで伸びる高輝度で線状のB-lineが前胸部広範囲でみられる**multiple B-lines**も救急現場で心原性肺水腫の迅速診断に利用されています[2]（**図7b**）．余裕がなく十分な評価ができない場合でも，後から見直せるように積極的に動画を保存し，上級医から適切なフィードバックをもらいましょう．

図6 救急外来での心エコー図評価のポイント

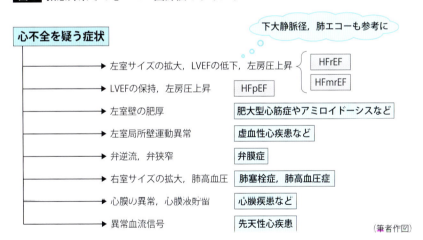

（筆者作図）

2 "LVEFの低下は心拍出量の低下と同義ではない"という点に注意しましょう（**図8**）．**図8a**の正常例（LVEF 60％，LVEDV 100mL，LVESV 40mL）と，**b**，**c**を比較します．**b**はLVEF低下例（30％）ですが，LVEDV 200mL，LVESV 140mLであれば，SVは60mLで**a**と変わりません．また，**c**と**d**もそれぞれSVだけみると30mLと低値ですが，左室容積が異なっており，LVEFには約2倍の違いがあります．特に

図7 下大静脈径と肺エコー

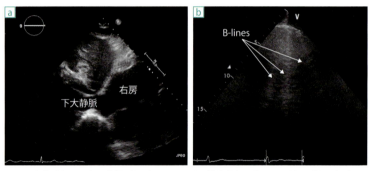

a：下大静脈径。最大下大静脈径≦21 mm，呼吸性変動あり（50％以上）を満たす場合には右房圧低値と考えられる。
b：肺エコー。前胸部や側胸部でエコープローブをあてた際，胸膜から縦方向に伸びる高輝度線状のアーチファクトをB-lineとよぶ。

図8 左室容積と SV の変化

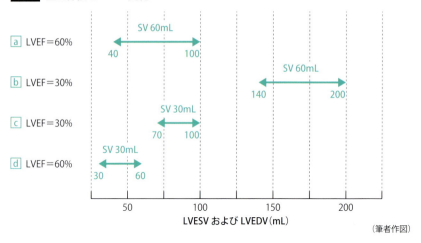

（筆者作図）

　dはLVEFが保たれているにもかかわらず，左室容積が小さいため同じLVEFの**a**と比較してSVは半分しかありません。LVEFが保たれていることと，必要な心拍出量が保たれていることもまた，同義ではないのです。実臨床では，LVEFが低下していても，心拍出量は保持され，うっ血が主体となる臨床像を呈している患者も少なくないので注意しましょう。

❸ 心エコー図を適切なタイミングで行うことはきわめて重要です。入院時には心機能，左房圧上昇の評価と心不全の原因疾患の推定を行いますが，その後治療に適切な反応があったかどうか，心エコー図でパラメータを比較して考えます。毎回

時間をかけて行う必要はなく，LVEFと左房圧上昇の評価を短時間で行うだけでも十分に意義があります。本症例のように，血圧が変化すれば後負荷も変化し，LVEFが変化する場合もありますし，利尿薬を静脈投与から内服に切り替えるなど治療法を転換する際には，左房圧上昇の改善を確認しておきたいものです。治療に難渋したときには見落としている心不全の原因疾患がないかどうかも注視します。退院前には心エコー図検査で**リスクの層別化**を行うことができます。左房圧上昇の所見が残存している患者では，心不全によるうっ血が残存し，心不全再入院のリスクが高くなり注意が必要です。

4 慢性心不全の経過中，バイオマーカー（BNP/NT-proBNP）や胸部X線，心電図から心機能の変化が疑われた場合には，心エコー図での確認が必要です。状態に変化のない患者のルーチン検査はガイドラインでも推奨されていません[3]。心不全の原因疾患には，それぞれ心機能定期評価の推奨があり，それに基づく検査計画は必要です。また，心不全患者では年次的に心機能が変化し得ることも報告されています[4,5]。LVEFが経時的に低下する症例は予後が悪く，改善する症例は予後がよいことも知られています。特に新たな治療介入を行った後には，反応性の評価が必要です。心不全患者が経過中に適切な心エコー図を受けられるよう，かかりつけ医と連携して診療計画を立てましょう。

まとめ！

- 心エコー図検査では，LVEFの計測，左室拡張障害と左房圧上昇の評価，心不全の原因疾患の推定を行うことが重要です。
- 治療効果の判定にも心エコー図は役立ちます。治療に難渋している場合の方針再考の際にも積極的に行いましょう。
- 慢性期には患者ごとに適切な時期に心エコー図のフォローアップを行いましょう。LVEFの経時変化は患者の予後にも関連しています。

文献

1) Nagueh SF, et al: Recommendations for the Evaluation of Left Ventricular Diastolic Function by Echocardiography and the European Association of Cardiovascular Imaging. Eur Heart J Cardiovasc Imaging 17: 1321, 2016.
2) Stab LJ, et al: Lung Ultrasound for the Emergency Diagnosis of Pneumonia, Acute Heart Failure, and Exacerbations of Chronic Obstructive Pulmonary Disease/Asthma in Adults: A Systematic Review and Meta-analysis. J Emerg Med 56: 53–69, 2019.
3) 日本循環器学会・日本心不全学会：急性・慢性心不全診療ガイドライン（2017年改訂版）.
   https://www.jcirc.or.jp/cms/wpcontent/uploads/2017/06/JCS2017_tsutsui_h.pdf
4) 日本循環器学会・日本心不全学会：2021年JCS/JHFSガイドライン フォーカスアップデート版 急性・慢性心不全診療.
   https://www.j-circ.or.jp/cms/wp-content/uploads/2021/03/JCS2021_Tsutsui.pdf
5) Dunlay SM, et al: Longitudinal changes in ejection fraction in heart failure patients with preserved and reduced ejection fraction. Circ Heart Fail 5: 720–726, 2012.

>> 2章 診断・評価の歩み方

検査とその評価
12 心臓カテーテル検査

小西正紹

マストワード！

- ❶ 心カテの意義？：以前ほどではないですが，重要です。
- ❷ 心不全の原因は？ HFpEFに注意：なぜ心不全を起こしたのか，常に考えましょう。

1 心カテの意義？

　心不全診療における心臓カテーテル検査（心カテ）の意義が，特に虚血領域において薄れつつあります。STICH[1,2]，ISCHEMIA[3]，REVIVED[4]などの大規模試験の結果，冠動脈への介入を薬物治療と比較したところ従来考えられていたほどの有効性は示されませんでした。

　それでは，心不全患者には心カテはもはや不要でしょうか？　そんなことはありません。非虚血性の病態における意義が近年重要視されていますし，虚血性心疾患においても，急性冠症候群，急性心不全の発症直後のような病態は上記大規模試験からは除外されていることを知っておかなければなりません。急性・慢性心不全診療ガイドライン2017年改訂版で冠動脈造影は「薬剤抵抗性の心不全や狭心症を合併した患者，または有症候性心室不整脈あるいは心停止を合併した心不全患者」においてクラスⅠ，エビデンスレベルC，「心不全の原因として虚血が疑われる場合」において同Ⅱa，Cの推奨に，心内膜心筋生検は「治療に直接影響を及ぼすような特殊な疾患の診断確定目的」において同Ⅱa，Cの推奨にそれぞれなっています。一方，いずれの検査も「心不全患者に対するルーチン検査として」はクラスⅢで非推奨になっています[5]。

　また患者に起きている病態に迫る姿勢，なぜこうなっていて，どこに介入すべきなのかの判断，そして判断の結果行われた介入の結果を確認することは，特に症例数の多くない施設の医師にとっては1症例の経験を意義深くします。もちろん1例の経験に縛られて大きな試験のエビデンスを疎かにすることはもってのほかですが，少なくともその1例のような経過が起こり得るのだという確実な経験にはなり，その1例1例の経験が臨床医を強くするのではないでしょうか。

2 心不全の原因は？　HFpEFに注意

　左室駆出率（LVEF）の低下した心不全（HFrEF）患者において，冠動脈に狭窄がないというだけで拡張型心筋症と診断していませんか？　LVEFの低下がなく脳性ナトリウム利尿ペプチド（BNP）が高い患者を単にLVEFの保たれた心不全（HFpEF）と診断していませんか？

　HFrEFのなかには心臓サルコイドーシスなどの，HFpEFのなかには心アミロイドーシスや収縮性心膜炎などの治療可能な疾患がそれぞれ潜んでいる可能性があるので，注意が必要です（**図1**）。いずれの疾患も，疾患特異的な治療が効果を発揮する場合が少なくないので診断を確実にする意義があります。特にトランスサイレチン型心アミロイドーシスは，タファミジスという内服薬が2019年より使用可能になり，いままで診断にいたっても治療に結び付くことがあまりなかった心アミロイドーシスの診療を一変させました。高齢患者に多いHFpEFのなかで，気付かれないまま何年もフォローされているケースもときに見受けられます（注：LVEFが低下している心アミロイドーシスも数多く，心アミロイドーシスが必ずHFpEFだというわけではありません）。心アミロイドーシスの診断に重要な役割を果たすのが，ピロリン酸シンチグラフィや心臓MRIに加え，心カテによる心筋生検です。

図1 なぜ心不全を起こしたのか，常に考える

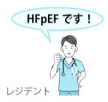
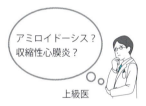

HFpEF です！
レジデント

アミロイドーシス？
収縮性心膜炎？
上級医

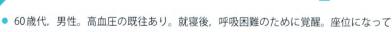

つまずきポイントを乗り越えよう

- 60歳代，男性。高血圧の既往あり。就寝後，呼吸困難のために覚醒。座位になって安静にしていたが改善せず，救急要請した。
- 来院時のバイタルサインは血圧 184/80 mmHg，心拍数 100/分・整。体温 36.2℃，呼吸回数 24/分。経皮的動脈血酸素飽和度（SpO$_2$）90%であったが酸素3Lカニューレの投与，フロセミド静注により96%まで改善し呼吸困難は軽減した。
- 胸部X線では両側肺門部中心に透過性の低下を認め，心エコー図のLVEFは45%，びまん性の軽度壁運動低下を認めた。12誘導心電図ではⅡ，Ⅲ，aV$_F$，V$_4$〜V$_6$誘導で1mm程度のST低下を認めたが，起座呼吸の状態だったため心臓カテーテル検査は行わず，一般床に入院した。
- 入院後，入眠が得られず，突然呼吸困難が増悪し挿管，人工呼吸管理となった。12誘導心電図で広汎なST低下の増悪を認め，緊急冠動脈造影を施行し，3枝病変を認めた。

つまずきポイント

1. 心不全の原因として，虚血性心疾患を第一に考えたでしょうか？
2. 利尿薬投与だけでなく，冠拡張薬の追加を検討すべきではなかったでしょうか？
3. 患者や家族，医療従事者間で，病状の急な変化，侵襲的処置が必要になる可能性について共有されていたでしょうか？
4. 起座呼吸＝横になれないから心カテはない，STが上昇していないから心カテはない，と杓子定規に決めつけていなかったでしょうか？
5. 虚血性心疾患の可能性が除外されていない場合は特に，病態の急な変化が珍しくありません。いったん落ち着いたとはいえ一般床への入院は適切だったでしょうか？

克服法

1 2 3 急性心不全の入院において，虚血性心疾患の合併は頻度が高く，また入院後の急な病態変化のきっかけになるので注意が必要です。過去の精査歴で虚血性心疾患が否定されている状況でなければ，虚血があるものとして対応するのが無難です。呼吸困難で来院→心不全の診断→呼吸困難が改善したのでひとまずOK，とするのは早計です。まず，なぜこの患者が心不全になったのかを考えることが，臨床医の仕事です。

4 5 確かに，心カテは起座呼吸の状態では施行困難ですが，非侵襲的陽圧喚起（NPPV）あるいは挿管，人工呼吸管理を併用してでも心カテを先行したほうがよい場合もあり，特に本症例のように，超高齢ではなく侵襲的検査，治療のリスクが高くない場合は，検討する余地は少なくともあります。心筋トロポニンや胸痛の病歴などから急性冠症候群が合併していると判断されれば，「心不全の合併」となり，発症2時間以内の即時侵襲的治療戦略（＝心カテ）が推奨されます[6]。

　虚血性心疾患でなかった場合についても，病態を明らかにするため心カテは有用です。前述の心アミロイドーシスに対する特異的治療の開始には組織診断が必須で，一般的には消化管生検や皮膚生検などのより侵襲度の低い検査が先行されますが，その診断率は3〜7割と高くないため，診断率ほぼ100％の心筋生検が必要となる場合も少なくありません（**図2**）。

　過去の経験豊富な施設からの3,048例の報告によると心筋生検の合併症の発生率は心タンポナーデや永久ペースメーカ留置などの重篤なものは0.12％，心膜液貯留や不整脈などの軽微なものが5.5％となっており[7]，ある程度経験を積めば低リスクで施行可能です。治療可能な疾患に遭遇する率が以前より高くなっている昨今ですので，心筋生検のハードルを今までよりも少し下げてもよいのかもしれません。また冠動脈造影を行う場合には，数分追加するだけで左室造影も施行可能です。特に心エコー図の

図2 心筋生検

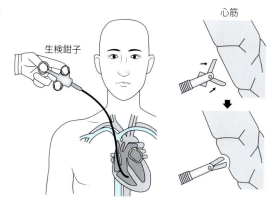

画像が明瞭に得られない患者や心臓MRIの予約がなかなかとれない施設などでは，腎機能に問題がなければ追加を検討しましょう．意外に局所の壁運動があり，心臓サルコイドーシスやたこつぼ症候群の診断の契機になることも経験します．

> **まとめ！**
>
> - まず心不全と診断したら，HFrEFまたはHFpEFで思考を停止せず，その原因に思いを馳せましょう．
> - 特に近年治療可能になっている心アミロイドーシスはHFpEFのなかに潜んでおり，診断には心筋生検が威力を発揮します．
> - 虚血性心疾患への心カテは，特に安定患者では近年のエビデンスからは重要度が薄れてきていますが，実臨床では避けてとおれない場合も多いです．

文献

1) Velazquez EJ, et al: Coronary-artery bypass surgery in patients with left ventricular dysfunction. N Engl J Med 364 (17): 1607-1616, 2011.
2) Velazquez EJ, et al: Coronary-Artery Bypass Surgery in Patients with Ischemic Cardiomyopathy. N Engl J Med 374 (16): 1511-1520, 2016.
3) Maron DJ, et al: Initial Invasive or Conservative Strategy for Stable Coronary Disease. N Engl J Med 382 (15): 1395-1407, 2020.
4) Perera D, et al: Percutaneous Revascularization for Ischemic Left Ventricular Dysfunction. N Engl J Med 387 (15): 1351-1360, 2022.
5) 日本循環器学会・日本心不全学会：急性・慢性心不全診療ガイドライン（2017年改訂版）．
   http://www.j-circ.or.jp/cms/wp-content/uploads/2017/06/JCS2017_tsutsui_h.pdf
6) 日本循環器学会：急性冠症候群ガイドライン（2018年改訂版）．
   https://www.j-circ.or.jp/cms/wp-content/uploads/2018/11/JCS2018_kimura.pdf
7) Holzmann M, et al: Complication rate of right ventricular endomyocardial biopsy via the femoral approach: a retrospective and prospective study analyzing 3,048 diagnostic procedures over an 11-year period. Circulation 118 (17): 1722-1728, 2008.

2章 診断・評価の歩き方

検査とその評価
13 スワン・ガンツカテーテル検査

藤野雅史

> **マストワード！**
>
> ❶ **フォレスター分類**：肺動脈楔入圧と心拍出量（CO）に基づいて心不全の重症度を分類する方法で，リスク評価，治療戦略の決定に役立ちます。
> ❷ **混合静脈血酸素飽和度（SvO₂）**：心不全患者の循環動態を評価する重要な指標の1つで，組織の酸素供給と心臓の負担状態を反映します。

1 フォレスター分類

フォレスター分類は，スワン・ガンツカテーテル検査（右心カテーテル検査）に基づく血行動態のクラス分けです。本検査は心不全の診断と管理に重要ですが，ルーチンでの実施は推奨されておらず，以下の病態で行います。

- 急性心不全：急性に悪化した患者における心不全の診断および血行動態の評価
- 治療抵抗性心不全：標準治療に反応しない場合の評価
- 心移植適応評価：心移植候補患者の精査
- 薬物治療のモニタリング：特に強心薬や血管拡張薬の効果確認

カテーテル室，集中治療室（ICU），手術室で，頸静脈や大腿静脈からカテーテルを挿入し，右房，右室，肺動脈に進めます。肺動脈楔入圧（PAWP）を含めた圧力を測定し，心拍出量（CO）はFick法または直接（サーモダイリューション）法で求めます（**図1**）。フォレスター分類は以下の4クラスに分けられます。

- クラスⅠ：PAWP正常，心係数正常 → 維持療法・予防的管理
- クラスⅡ：PAWP上昇，心係数正常 → 利尿薬や血管拡張薬で改善
- クラスⅢ：PAWP正常，心係数低下 → 輸液管理や強心薬でCO増加
- クラスⅣ：PAWP上昇，心係数低下 → 循環補助装置などの集中治療の考慮

PAWPと心係数（COを体表面積で除したもの）のカットオフは，それぞれ18mmHg

図1 スワン・ガンツカテーテルによる血行動態の評価

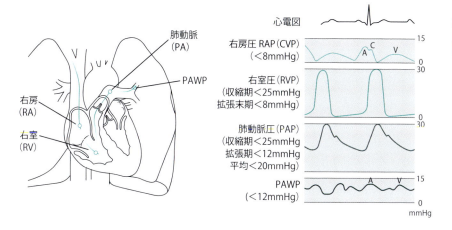

と2.2L/分/m²ですが，病態に応じて最適な血行動態を目指します。

Nohria-Stevenson分類はこのクラス分類を身体所見で予測するものです。一方で，フォレスター分類は急性心筋梗塞患者の評価方法として確立され，うっ血の指標が左心不全（左房圧上昇）となっている点に注意が必要です。

2 混合静脈血酸素飽和度（SvO₂）

SvO_2はCOや酸素供給・消費のバランスを反映し，心不全の重症度や治療の効果を評価するために用いられます。特にCOが低下している場合や組織の酸素供給が不十分な場合，SvO_2が低下します（正常値60〜80%）。SvO_2がなぜCOを示すのかは，その計測方法を知る必要があります。

Fick法

Fick法は**酸素消費量（VO₂）**と血液中の酸素濃度差に基づき，COを計算する方法です。以下の式で表されます。

$$CO = VO_2 / (CaO_2〔動脈血酸素含量〕 - CvO_2〔静脈血酸素含量〕)$$
$$CaO_2 = (1.34 \times Hb \times SaO_2) + (0.0031 \times PaO_2)$$
$$CvO_2 = (1.34 \times Hb \times SvO_2) + (0.0031 \times PvO_2)$$

Hb：ヘモグロビン濃度（g/dL），SaO₂：動脈血酸素飽和度（%），PaO₂：動脈血酸素分圧（mmHg），SvO₂：混合静脈血酸素飽和度（%），PvO₂：静脈血酸素分圧（mmHg）

- **VO₂の測定**：間接カロリメトリー（予測計算値）を用いて測定します。心肺運動負荷検査と同様にマスクを用いて呼気ガス分析による実測も可能です。

- 動脈血と静脈血のサンプリング：動脈血ガス分析と静脈血ガス分析（肺動脈）で酸素含量を測定します。
- COの計算：上記の式に基づいて計算します。

　数式は難解かもしれませんが，SvO_2 に注目すると，SvO_2 が低くなると，COも低くなります。低心拍出状態では血流が遅いので，組織での酸素消費が多くなり，SvO_2 が低くなるイメージです。また VO_2，Hb が数式に含まれており，心不全患者におけるこれらの重要性も理解できます。

直接法（サーモダイリューション法）

　冷却された生理食塩水を右房に注入し，体温変化によりCOを直接計算します。

つまずきポイントを乗り越えよう

症例

- 50歳代，男性。今回初めての急性心不全で入院し，拡張型心筋症と診断された。
- ICUから一般病棟への転棟の際，患者の血行動態は安定し，強心薬点滴の離脱とβ遮断薬の導入が必要と担当医に申し送られた。
- 担当医は毎日のバイタル，身体所見，体重，検査を参考に，強心薬点滴を徐々に中止し，β遮断薬のタイトレーションを開始した。
- 患者は「変わりない」と訴えつつも，食事摂取量が徐々に低下していた。
- β遮断薬を増量した翌日，患者は冷や汗をかき，落ち着きがなくなり，ひどい倦怠感を訴えた。

つまずきポイント

1. 血行動態は安定とは，実際の心内圧と心拍出はどうだったのでしょうか？
2. 患者の訴えの信頼性について，「変わりがない」という訴えは本当にそうなのでしょうか？　問診に改善点はあったでしょうか？
3. 血行動態の判断において，バイタル，身体所見，血液検査などで血行動態を判断していましたが，悪化が疑われた場合，追加で行える検査はあるでしょうか？
4. スワン・ガンツカテーテル検査は，ルーチンでは推奨されていませんが，経過のなかで本検査を検討すべきでしょうか？

克服法

　心不全の経過が悪化したのは，血行動態が安定しているという評価にもかかわらず，

微細な心機能の変化が見逃され，β遮断薬の増量で症状が顕在化したためです。

1. 「血行動態が安定」という評価は，一般的にCOや血圧が基準範囲内であることを意味しますが，ICUでのスワン・ガンツカテーテル抜去前の数値は，PAWP 17mmHg，CI 2.3L/分/m^2（SvO$_2$ 61%）であり，「かろうじて維持されている」といえるかもしれません。
2. 患者が「変わりがない」と訴える一方で，食事摂取量の低下は見逃せません。食欲低下は血行動態悪化による倦怠感や腸管浮腫の徴候かもしれません。「食事量が減っているようですが食欲はありますか？」あるいは「食事は口に合っていますか？」など，問診を工夫する必要があります。
3. 血行動態の悪化が疑われる場合，病棟で追加可能な検査としては，胸部X線，心エコー図，心電図が有用です。中心静脈カテーテルや末梢挿入型中心静脈カテーテルが留置されていれば，**簡易のSvO$_2$の測定**も有用かもしれません。
4. スワン・ガンツカテーテル検査は，ルーチンでの施行は推奨されていませんが，心不全の管理が難しい場合や血行動態の評価が不確実な場合には検討すべきです（図2）。強心薬やβ遮断薬の調整中に血行動態の変化が疑われる場合，また患者が冷や汗をかき倦怠感を訴えている場合には，再度強心薬を要する可能性を考慮し，本検査を検討してもよいでしょう。

図2 身体所見，検査→血行動態を予測。不明なら答え合わせ

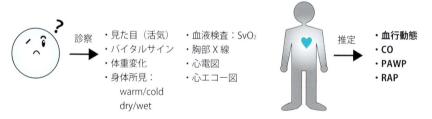

予想できなければスワン・ガンツカテーテル検査で答え合わせ

> **まとめ！**
>
> - 患者を受けもった際には，以前の血行動態の状態を確認しましょう。
> - 心不全の悪化，つまり血行動態の悪化に気付くには，見た目（活気），バイタルサイン，身体所見，心エコー図などの各種検査から血行動態を予測しながら診療することが重要です。心不全の診断や治療の方針に迷った際には，スワン・ガンツカテーテル検査を検討しましょう。

3章
薬物治療の歩き方

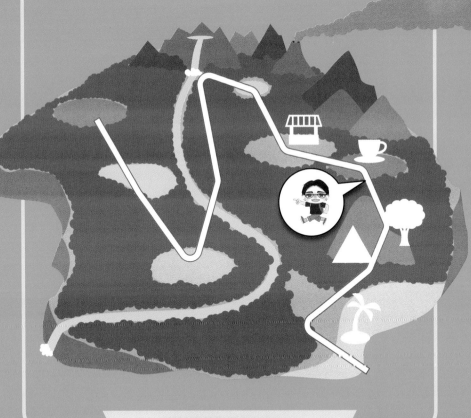

急性期薬物治療のカフェ
慢性期薬物治療の市場

3章 薬物治療の歩き方

1 急性期薬物治療の歩き方

阿部拓朗

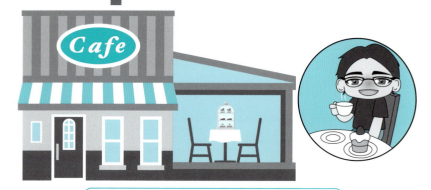

急性期薬物治療のカフェ

利尿薬
- まずはループ利尿薬
- 続いてサイアザイド系利尿薬，バソプレシン V_2 受容体拮抗薬
- 副作用として電解質／腎機能に留意

経口強心薬—ピモペンダン，ジゴキシン
- 重症例の QOL 改善
- 短期間，必要最少量

血管拡張薬—カルシウム拮抗薬，硝酸薬
- 急性期における硝酸薬

　本章では心不全に対する薬物治療の歩き方を学んでいきますが，まずは急性期の薬物治療について総論を解説します。

　心臓は全身の血液ポンプ機能を保つために心負荷に対してリモデリング（求心性の肥大や遠心性の肥大）が起こる代償機能をもちますが，一度この代償機転が破綻すると急性心不全をきたします。急性心不全は心原性ショックや心停止に容易にいたる逼迫した状態であり，救急車で著明な喘鳴，呼吸困難，浮腫を主訴に搬送される時点はまさにこの状態です。

　急性心不全の病態把握にはいくつかの分類が存在します。Nohria-Stevenson 分類やクリニカルシナリオは病態把握をしやすい分類です。また，2021年の欧州心臓病学

会(ESC)ガイドラインでは病態を急性非代償性心不全,急性肺水腫,右心不全,心原性ショックに分類する考えが提唱されています[1]。急性非代償性心不全では左心機能障害(ときに右心機能障害も合併します)の患者に多く,緩徐にうっ血が進行することが多い臨床像をたどります。うっ血解除には利尿薬が,組織低灌流があれば強心薬が使用されます。急性肺水腫ではまずは呼吸不全に対する介入が重要です。そのうえで利尿薬,血圧高値があれば血管拡張薬,組織低灌流があれば強心薬が使用されます。右心不全では全身のうっ血をきたし,ときに心拍出量の低下を伴います。まずは利尿薬を使用し,心拍出量の低下があれば強心薬や血管収縮薬を使用します。心原性ショックは著明な心拍出量の低下によって組織低灌流をきたした状態で,最も危険な病態ともいえます。ショックにおいては,米国心血管インターベンション治療学会(SCAI) shock分類による評価とアプローチも提唱されています[2]。強心薬や血管収縮薬を使用し,機械的循環補助(MCS)の導入タイミングを見逃さないことが非常に重要です。

急性期の救命なくして慢性期を見越した治療は始まりません(**図1**)。上記に示した利尿薬,強心薬,血管拡張薬のそれぞれがなにを目的に使用されているかを念頭において理解していきましょう。

図1 心不全の病みの軌跡と各段階の治療イメージ

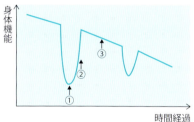

①救命を目的とした急性期治療
②急性心不全が代償化に向かっている段階
③慢性心不全,次の入院や生命予後改善を目的とした治療

A) 利尿薬(☞3章-8,p117参照)

うっ血解除のための利尿薬の基本となるのはループ利尿薬で,来院後早期からの投与が推奨されています。続いてサイアザイド系利尿薬,バソプレシンV_2受容体拮抗薬,炭酸脱水酵素阻害薬などが使用されます。利尿薬投与を行った場合には治療に対する反応を評価することが重要です。期待した効果が得られているのかどうか,良好な反応が得られていない場合には病態の把握が間違っていないかどうかを常に検討する必要があります。投与方法や内服への移行について学んでいきましょう。

B) 経口強心薬(☞3章-9,p123参照)

急性期に末梢組織低灌流をきたしている場合には静注強心薬の使用やMCSによる循環サポートが必要となります。ドブタミンやミルリノン,ノルアドレナリンが使用されることが多く,ドブタミンは$β_1$刺激作用で心収縮力を高め,ミルリノンはホスホ

ジエステラーゼ（PDE）3阻害作用による強心作用と血管拡張作用をもち，ノルアドレナリンは強力なα受容体刺激作用による血管収縮が起きます。これらは破綻した状態を立て直すために一時的に使用されますが，慢性心不全の予後改善目的に使用されるβ遮断薬の投与とは心臓に対する作用は真逆であることを認識しておく必要があります。急性期は静注強心薬を用いますが，急性期から慢性期へ移行する際，また慢性期には経口強心薬としてピモベンダンやジゴキシンが投与されることもあります。上記の薬剤は，重症例での生活の質（QOL）改善については一定のエビデンスがありますが，催不整脈作用や中毒などの注意点もあるため，その点を認識して使用する必要があります。

C) 血管拡張薬 （☞3章-10，p128参照）

　急性期治療では血行動態の安定化と伴に呼吸不全に対する介入が必要です。酸素吸入を行い，必要に応じて非侵襲的陽圧換気（NPPV）の装着や気管内挿管を行います。酸素投与とともにうっ血に対して血管拡張薬の使用を検討します。血管拡張薬は静脈を拡張させることにより心臓に戻る循環血液量（前負荷）を減少させ，動脈拡張による血圧低下によって後負荷を減少させることで呼吸状態の改善および心臓仕事量を減少させることを目的に使用されます。実際にどのように使用するのか学んでいきましょう。

つまずきポイント

　急性心不全で入院した患者に次々と慢性心不全治療薬が開始となっているため，混乱することがあります。

解決方法

　急性期から代償期に向かった早期の段階から慢性期を意識した薬物治療が注目されています。慢性期の薬物治療の詳細は各論で学んでいただきますが，本項ではそのコンセプトを説明します。

　従来の心不全治療薬の中心はアンジオテンシン変換酵素（ACE）阻害薬とβ遮断薬でした。特にβ遮断薬は陰性変力作用（心収縮を弱める作用）を有しており，急性心不全で代償機構が破綻しているときの投与は病態を悪化させる懸念があります。そのため，これらの慢性心不全治療薬は心不全が代償化されてから投与を開始するのが一般的でした。

　しかし，慢性心不全の治療薬として登場したSGLT2阻害薬は利尿効果をもつその作用から比較的急性期（入院後24時間〜5日，血行動態は安定後）に使用することが試みられ，臨床的ベネフィットが示されました[3]。また，急性心不全で入院後，慢性心不全に対する薬物治療をより早く導入・増量するプロトコルの有用性を検証した

STRONG-HF試験において，このプロトコルにしたがって治療することの中期的な予後改善効果が示されました[4]。2021年のESCガイドラインでも，心不全入院や死亡リスクを減少させるために退院前および入院後6週間における慎重な経過観察中にエビデンスに基づいた薬物治療の開始および迅速な増量を行う集中的な戦略が推奨されています[1]。急性期を脱した後も比較的不安定な時期であり，退院後早期に再入院が必要になることがあり，この時期を見据えて早期から介入することの重要性が注目されています（**図2**）。

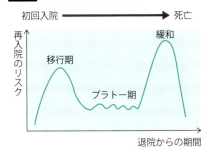

図2 退院後の再入院リスクイメージ

このように急性心不全で入院した患者が入院中から慢性心不全の治療薬を開始するケースが多く，初学者にとってはそれぞれの薬剤がなにをターゲットとしているかがわかりにくいことがあるかもしれません。本章でも各薬剤の詳細な説明が続きますが，各薬剤が急性期の使用であれば「これ」，慢性期の使用であれば「これ」，といったように時期によって各薬剤の投与する目的を明確にしながら学んでいくと，理解がより深まります。

文献
1) McDonagh TA, et al: 2021 ESC Guidelines for the diagnosis and treatment of acute and chronic heart failure. Eur Heart J 42 (36): 3599-3726, 2021.
2) Naidu SS, et al: SCAI SHOCK Stage Classification Expert Consensus Update: A Review and Incorporation of Validation Studies: This statement was endorsed by the American College of Cardiology (ACC), American College of Emergency Physicians (ACEP), American Heart Association (AHA), European Society of Cardiology (ESC) Association for Acute Cardiovascular Care (ACVC), International Society for Heart and Lung Transplantation (ISHLT), Society of Critical Care Medicine (SCCM), and Society of Thoracic Surgeons (STS) in December 2021. J Am Coll Cardiol 79 (9): 933-946, 2022.
3) Voors AA, et al: The SGLT2 inhibitor empagliflozin in patients hospitalized for acute heart failure: a multinational randomized trial. Nat Med 28 (3): 568-574, 2022.
4) Mebazaa A, et al: Safety, tolerability and efficacy of up-titration of guideline-directed medical therapies for acute heart failure (STRONG-HF): a multinational, open-label, randomised, trial. Lancet 400 (10367): 1938-1952, 2022.

3章 薬物治療の歩き方

2 慢性期薬物治療の歩き方

松本新吾

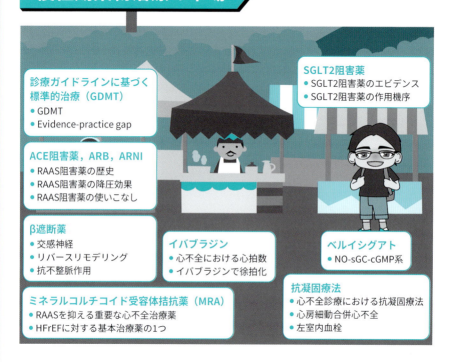

慢性期薬物治療ではなにが大事か？

　急性期と比較し状態が安定している慢性期での薬物治療は，心不全患者の長期予後の改善という観点からは最も大事なポイントといえます．現在たくさんの薬が使用できるようになってきており，病態ごとにさまざまな考察を行いながら薬剤選択を行うことができます．しかしそれゆえに，担当医の治療選択が薬に振り回されているように感じる場面もしばしばみかけます．

　本章では，以下の項目を中心に知識を整理することで，「本幹をぶらさない治療」を行えるようにしていきましょう（とはいえ，これが非常に難しいのですが）．

A) ACE阻害薬，ARB，ARNI（☞3章-4，p99）

　利尿薬とジゴキシンのみで心不全と闘っていた1980年代に，その名のとおり彗星のごとく現れた薬剤がアンジオテンシン変換酵素(ACE)阻害薬でした。その後，アンジオテンシンⅡ受容体拮抗薬(ARB)やアンジオテンシン受容体ネプリライシン阻害薬(ARNI)といった薬剤の有効性，安全性の検証へとつながっていきました。

B) β遮断薬（☞3章-5，p105参照）

　心筋の陰性変力作用を有することから左室駆出率(LVEF)の低下した心不全(HFrEF)に対しては禁忌と考えられていたβ遮断薬ですが，現在では心不全の再入院イベントや突然死を含む死亡率の低減など，HFrEFに対して確固たる地位を築いています。

C) ミネラルコルチコイド受容体拮抗薬（MRA）（☞3章-6，p109参照）

　ACE阻害薬/ARB/ARNIと同様に，レニン・アンジオテンシン・アルドステロン系(RAAS)への介入を行う薬剤ですが，上乗せすることの予後改善効果がHFrEF，LVEFの保たれた心不全(HFpEF)ともに認められています。新型のMRA(フィネレノン)も出てきており，エビデンスを整理することは重要です。

D) SGLT2阻害薬（☞3章-7，p113参照）

　SGLT2阻害薬は，現在の診療ガイドラインに基づく標準的治療(GDMT)とよばれる薬剤のなかでも，最も重要な位置にある薬剤の1つといえます。最初はその血糖降下作用から糖尿病薬として世に出されましたが，その後の検証で糖尿病合併の有無にかかわらず，HFrEF，HFpEFの両者において心不全患者の予後を改善する薬剤であることが証明されてきました。

E) イバブラジン（☞3章-11，p132参照）

　心不全患者における不適切な頻脈は予後不良因子であることが広く知られていますが，頻脈傾向にあるHFrEF患者で，β遮断薬とは異なる機序により心拍数を下げることで，予後を改善することが証明されています。十分な薬物治療にもかかわらず頻脈傾向を認める患者において，使用が検討される薬剤です。

F) ベルイシグアト（☞3章-12，p136参照）

　ベルイシグアトは，いわゆるworsening heart failureとよばれる心不全増悪をきたした患者において，HFrEFを対象に予後改善効果を示しました。また，現在はほかの薬剤の大規模臨床試験で有効性が検証されてきたような，より軽症な心不全患者を対象として有効性や安全性が検証されています。この結果によっては，現在GDMTとし

て広く認識されている4剤のなかに，新たなGDMTとして割って入る可能性もゼロではなく，今後の検証結果が待たれる薬剤です。

　本項では，慢性心不全診療がどのような歴史をたどってきたのかを簡単に振り返ってみます。今皆さんが日常診療で触れている薬剤がどのような立ち位置を経て，現在どのような立ち回りをしているのかという背景をさわりだけでも知っておくことは，薬剤の使い方・使われ方を知るうえで一助になると期待しています。

神経体液性因子への介入の成功と敗北

　心不全において重要な神経体液性因子といえば，いわゆるRAASや交感神経系を思い浮かべるかたが多いことでしょう。今から40年以上も前に，このような神経体液性因子の過剰な活性化が心不全の発症や増悪に大きくかかわることが解明され，その後この活動を阻害する薬剤が心不全患者の予後を改善する有効な治療となることが証明されてきました。その代表的な薬剤は，ACE阻害薬やβ遮断薬，そしてMRAで，これらの薬剤は特にHFrEFにおいて「三種の神器」として長い間使用されてきました[1]（図1，2）。

　しかし，2000年前後になってからはHFpEFの概念が提唱されるようになり，HFrEFとは異なる病態をもつ心不全として治療介入が試みられるようになりました。当然のように，HFrEFで大きな成功を収めた「三種の神器」によりHFpEFの予後は改

図1 慢性心不全診療の移り変わり

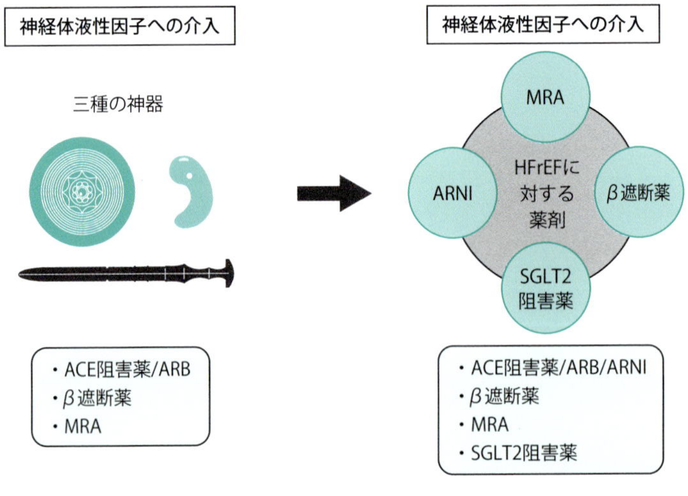

ARB：アンジオテンシンⅡ受容体拮抗薬，ARNI：アンジオテンシン受容体ネプリライシン阻害薬

図2 2000年までの心不全大規模臨床試験

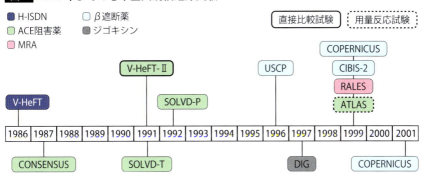

H-ISDN：ヒドララジン-硝酸イソソルビド

（文献1を参考に作成）

図3 2000年以降の心不全大規模臨床試験

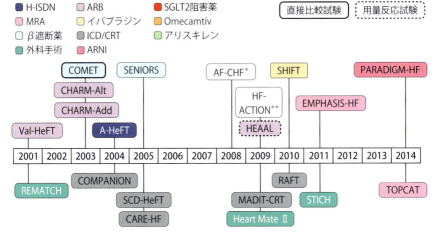

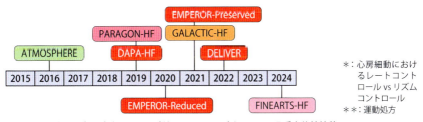

*：心房細動におけるレートコントロール vs リズムコントロール
**：運動処方

H-ISDN：ヒドララジン-硝酸イソソルビド，ARB：アンジオテンシンⅡ受容体拮抗薬，
ICD：植込み型除細動器，CRT：心臓再同期療法，ARNI：アンジオテンシン受容体ネプリライシン阻害薬

（文献1を参考に筆者作成）

善されると期待されましたが，予想に反しHFrEFで得られたような予後改善効果は示されず，結果として心不全診療の世界は暗黒期とまではいわないまでも，大きな発展を得ることができない時期を迎えることとなりました。

HFrEF，HFmrEF，HFpEF

　上記の流れを経て，特に2010年代はHFpEFとの闘いが盛んに議論されるようになった時期といえます。国際学会などでもHFpEFをどう治療するか？　どのような介入が有効なのか？　などが盛んに議論され，LVEF 40％以上を一緒くたにするのではなく，40％台と50％以上をHFmrEFとHFpEFに分類してみたり，しまいにはHFpEFはもう病態を細かく分類していくことでしか有効な治療が見出せないのではないかと，細かいことが気になる日本人的な考え方からすると当たり前のことをいっているだけなのでは？　といいたくなるような議論がようやく真剣に行われるようになったりと，とにかく迷走しました。

　しかし，このような倦怠期ともよべるような暗黒期が，過渡期であり黎明期だったのだろうと感じさせてくれたのが，大規模臨床試験をとおして初めて有効性が証明されたエンパグリフロジンやダパグリフロジンを代表とするSGLT2阻害薬です（その前の2019年のPARAGON-HF試験も少しは空気を変えてくれたかもしれません）（**図3**）。そして2024年には新たな非ステロイド型MRAのフィネレノンがFINEARTS-HF試験により新たに予後改善効果を証明し，慢性心不全治療はHFrEF，HFmrEF，HFpEF問わず，また学問としても大きな盛り上がりをみせています[2]。

　このような流れのなかで，現在もLVEFのサブグループを問わず，薬剤の有効性・安全性を示すためにたくさんの大規模臨床試験が世界中で行われています。心不全患者はわが国のみならず，世界中で増え続けていくことを考えると，今までの心不全診療の発展の流れを理解したうえで，今後出てくる新たなエビデンスをしっかりと追い，時代時代における適切な「慢性心不全治療の歩き方」をみつけていただければと思います。

文献

1) McMurray JJJV: Improving outcomes in heart failure: a personal perspective. Eur Heart J 36(48): 3467–3470, 2015.
2) Solomon SD, et al: Finerenone in Heart Failure with Mildly Reduced or Preserved Ejection Fraction. N Engl J Med 391(16): 1475–1485, 2024.

3 診療ガイドラインに基づく標準的治療(GDMT)

松川龍一

> **マストワード！**
>
> ❶ **GDMT**：Guideline-directed medical therapyの略です。ガイドラインに基づく標準治療のことで，特に左室駆出率の低下した心不全(HFrEF)においては4つの標準治療薬を組み合わせて用いることでその予後改善効果が期待されます。
> ❷ **Evidence-practice gap**：GDMTのようにエビデンスはしっかり確立しているにもかかわらず，実臨床(practice)における実装率が十分でないことをいいます。

1 GDMT

GDMTについて，米国心臓協会(AHA)2022心不全ガイドライン[1]では，"The term guideline-directed medical therapy (GDMT) encompasses clinical evaluation, diagnostic testing, and both pharmacological and procedural treatments"と定義されています。もともとは利尿薬や非薬物治療，さらには診断プロセスも含めた広範な概念でした。しかしわが国も含めて現在では，GDMTという言葉はガイドラインに基づく至適な薬物治療という意味で汎用されるようになっています。本項では，**GDMT＝慢性心不全の予後改善を目的とした薬物治療**のこととします。

心不全におけるGDMTは駆出率ごとに分けて考えます。左室駆出率(LVEF)が40%以下のHFrEFの場合，レニン・アンジオテンシン・アルドステロン系(RAAS)阻害薬，β遮断薬，ミネラルコルチコイド受容体拮抗薬(MRA)，SGLT2阻害薬の4剤を組み合わせるcombination therapyが基本になります。

2 Evidence-practice gap

LVEFの低下した心不全(HFrEF)に対する理想的なGDMTは，**fantastic four**をすべて使用することになります。しかしリアルワールドでは，GDMTの実装率は十分ではありません。エビデンスが確立しているにもかかわらず，その実装率が十分ではない

ことは **evidence-practice gap** とよばれ，心不全の薬物治療における大きな課題となっています。

なぜGDMTは心不全患者全例に導入できないのでしょうか？　その大きな理由としては，**医学的な要因**として年齢，低血圧，徐脈，慢性腎臓病（CKD），高カリウム血症などが挙げられます。それ以外の理由としては，病状が安定しているから薬を調整する必要はないと考えたり，医療者が過剰に副作用を心配しすぎるといった**臨床的惰性**（**クリニカルイナーシャ**）によるものがあります。では，GDMTを実臨床でどう実装し，evidence-practice gapを埋めていけばよいのでしょうか。医学的な要因は高カリウム血症以外の部分はなかなか対応が厳しいことが多く，クリニカルイナーシャをできるだけ減らすことが重要だと考えます。

誰もが至適なGDMTを行うためには，なにかしらのガイドが必要になります。そんなガイドとして使えるかもしれないツールを2つご紹介します。

A) GDMTチェックシート

1つ目は**GDMTチェックシート**です。これは**導入できていないもの**をチェックし，その理由を残す形式のシートです（**図1**）。

図1 GDMTチェックシート

GDMTを導入できなかった理由
□ ACE阻害薬/ARB（低血圧，腎機能増悪，そのほか：　　　　　）
□ ARNI（低血圧，腎機能増悪，そのほか：　　　　　　）
□ β遮断薬（低血圧，徐脈，そのほか：　　　　　　）
□ MRA（腎機能増悪，高K血症，そのほか：　　　　　）
□ SGLT2阻害薬（腎機能，ケトアシドーシス，そのほか：　　　　　）

導入できなかった理由を後世に残すことは非常に大事です。なぜなら，導入できない理由は時間とともに変化することがあるからです。例えば，LVEF 30％のHFrEFの患者が5年ぶりに心不全で再入院してきたもののβ遮断薬が導入されていない場合，導入されていない理由が不明だと，なにか気持ち悪くて新たな導入をためらってしまいます。これも立派なクリニカルイナーシャの1つです。

B) シンプルGDMTスコア

すべてのHFrEF患者にfantastic fourを導入するのは無理です。しかし，できる限り個々の患者に最適なGDMTの導入を行う努力は必要です。そのようなときにガイドとして使えるのが**シンプルGDMTスコア**です（**図2**）。9点満点のスコアで，fantastic fourが導入されていれば8点もしくは9点となります。以前，LVEF 50％未満の急性

図2 シンプルGDMTスコア

合計＿＿／9点

RAS阻害薬	
なし	0点
<50%最大量ACE阻害薬/ARB	1点
≧50%最大量ACE阻害薬/ARB	2点
ARNI（用量関係なし）	3点

β遮断薬	
なし	0点
<50%最大量	1点
≧50%最大量	2点

MRA	
なし	0点
あり	2点

SGLT2阻害薬	
なし	0点
あり	2点

　心不全による入院症例において退院時処方のシンプルGDMTスコアが**5点以上**であれば，その後の予後がよいことを報告しました[2]。急性心不全患者でfantastic fourがどうしても導入できない場合は，このスコアで5点以上になるような組み合わせを考えるということが大事です。

　ファーストステップとしてGDMTチェックシートを用いてできるだけ多くの患者にfantastic fourの導入を試みる。そしてどうしてもfantastic fourが導入できない患者にセカンドステップとしてシンプルGDMTスコアを用いて5点以上となるような最善の組み合わせを考える。この一連の流れを行うことで，少しでも多くの患者にGDMTの恩恵を届けることができるのではないでしょうか。

つまずきポイントを乗り越えよう

- 60歳代，男性。LVEF 32%。基礎疾患は虚血性心筋症。
- 1年前に心不全入院，その後は目立った心不全症状はなく，安定して経過していた（NYHA心機能分類Ⅰ～Ⅱ度）。
- 血圧 142/78mmHg（家庭血圧 120～130/60～70mmHg），心拍数78/分。
- BNP 100～200pg/mL，推算糸球体濾過量（eGFR）52～56mL/分/1.73m^2，カリウム4.0～4.5mEq/Lで経過。
- GDMTはエナラプリル 1.25mg，ビソプロロール 0.625mg，スピロノラクトン 25mg。
- 1年間ずっと上記の処方がdoされていた。

つまずきポイント

1 本症例のGDMTは十分でしょうか？
2 症状が安定していれば，内服の調整は必要ないのでしょうか？

克服法

　そもそもこの患者は安定しているのでしょうか？　問診で「息切れはないですか？」と聞いて「ありません」と答えられると，心不全症状はないと思ってしまいます。でも，少しcloseに質問をしてみましょう。「シャワーで頭を洗うために前かがみになると苦しくないですか？」と聞くと，「あ，そういわれてみると苦しいです」と返答がありました。これはbendopnea（ベンドプニア＝前屈呼吸苦）とよばれ，立派な心不全症状の1つです。

1 一見すると3剤併用されており，十分にみえます。では，シンプルGDMTスコアを計算してみましょう。エナラプリル1.25mg（1点）＋ビソプロロール0.625mg（1点）＋スピロノラクトン25mg（2点）で4点になります。血圧も高めで，心拍数も余裕があります。エナラプリルをサクビトリルバルサルタンに変更，ビソプロロールを増量，SGLT2阻害薬の追加など，スコア5点以上になるようにGDMTの調整を行います。

2 確かに目立った心不全症状はなく，落ち着いています。しかし，まだLVEF 32%で血圧も高く，いつ心不全再増悪してもおかしくありません。患者の現在だけを診るのではなく，その先まで考えて診療していくことが大事です。どうしても血行動態に少なからず影響を与えるGDMTは，血行動態が安定しているときこそ強化しやすいはずで，逆にチャンスだと思ってください。なんとなくなにもしない，do処方をダラダラ続けるというのはよくないクリニカルイナーシャです。

まとめ！

- 理想的には，すべての患者にfantastic fourの導入するのが望ましいです。
- リアルワールドではGDMTの実装率は十分ではありません。
- GDMT実装率の向上のために，GDMTチェックシートやシンプルGDMTスコアなどのツールを活用しましょう。

文献

1) ACC/AHA Joint Committee Members: 2022 ACC/AHA/HFSA Guideline for the Management of Heart Failure. J Card Fail 28 (5): e1–e167, 2022.
2) Matsukawa R, et al: A scoring evaluation for the practical introduction of guideline-directed medical therapy in heart failure patients. ESC Heart Fail 10 (6): 3352–3363, 2023.

>> 3章 薬物治療の歩き方

4 基本薬①
ACE阻害薬, ARB, ARNI

後藤礼司

マストワード！

❶ **レニン・アンジオテンシン・アルドステロン系（RAAS）阻害薬の歴史**：心不全治療薬の基本，RAAS阻害薬の歴史と作用機序を整理しよう！
❷ **RAAS阻害薬の降圧効果**：降圧効果を整理することが薬剤選択における大事な一歩目です！
❸ **RAAS阻害薬の使いこなし**：心不全（HFrEF）治療にRAAS阻害薬を使いこなそう．できる限りARNIへ！

1 レニン・アンジオテンシン・アルドステロン系（RAAS）阻害薬の歴史（表1）

A) アンジオテンシン変換酵素（ACE）阻害薬

ACE阻害薬は，RAASをターゲットとする最初の薬剤群であり，その開発は1970年代に遡ります．初のACE阻害薬であるカプトプリルは1981年に米国食品医薬品局（FDA）に承認され，わが国では1982年に発売されました．カプトプリルは，アンジオテンシンⅠをアンジオテンシンⅡに変換する酵素を阻害し，血圧低下および心腎保護効果をもたらす革新的な治療薬として普及しました．続いて，エナラプリルやリシノプリルなどの第二世代ACE阻害薬が開発され，心不全，高血圧，糖尿病性腎症などの治療において重要になりました．ただし，ACE阻害薬はキニン系の影響により一部の患者で咳や血管浮腫といった副作用が発生することがあり，治療の課題となっていました．

B) アンジオテンシンⅡ受容体拮抗薬（ARB）

ACE阻害薬の副作用を回避する目的で開発されたのがARBです．ARBはアンジオテンシンⅡの作用を直接ブロックすることで血圧を低下させる薬剤で，1995年に初のARBであるロサルタンがFDAに承認され，わが国では1998年に発売されました．ARBは，ACE阻害薬に比べて咳の副作用が少なく，優れた忍容性をもつため，ACE阻害不耐症の患者に対して選択されることが多くなりました．複数のARBが開発され，心不全，高血圧，糖尿病性腎症の治療に広く用いられています．ARBはACE阻害薬と同様に心腎保護作用をもちながら，より忍容性が高い点が特徴です．

表1 RAAS 阻害薬の歴史と降圧効果

薬剤名		わが国での発売年	降圧効果 （収縮期，mmHg）	降圧効果 （拡張期，mmHg）
ACE阻害薬	エナラプリル	1991	8〜10	6〜8
	リシノプリル	1993	10〜12	7〜9
	ペリンドプリル	1994	9〜11	6〜8
	イミダプリル	1995	8〜10	6〜8
	ラミプリル	2001	8〜10	5〜7
ARB	ロサルタン	1998	10〜12	6〜8
	カンデサルタン	1999	11〜13	7〜9
	バルサルタン	2000	10〜12	6〜8
	イルベサルタン	2002	11〜13	7〜9
	オルメサルタン	2004	11〜14	7〜9
	テルミサルタン	2004	10〜12	6〜8
	アジルサルタン	2012	13〜15	8〜10
ARNI	サクビトリルバルサルタン	2020	15〜17	9〜11

C) アンジオテンシン受容体ネプリライシン阻害薬（ARNI）

　RAAS阻害薬の最新の進化形がARNIです。ARNIは，サクビトリル（ネプリライシン阻害薬）とバルサルタン（ARB）を組み合わせた薬剤であり，2015年にサクビトリルバルサルタン（エンレスト®）がFDAに承認され，わが国では2020年に発売されました。ARNIは，ネプリライシン阻害による利尿作用と血管拡張作用に加え，ARBとしてのRAAS抑制作用を併せもつことで，心不全の予後を大幅に改善することが示されました。臨床試験では，ARNIは従来のACE阻害薬やARBに比べて，心不全患者の心血管死および心不全による入院リスクを有意に低減し，心不全治療における新たな標準治療として認識されています。

2　RAAS阻害薬の降圧効果（表1）

A) ACE阻害薬

　一般的に収縮期血圧を8〜12mmHg，拡張期血圧を5〜8mmHg程度低下させると報告されています。エナラプリルなど降圧作用の弱いACE阻害薬は，血圧の低下した心不全で重宝されます。

B) ARB

　収縮期血圧を10〜15mmHg，拡張期血圧を6〜10mmHg程度低下させることが報告されています。オルメサルタンやアジルサルタンなど降圧効果の強いARBは使い分けのポイントとなります。

C) ARNI（図1）

　特に効果が強く，収縮期血圧を15〜17mmHg，拡張期血圧を9〜11mmHg程度低下させる効果が示されています。ただし，心不全の有無や患者背景によって効果に少しばらつきがあり，特に高齢者の過降圧に注意が必要です。

図1　ナトリウム利尿ペプチド（NP）系とRAAS，交感神経系と作用薬

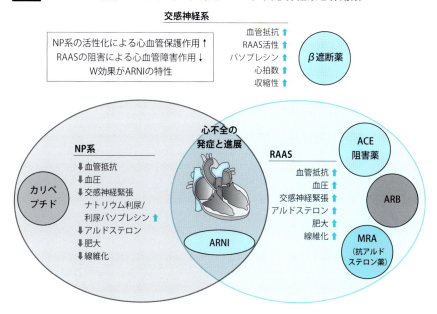

3　RAAS阻害薬の使いこなし

　ACE阻害薬やARB導入の状態で血圧が低い場合（おおよそ100mmHgを切る場合）とそれ以下で大別します（図2）。
　ACE阻害薬からARNIへのスイッチは48時間の休薬後になるため，ARBへのスイッチをしてから，もしくはスタートにARBを使用しておいてARNIへ変更の手順をとります。
　導入前に腎動脈狭窄の有無，導入後は腎機能，カリウム値のモニタリングをしっかりと行いましょう。

図2 RAAS阻害薬の使いこなし（左室駆出率の低下した心不全：HFrEF）

a 血圧が低い場合

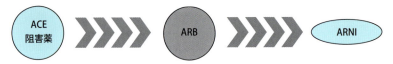

ACE阻害薬でスタート。降圧効果の弱いものを使用しARBで忍容性を確認する。
降圧効果の弱いARBで忍容不可なら，併用薬の見直しやACE阻害薬に戻すことも検討する

b 血圧が保たれている場合

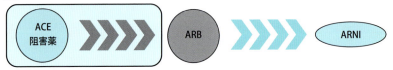

ACE阻害薬をスキップも可能。降圧効果の高いARBから早めにARNIへ変更する。
可能な限り100 → 200 → 400mgへ

症例1　つまずきポイントを乗り越えよう

- 80歳代，男性。左室駆出率の低下した心不全（HFrEF）で加療中。Fantastic fourに加え，ループ利尿薬が処方されている。冬場，降圧不十分にてARBからARNIに変更された。夏場脱水に伴う血圧低下と腎機能悪化を認めた。

つまずきポイント

■ **高齢者や夏場の脱水**：高齢者は口渇を感じにくいため脱水に注意が必要です。また最近夏場は酷暑で，特に脱水による腎障害の悪化が懸念されます。その際，RAAS阻害薬が中止されることがあります。

克服法

■ 脱水のリスクを避けるため，まずは利尿薬の減量または中止を優先し，それでも管理が難しい場合にはRAAS阻害薬を減量します。急性腎障害が発生して中止せざるを得ない場合でも改善後には再開し，可能な限り用量を再調整（dose up）することを目指します。

症例2 | つまずきポイントを乗り越えよう

- 50歳代，女性。HFrEF，高血圧，慢性腎臓病で加療中。普段の外来時ベースラインのクレアチニン値2.0mg/dL程度で推移していた。定期の血液検査で血清カリウム値が5.5mmol/Lで検査室から主治医に電話があった。

つまずきポイント

■ **高カリウム血症**：心不全治療においてRAAS阻害薬の使用により高カリウム血症が発生することがありますが，この薬剤の減量や中止は予後悪化につながります。

克服法

■ 薬剤導入後に高カリウム血症が発生した場合には，再度腎動脈の評価を行うことも考慮します。問題なければ管理栄養士とともに食事指導を行いカリウム制限の食事療法を行います。また利尿薬の調整，5.0～5.5mmol/Lを超えるような場合にはキレート剤の処方を検討し，RAAS阻害薬を継続します。容易なRAAS阻害薬の減量や中止は患者の予後を悪化させるので注意が必要です。

症例3 | つまずきポイントを乗り越えよう

- 60歳代，男性。HFrEF，慢性腎臓病で加療中。心不全治療薬はARB，MRA，β遮断薬少量，SGLT2阻害薬がすでに導入されていた。収縮期血圧が90mmHg台であったため，ARBからの変更が見送りとなっていた。

つまずきポイント

■ **血圧低下**：RAAS阻害薬，特にARNI導入の場合，低血圧が導入困難理由となることがあります。

克服法

■ イバブラジン（洞調律）や少量のジギタリス（心房細動）を併用することで昇圧効果を得られることが多く，ARNI導入までの手助けとなります。利尿薬用量を減量も

1つの大事な手段です。できる限りARNIまで治療を進めることを目指します。また収縮期血圧が90mmHg程度であっても，忍容性があれば使用していきます。

ACE阻害薬，ARB，ARNIの役割と心不全治療

ACE阻害薬，ARBは心不全治療において中心的な役割を果たしてきました。これらの薬剤は，特にHFrEFの患者に対して有効であり，心筋リモデリングの抑制や死亡率の低下に寄与しています。

ARNIは，RAAS抑制とネプリライシン阻害の二重作用をもつ革新的な薬剤で，現在のガイドラインではHFrEF患者に欠かせない薬になりました。

一方で，左室駆出率の保たれた心不全（HFpEF）については，ACE阻害薬やARB，さらにはARNIがHFrEFほど効果が顕著ではないことが示されていますが，症状管理や生活の質（QOL）改善には一定の役割を果たしています。特にARNIはHFpEFに対しても一定の効果が認められており，今後の研究によりさらなる効果が明らかになることが期待されています。

わが国におけるARNI導入率はまだまだ低い

心不全患者へRAAS阻害薬の導入率は比較的高く，約70～80%のHFrEF患者に使用されていますが，ARNIの導入率は他国と比較して依然として低いです。この背景には新薬に対する慎重な姿勢，医療者の認知不足などが考えられます。

結論としてRAAS阻害薬，特にARNIは心不全治療における重要な柱であり，患者の予後改善において欠かせない存在です。わが国においてもARNIの導入がさらに進むことで，特に心不全治療の新たなステージが開かれるでしょう。

まとめ！

- RAAS阻害薬の歴史は長く，すでに十分なエビデンスが蓄積されています。
- 降圧効果としては，ACE阻害薬＜ARB≦ARNIの順で使い分けが必要です。
- 特にHFrEFでのARNIの導入は，しっかりとした理由がない限りもはや必須ともいえます。
- 本項の各ポイントをしっかりと押さえ，諦めることなく併用薬を工夫しながら克服していくことが重要です。

3章 薬物治療の歩き方

5 基本薬② β遮断薬

池上翔梧・白石泰之

マストワード！

❶ **交感神経**：心不全で交感神経の活性化，カテコラミン刺激の増大が起きています。

❷ **リバースリモデリング**：β遮断薬の投与によって収縮能の低下した心臓のリバースリモデリングが起きます。

❸ **抗不整脈作用**：β遮断薬には心室不整脈あるいは心房不整脈の発症を抑える効果も期待されます。

1 交感神経

運動などのストレスで全身の酸素需要が上昇した際には，交感神経が活性化し，心拍数，収縮力，拡張能が増加し，心拍出量が増加します。

心不全患者においては，心拍出量の低下を補うために交感神経は持続的に活性化し，カテコラミンの刺激が増大しています。さらに頸動脈洞や大動脈弓の圧受容体の異常により，交感神経の抑制が減弱しています。これらは代償機構として働いていますが，交感神経の持続的な活性化が心臓のリモデリングを進行させ，心機能をさらに低下させたり，不整脈を誘発したり悪循環に陥ります。

そのため，心不全患者における交感神経の活性化の程度は重要であり，メタヨードベンジルグアニジン（MIBG）シンチグラフィを用いて心臓交感神経活性を評価することは，重症度評価や予後予測に役立ちます（クラスⅡa）[1〜3]。

2 リバースリモデリング（予後改善）

β遮断薬は慢性的な交感神経の活性化を抑制する作用があり，左室収縮能の低下した心不全患者に対しての予後改善薬として地位を確立しています。予後改善効果は，β遮断薬の投与によって起こる左室のリバースリモデリングによるところが大きいとされています[4]（**図1**）。さらに，無症状の左室収縮能の低下した患者（ステージB：前心不全）においても，β遮断薬は死亡率を低下させることが報告されました[5〜7]。これ

図1 β遮断薬によるリバースリモデリング

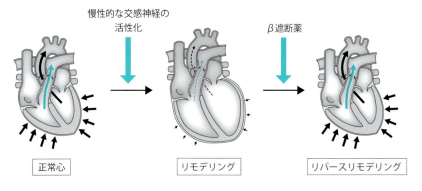

らの報告から，**左室収縮能の低下した患者には，症状の有無にかかわらずβ遮断薬が推奨されています**。

β遮断薬が推奨される症例
- 左室収縮能の低下した有症状の心不全症例（クラスⅠ）
- ステージBの左室収縮の低下した症例（クラスⅠ）

3 抗不整脈作用

　β遮断薬の抗不整脈作用は弱いですが，催不整脈作用や他臓器への影響が少なく，低心機能例や，高齢者や腎機能障害のある症例においても，使用しやすい利点があります。

　β遮断薬は致死性不整脈や突然死を予防します。器質的心疾患のある症例では，致死的な心室不整脈（心室頻拍や心室細動）が発生しやすくなります。収縮能の低下した症例でアミオダロンと並んでβ遮断薬が使用されます。またβ遮断薬には，心房細動に代表される上室不整脈の発症を抑える効果やレートコントロールも期待できます[8,9]（**図2**）。

図2 β遮断薬の効果まとめ

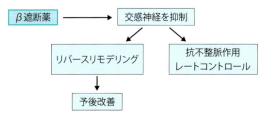

> ### つまずきポイントを乗り越えよう
>
>
>
> **症例**
> - 50歳代，女性。呼吸困難を主訴に来院し，初発の急性非代償性心不全で入院した。そのほかに既往歴，併存症はなかった。
> - 入院後に利尿薬加療を行い，心不全は代償化された。
> - 代償後の心電図は洞調律，心拍数80/分で，経胸壁心エコー図では左室駆出率20％で拡張型心筋症が疑われる所見であった。収縮期血圧は100mmHg程度であった。
> - 左室収縮能の低下した症例で，診療ガイドラインに基づく標準的治療（GDMT）の導入が必要であった。

つまずきポイント

1. 左室収縮能の低下した心不全の症例であり，β遮断薬のよい適応でした。
2. 徐脈性不整脈もなく，そのほかのβ遮断薬の禁忌はないと考えられました。
3. 左室収縮能はかなり低下しており，β遮断薬の陰性変力作用により心不全再増悪のリスクがある症例でした。
4. アンジオテンシン変換酵素（ACE）阻害薬やアンジオテンシンⅡ受容体拮抗薬（ARB），ミネラルコルチコイド受容体拮抗薬（MRA）などの導入も併行して行われるため，収縮期血圧が低いことが，導入にあたって支障となる可能性がありました。

克服法

　β遮断薬としてビソプロロールを少量から開始しましたが，体重増加や胸部X線でのうっ血所見の増悪を認めました。利尿薬の追加投与を行い，体重減少や胸部X線所見の改善を得ました（**図3**）。

1. β遮断薬は陰性変力作用があるため，特に低心機能例では，導入時に心不全再増悪がないかを注意する必要があります。
2. 入院中は安静にしていることが多く，心不全症状が出現しにくいことがあります。体重や胸部X線などの客観的所見も注意してみる必要があります。
3. 導入時にうっ血所見がないことを確認することは重要ですが，導入後にうっ血所見が出てきた際は，利尿薬を使用してうっ血所見を改善させる必要があります。
4. 血圧が低いときに利尿薬を使用するとさらに血圧が低下したり，低灌流による臓器障害が起こるような症例では，強心薬の使用を検討します。

　β遮断薬の効果は用量反応性があるため，**最大耐用量まで増量**するように努力しま

図3 利尿薬の追加投与による胸部 X 線所見の改善

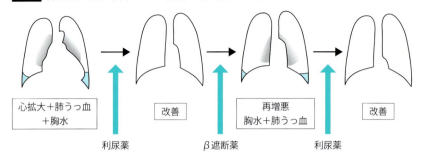

しょう。特に急性非代償性心不全後の患者は，早期に増量を試みることが重要です。もちろん左室収縮能，心拍数，血圧などで慎重な増量が望ましい症例も多く存在するため，個々の症例に応じて対応する必要があります[10]。

> **まとめ！**
>
> - 心不全患者は慢性的に交感神経が活性化しており，悪循環となっています。
> - β遮断薬は症状の有無にかかわらず，左室収縮能の低下した症例の予後を改善します。
> - β遮断薬は致死性不整脈，突然死予防に使用されます。

文献

1) Felker GM, et al.: Heart Failure--A Companion to Braunwald's Heart Disease, 4th ed. Elsevier, 2020.
2) 日本循環器学会・日本心不全学会：急性・慢性心不全診療ガイドライン（2017年改訂版）．http://www.j-circ.or.jp/cms/wp-content/uploads/2017/06/JCS2017_tsutsui_h.pdf
3) Nakata T, et al: A pooled analysis of multicenter cohort studies of (123) I-mIBG imaging of sympathetic innervation for assessment of long-term prognosis in heart failure. JACC Cardiovasc Imaging 6(7): 772–784, 2013.
4) Doughty RN, et al: Left Ventricular Remodeling With Carvedilol in Patients With Congestive Heart Failure Due to Ischemic Heart Disease. J Am Coll Cardiol 29(5): 1060–1066, 1997.
5) CIBIS-II Investigators and Committees: The Cardiac Insufficiency Bisoprolol Study II (CIBIS-II): a randomised trial. Lancet 353 (9146): 9–13, 1999.
6) Packer M, et al: Effect of carvedilol on survival in severe chronic heart failure. N Engl J Med 344 (22): 1651–1658, 2001.
7) Dargie HJ: Effect of carvedilol on outcome after myocardial infarction in patients with left-ventricular dysfunction: the CAPRICORN randomised trial. Lancet 357 (9266): 1385–1390, 2001.
8) 日本循環器学会・日本不整脈心電学会：2020年改訂版 不整脈薬物治療ガイドライン．http://www.j-circ.or.jp/cms/wp-content/uploads/2020/01/JCS2020_Ono.pdf
9) 日本循環器学会・日本不整脈心電学会：2024年 JCS/JHRSガイドラインフォーカスアップデート版 不整脈治療．https://www.j-circ.or.jp/cms/wp-content/uploads/2024/03/JCS2024_Iwasaki.pdf
10) Mebaza A, et al: Safety, tolerability, and efficacy of up-titration of guideline directed medical therapies for acute heart failure (STRONG-HF); a multinational, open-label, randomized, trial. Lancet 400: 1938–1952, 2022.

>> **3章 薬物治療の歩き方**

6 基本薬③
ミネラルコルチコイド受容体拮抗薬（MRA）

石原里美

> **マストワード！**
>
>
>
> ❶ **レニン・アンジオテンシン・アルドステロン系（RAAS）を抑える重要な心不全治療薬**：心不全ではRAASが賦活化されており、アルドステロンを直接抑制するミネラルコルチコイド受容体拮抗薬（MRA）の有用性が示されています。
>
> ❷ **左室駆出率の低下した心不全（HFrEF）に対する基本治療薬の1つ**：現在、HFrEFに対する治療は4剤併用療法が推奨されており、MRAはそのうちの1剤です。禁忌がない限り、全例にMRAの投与が推奨されています。

1 レニン・アンジオテンシン・アルドステロン系（RAAS）を抑える重要な心不全治療薬

心不全の発症と進展には**RAASの亢進**が深くかかわっています。肝臓で合成されたアンジオテンシノーゲンは、腎臓の輸入細動脈にある傍糸球体細胞で産生されたレニンによりアンジオテンシンⅠとなり、アンジオテンシンⅠは、アンジオテンシン変換酵素（ACE）によってアンジオテンシンⅡに変換されます。アンジオテンシンⅡは副腎皮質を刺激してアルドステロンを分泌させ、腎臓の集合管に主に存在するミネラルコルチコイド受容体（MR）に作用して水とナトリウムの再吸収を促進させ、循環血漿量が増加し、血圧が上昇します（**図1**）[1]。心不全治療において**RAASを抑制**することは非常に重要であり、特にこのMRを直接ブロックする薬剤であるミネラルコルチコイド受容体拮抗薬（MRA）は、RAASをより強力に抑制するために必要不可欠な薬剤です。

図1 RAASに作用する薬剤

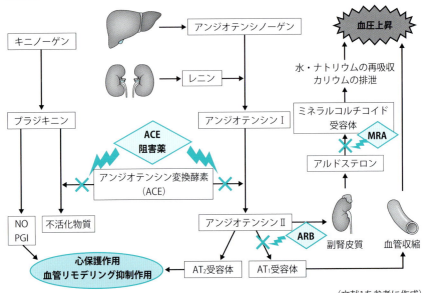

（文献1を参考に作成）

2　左室駆出率（LVEF）の低下した心不全（HFrEF）に対する基本治療薬の1つ

　現在，HFrEFに対する治療の基本は**4剤併用療法**であり，MRAはそのうちの1剤です。HFrEFにおけるMRAの有効性を示す大規模臨床試験は2つあり，まず1つ目がRALES試験です[2]。NYHA心機能分類Ⅲ～Ⅳ度で，LVEFが35％以下の心不全患者1,663人を対象に，スピロノラクトン25mg群とプラセボ群に1：1に割付けした二重盲検ランダム化比較試験で，スピロノラクトンは死亡リスクを30％減少させることが示されました。もう1つは，より選択性の高いMRAであるエプレレノンを用いたEMPHASIS-HF試験です[3]。NYHA心機能分類Ⅱ度で，LVEFが35％以下の心不全患者を対象としており，エプレレノンによる予後改善効果が示されました。以上のことから，わが国の急性・慢性心不全診療ガイドラインでも，**LVEFが35％未満**の症例では，禁忌がない限り**全例にMRAの投与が推奨**されています[4]。

　以上の結果から，心不全治療薬として適応があるMRAは，スピロノラクトンとエプレレノンの2剤となります。しかし，これらのMRAはステロイド骨格を有しており，アンドロゲンやプロゲステロンなどの各受容体も阻害してしまいます。エプレレノンはスピロノラクトンよりMR選択性が高いものの，ステロイド骨格を有するため，どうしてもほかの受容体にも影響してしまいます。そこで，ステロイド骨格をもたず

MRのみに結合するよう改善されたMRAとして，エサキセレノンやフィネレノンが開発されました。フィネレノンは，LVEFが40%以上の心不全患者を対象に有効性と安全性を検証する第Ⅲ相試験であるFINEARTS-HF試験において，心血管死および心不全増悪による入院あるいは緊急受診の複合エンドポイントを減少させたという最新の報告があり，HFrEFだけでなく，LVEFが軽度低下した心不全（HFmrEF）やLVEFの保たれた心不全（HFpEF）への有用性が期待されています[5]。

 症例

つまずきポイントを乗り越えよう

- 70歳代，男性。虚血性心疾患に伴う僧帽弁閉鎖不全症に対して冠動脈バイパス術および僧帽弁置換術を施行されたが，術後もLVEFは30%程度であり，NYHA心機能分類Ⅱ度で経過していた。
- クレアチニン1.5～2.0mg/dL，推算糸球体濾過量（eGFR）30mL/分/1.73m^{2}前後，カリウム4.5～5.0mEq/L，脳性ナトリウム利尿ペプチド（BNP）400～500pg/mLで推移していた。
- エナラプリル2.5mg，ビソプロロール2.5mg，エプレレノン12.5mgを内服していた。血圧低値のためアンジオテンシン受容体ネプリライシン阻害薬（ARNI）へ変更できず，SGLT2阻害薬は尿路感染症のため導入できなかった。
- カリウム7.4mEq/Lへ上昇したため緊急入院し，エプレレノンとエナラプリルを中止した。グルコース・インスリン療法を行い，カリウム吸着薬を内服し，カリウム値は5.0mEq/Lへ改善したためカリウム吸着薬は中止し，エプレレノンとエナラプリルは中止のままとした。

つまずきポイント

1. カリウム吸着薬は中止してもよいのでしょうか？
2. エプレレノンとエナラプリルは中止のままでよいのでしょうか？

克服法

　MRA内服下では，水とナトリウムの再吸収およびカリウムの排泄が抑制されるため高カリウム血症を発症しやすくなります。そのため，カリウム値を適切にコントロールし，心不全治療薬であるMRAの内服を継続することが重要です。本症例は，エプレレノンもエナラプリルも中止したままにすると，HFrEF治療の基本薬4剤のうち1剤しか内服できていないことになり，予後が悪化する可能性があります。**カリウム吸着薬を併用**し，可能な限りエプレレノンやエナラプリルの再開を検討すべきと考えられます。

1 MRA内服下では，高カリウム血症を発症するかもしれない，と予測して対応する必要があります。欧州心臓病学会のガイドラインでは，**カリウム値は4.0～5.0mEq/Lを目標**に管理し，カリウム値が5.0mEq/Lを超える場合は，カリウム吸着薬を内服することが推奨されています（**図2**）[6]。

2 高カリウム血症は治療可能な副作用であり，それだけで心不全治療の妨げになるものではありません。エプレレノンもエナラプリルも必要不可欠な心不全治療薬のため，中断することで予後の増悪につながってしまいます。カリウム吸着薬を内服しながら，MRAやRAAS阻害薬の再開を試みることが重要です。

図2 カリウム管理の目標

(mEq/L)	カリウム管理	RAAS阻害薬	食事療法	他薬剤の調整
4.5 – 5.0	注意深く観察	開始・漸増	カリウムの過度な摂取を制限	相互作用のある薬剤の中止
5.0 – 5.5 – 6.0	カリウム吸着薬	継続		
6.5		中止・減量		

まとめ！

- 心不全ではRAASが活性化しており，より強力に抑制するために，アルドステロンの受容体であるMRを直接ブロックするMRAが有効です。
- HFrEFに対するMRAの予後改善効果は明らかであり，わが国の急性・慢性心不全診療ガイドラインでも，LVEFが35%未満の症例ではMRAの投与が推奨されています。
- MRA内服下では血清カリウム値を綿密にフォローアップし，カリウム吸着薬を併用してカリウム値を適切にコントロールしながらMRAを内服継続することが重要です。

文献

1) Weber KT: Aldosterone in congestive heart failure. N Engl J Med 345 (23): 1689–1697, 2001.
2) Pitt B, et al: The effect of spironolactone on morbidity and mortality in patients with severe heart failure. Randomized Aldactone Evaluation Study Investigators. N Engl J Med 341 (10): 709–717, 1999.
3) Zannad F, et al: Eplerenone in patients with systolic heart failure and mild symptoms. N Engl J Med 364 (1): 11–21, 2011.
4) 日本循環器学会・日本心不全学会：急性・慢性心不全診療ガイドライン（2017年改訂版）.
   http://www.j-circ.or.jp/cms/wp-content/uploads/2017/06/JCS2017_tsutsui_h.pdf
5) https://www.bayer.com/media/en-us/finerenone-meets-primary-endpoint-in-phase-iii-fi[…]rt-failure-with-mildly-reduced-or-preserved-ejection-fraction/
6) Theresa M, et al: 2021 ESC Guidelines for the diagnosis and treatment of acute and chronic heart failure. Eur Heart J 42 (36): 3599–3726, 2021.

3章 薬物治療の歩き方

7 基本薬④ SGLT2阻害薬

堀内 優

マストワード！

❶ **SGLT2阻害薬**：SGLT2阻害薬は腎臓の尿細管における糖の再吸収を抑制し，糖の排泄を促進することで血糖降下作用のある糖尿病治療薬として開発されました。

❷ **SGLT2阻害薬のエビデンス**：2型糖尿病患者を対象とした臨床試験で心不全イベントの抑制効果をもつことがわかりました。その後，心不全患者を対象とした臨床試験で，糖尿病の有無や左室駆出率にかかわらず，予後改善効果をもつことが証明されました。

❸ **SGLT2阻害薬の作用機序**：体液量の適正化，腎保護効果，貧血の改善効果，心筋代謝に対する影響など，さまざまな効果をもちます。

1 SGLT2阻害薬

ヒトでは通常1日に約180gのブドウ糖が糸球体でろ過され，その9割が近位尿細管に存在するSGLT2により再吸収されます。**SGLT2阻害薬**はこのSGLT2の働きを阻害することで尿中へのグルコース排泄を促し，インスリンに依存しない血糖コントロール改善効果をもつ薬剤として開発されました（**図1**）。

図1 SGLT2阻害薬のメカニズム

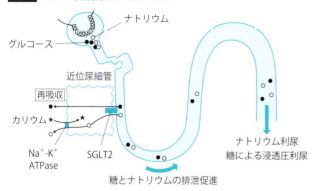

113

2　SGLT2阻害薬のエビデンス

　2型糖尿病患者を対象にSGLT2阻害薬の効果を検討するランダム化比較試験（RCT）がカナグリフロジン，エンパグリフロジン，ダパグリフロジンなどで行われました[1〜3]。これらの試験から，SGLT2阻害薬が2型糖尿病患者の心不全イベントを抑制することが期せずして明らかになりました。さらにSGLT2阻害薬の効果はHbA1cが低値の糖尿病患者でも認められることから，SGLT2阻害薬が糖尿病の有無にかかわらず心不全に対して有効である可能性が示唆されました。

　EMPEROR-Reduced試験は左室駆出率（LVEF）が40%以下の慢性心不全患者を対象としたエンパグリフロジンのRCTであり，エンパグリフロジンが心血管死または心不全入院の複合エンドポイントを有意に抑制したことが示されました[4]。DAPA-HF試験はLVEFが40%以下の慢性心不全患者を対象に，ダパグリフロジンが心血管死亡，心不全入院，心不全による緊急受診の複合エンドポイントを有意に抑制したことが示されました[5]。これらの試験は糖尿病患者と非糖尿病患者を含んでいましたが，SGLT2阻害薬の効果は両者で変わりがなく，SGLT2阻害薬が糖尿病の治療とは関係のない，心不全治療薬であることが証明されました。さらにLVEFが40%以上の慢性心不全患者を対象としたエンパグリフロジンのEMPEROR-Preserved試験，ダパグリフロジンのDELIVER試験においてもSGLT2阻害薬は心血管死亡と心不全関連イベントの複合エンドポイントを有意に抑制しました[6,7]。これらの臨床試験から，SGLT2阻害薬は糖尿病の有無やLVEFにかかわらず，心不全患者の予後を改善することが証明されました。

3　SGLT2阻害薬の作用機序

　SGLT2阻害薬は，近位尿細管におけるグルコースの再吸収を阻害する際にナトリウムも同時に再吸収を抑制することで，**尿中への糖とナトリウムの排泄作用**をもちます。ナトリウム利尿と糖による浸透圧利尿を促進し，心不全患者の浮腫を軽減する効果があります。また糖尿病患者では，SGLT2の発現が亢進しナトリウム再吸収が増加するため，遠位尿細管での糸球体尿細管フィードバックが過剰になっています。SGLT2阻害薬により多くのナトリウムが遠位尿細管に到達することでフィードバックが抑制され，**腎保護作用**が得られます。またエリスロポエチン（EPO）産生を促進し，貧血の改善効果も報告されています。さらにSGLT2阻害薬はケトーシスを促進することで，心筋でのエネルギー代謝を改善させる可能性が報告されています（**表1**）。

表1　SGLT2阻害薬の効果

心不全に対する直接的な作用
・利尿作用，体液量適正化
・神経体液因子活性化の軽減
・心筋代謝改善
・心臓リモデリング抑制

他臓器を介した間接作用
・腎機能の保護
・EPO産生亢進による貧血の改善
・交感神経過剰亢進の軽減

症例 — つまずきポイントを乗り越えよう

- 80歳代，男性。高血圧の加療歴あり。急性心不全のため初めて入院となった。
- 入院時のバイタルサインは血圧159/110mmHg，心拍数110/分，呼吸回数25/分，経皮的動脈血酸素飽和度（SpO$_2$）92％。BMI 19kg/m^2。下腿浮腫が著明で胸部単純X線で両側胸水あり。推算糸球体濾過量（eGFR）45mL/分/1.73m^2，NT-proBNP 4,500pg/mL，LVEF 38％。
- 利尿薬治療を行い，うっ血は改善した。以前より内服していたアンジオテンシンⅡ受容体拮抗薬（ARB）に加え，β遮断薬とミネラルコルチコイド受容体拮抗薬（MRA）が新規に導入された後に退院となった。
- 2週間後の外来で下腿浮腫と呼吸困難の増悪を認めたため，即日再入院となった。再入院後に前回退院時の薬物治療を確認したところ，「状態安定しており，入院中に腎機能がeGFR 35mL/分/1.73m^{2}まで悪化し，また高齢でフレイルの悪化も懸念されるためSGLT2阻害薬は今回は導入せず」との理由でSGLT2阻害薬は導入されずに退院となっていた。

つまずきポイント （図2）

1. SGLT2阻害薬はすべての慢性心不全患者に必要でしょうか？
2. **腎機能障害**がある場合もSGLT2阻害薬は安全に使用できるでしょうか？
3. SGLT2阻害薬は**フレイル**があっても投与してよいでしょうか？

克服法

1. SGLT2阻害薬は糖尿病の有無とLVEFにかかわらず，心不全患者の予後を改善する薬物治療です（**図3**）。禁忌がなければすべての心不全患者に導入するべきですし，今回のように心不全入院歴のある患者は退院しても再度心不全入院となりやすい

図2 つまずきポイント

・今回は別の薬でよくなったから
・腎機能が悪くなったから
・痩せているから
SGLT2阻害薬は導入しなくても……

図3 克服法

SGLT2阻害薬は，LVEF，糖尿病の有無にかかわらず，心不全患者の予後を改善する
禁忌がなければ導入を！

ハイリスク群です。Vulnerable phase（不安定期）は退院後の食事内容や飲水量の変化，身体への負担の変化によりうっ血をきたしやすく，再入院となりやすい期間です。一見して状態が安定しているようでも，退院までにはSGLT2阻害薬を導入し，vulnerable phaseを安全に乗り越えるように努める必要があります。

2 入院中にうっ血の改善に伴い腎機能が悪化する場合をしばしば認めます。実際に腎臓にダメージがあるわけではなく，体液量の変化による一過性のクレアチニン上昇である場合がほとんどです。この見せかけの腎機能悪化に惑わされずに，必要な薬物治療をしっかりと導入することが大切です。エンパグリフロジンはeGFR 20mL/分/1.73m^2，ダパグリフロジンはeGFR 25mL/分/1.73m^{2}まで導入可能です。SGLT2阻害薬導入後にはinitial dipという一過性のeGFR低下をきたすことが知られていますが，こちらも実際に腎臓にダメージがある場合はほとんどなく，過度なeGFR低下でなければ投与を継続するべきです。

3 SGLT2阻害薬が尿中に糖を排泄することから，フレイル患者における投与の安全性について議論されてきました。欧米のデータではBMIやフレイルの状態に関係なくSGLT2阻害薬は心不全患者に有用であるとされていますが，わが国におけるデータは不足しています。一方でSGLT2阻害薬の予後改善効果はしっかりと証明されているため，BMIの低い患者に一律に使用してはいけない，ということでもありません。経口摂取がしっかりとできれば投与を開始し，フレイルの進行がないか注意深くモニタリングする，というのが妥当と筆者は考えています。

> ## まとめ！
>
> ● SGLT2阻害薬は腎臓の尿細管における糖とナトリウムの再吸収を抑制し，腎保護作用，貧血改善作用，心筋代謝改善作用などの多面的な作用をもちます。
> ● 糖尿病とLVEFにかかわらず心不全患者の予後を改善するため，積極的に導入を検討すべき薬物治療です。

文献

1) Neal B, et al: Canagliflozin and Cardiovascular and Renal Events in Type 2 Diabetes. N Engl J Med 377 (7): 644–657, 2017.
2) Zinman B, et al: Empagliflozin, Cardiovascular Outcomes, and Mortality in Type 2 Diabetes. N Engl J Med 373 (22): 2117–2128, 2015.
3) Wiviott SD, et al: Dapagliflozin and Cardiovascular Outcomes in Type 2 Diabetes. N Engl J Med 380 (4): 347–357, 2019.
4) Packer M, et al: Cardiovascular and Renal Outcomes with Empagliflozin in Heart Failure. N Engl J Med 383 (15): 1413–1424, 2020.
5) McMurray JJV, et al: Dapagliflozin in Patients with Heart Failure and Reduced Ejection Fraction. N Engl J Med 381 (21): 1995–2008, 2019.
6) Anker SD, et al: Empagliflozin in Heart Failure with a Preserved Ejection Fraction. N Engl J Med 385 (16): 1451–1461, 2021.
7) Solomon SD, et al: Dapagliflozin in Heart Failure with Mildly Reduced or Preserved Ejection Fraction. N Engl J Med 387 (12): 1089–1098, 2022.

> 3章 薬物治療の歩み方

8 利尿薬

坂本考弘・北井 豪

マストワード！

❶ **まずはループ利尿薬**：心不全患者でうっ血症状を認める際にまず使用を試みる薬剤です。心不全急性期には静注します。
❷ **ループ利尿薬抵抗性の場合はほかの利尿薬を併用**：サイアザイド系利尿薬，バソプレシンV₂受容体拮抗薬，アセタゾラミドを考慮します。
❸ **副作用として電解質/腎機能に留意**：体液コントロールを常に意識して利尿薬の調整を行う必要があります。

1 まずはループ利尿薬

　ループ利尿薬は心不全治療で最も頻用される利尿薬です。わが国の現行のガイドラインにおいてもクラスⅠで推奨されており，**心不全患者でうっ血症状を認める際にまず使用を試みる薬剤**になります。ナトリウム排泄型利尿薬であり，ナトリウムの再吸収を抑制することで利尿効果を発揮します。ループ利尿薬の作用部位はヘンレ係蹄上行脚ですが，ほかのナトリウム排泄型利尿薬であるサイアザイド系利尿薬の作用部位の遠位尿細管，ミネラルコルチコイド受容体拮抗薬（MRA）の集合尿細管と比較してナトリウムの再吸収率が高い部位であるため，そこを抑制することで強力な利尿作用となります。

A) ループ利尿薬の使用方法

　使用方法は，腎機能や心機能に応じて適宜投与量を調整する必要がありますが，急性期にはまずはフロセミド（ラシックス®）20mg×1/日程度を投与します。心不全増悪入院時には腸管浮腫もあり内服が効きにくいと考えられるので，静注での開始が望ましいです。現在ではdoor to furosemide-timeといって，**心不全の診断がついたらできるだけ早期に（60分未満に）フロセミドを投与するのが望ましい**と考えられています（**図1**）。筆者は心不全入院患者の初期対応として，体液貯留の程度をまずはざっくりと（少なくとも30分以内には）問診，身体所見，胸部X線，心エコー図検査などで判断し，もともと利尿薬を内服している患者であれば内服量も参考にしたうえでまずはフロセミド10〜40mg程度の静注を考慮し，その後に追加精査や入院手続きなどを進めながら時間あたりの尿量を確認して追加のフロセミド投与が必要かどうかを判断していま

図1 心不全増悪入院時の利尿薬治療

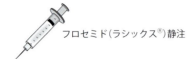

心不全増悪 急性期

心不全と診断がついたらできるだけ早期に利尿薬使用を検討！
Door-to-furosemide-time を意識する

フロセミド（ラシックス®）静注

低カリウム血症をはじめとした電解質異常に注意

す．追加の投与を考える場合は倍量を静注するという海外のガイドラインの記載もありますが，筆者は反応した尿量や心機能に応じて適宜追加量を調整しています．また，DOSE試験ではフロセミド点滴は投与量が変わらなければ単回投与と持続投与で臨床徴候，腎機能への影響に変わりはないという報告もありますが，こちらも病態や施設の状況に応じて個人的には投与方法を変えています．このあたりのさじ加減や使い方は考えが分かれるところですが，心不全診療の醍醐味の1つでもあるかもしれません．

B）内服薬への移行の検討

　心不全のコントロールがつきつつあり急性期を脱したら，内服薬への移行を検討することになります．フロセミド点滴10mg≒フロセミド内服20mgともいわれており，移行する際のおおよその目安になると思います．内服薬に移行する頃は心不全コントロールがつきつつあり，利尿効果は緩徐にしていきたい頃かと思いますので，使用していた点滴量分をそのまま内服量に移行するというよりはそれよりもやや減量した内服量で移行することが多いです．

　また，ループ利尿薬の内服薬には前述のフロセミドに加え，アゾセミド（ダイアート®），トラセミド（ルプラック®）があります．フロセミドは短時間作用型ループ利尿薬（余談になりますが，商品名のラシックス®は作用時間が6時間"last six hours"を略して"lasix"といわれています）に対して，アゾセミド，トラセミドは長時間作用型になります．長時間作用型のほうが体液量の変動が少ない利点があるともいわれており，わが国で行われたJ-MELODIC試験ではフロセミド群と比較してアゾセミド群で心不全イベントが低かったと報告されており，必要に応じて使い分けてよいかもしれません．一方，Transform HF試験ではトラセミド群とフロセミド群で全死亡に有意差はなかったとも報告されています．また，フロセミド内服20mg≒アゾセミド内服30mg≒トラセミド内服4mgともいわれていますので，内服薬を変更したい際や複数のループ利尿薬を内服している場合には参考にしています（**図2**）．

　個人的にはフロセミドを使用する機会が多いですが，外来で患者に応じてアゾセミドやトラセミドに変更ないしは追加することもあります．

図2 心不全増悪急性期〜慢性期の利尿薬治療

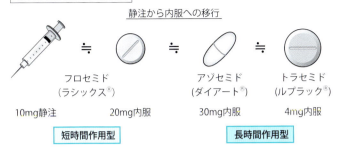

C) ループ利尿薬の留意点

　ループ利尿薬の留意点として，心不全急性期加療中では特に低カリウム血症をはじめとした電解質異常が挙げられます。フロセミド静注を行い良好な利尿が得られた患者にはカリウムのフォローも忘れないようにし，低下傾向であればMRAやカリウム製剤の追加処方を考慮しましょう。また，利尿薬は心不全治療薬としては症状改善薬としての位置付けになり，予後改善薬としてのエビデンスはない点にも留意が必要です（だからといって利尿薬が予後改善薬と比較して重要性が劣るというわけではもちろんありません）。うっ血症状がしっかりコントロールできる量を使用することが大原則ですが，漫然と過量投与して腎機能悪化に起因していないか？　現在が適正な量であるのか？　これらを常に意識し，必要に応じて減量・中止も考慮する必要があります。

2 ループ利尿薬抵抗性の場合はほかの利尿薬を併用

　ほかの利尿薬としてはMRA，サイアザイド系利尿薬，バソプレシンV_2受容体拮抗薬があります。MRAは他項で解説されているので，本項ではほか2つについて解説します。

A) サイアザイド系利尿薬

　前述のとおり，サイアザイド系利尿薬はループ利尿薬と作用部位が異なるため，ループ利尿薬が抵抗性を示す患者に追加することで効果的なことがあります。使用感的には著効とまでいくケースは少ないですが，ループ利尿薬に追加することで尿量も確保できて症状も改善したケースはままあります。トリクロルメチアジド（フルイトラン®），ヒドロクロロチアジドなどがあり，個人的にはトリクロルメチアジド1mg程度で開始することが多いです。また，高血圧症としての位置付けの薬でもあるため，降圧をメ

インにしつつ緩徐な利尿も試みたい患者にもよい適応かと思います。一方，ループ利尿薬と同様に電解質や腎機能には留意が必要です。ループ利尿薬抵抗性でサイアザイド系利尿薬を追加したい際には腎機能が悪いケースも多く，低心機能で血圧も低いとなかなか追加自体がしにくい状況であることも多いです。

B) バソプレシンV₂受容体拮抗薬

　バソプレシンV_2受容体拮抗薬はトルバプタン（サムスカ®）であり，わが国では使用経験のあるかたも多いのではないでしょうか。作用部位は集合尿細管であり，水の再吸収を抑制することで利尿作用を示します。7.5mgから開始し（高齢者やナトリウム高値患者では3.75mgも考慮），効果が乏しい際には15mgまでの増量を検討します。トルバプタンは利尿薬との併用が原則であり，基本的にはループ利尿薬を使用している患者に併用することが多いと思います。電解質排泄を伴わない水利尿薬であり，効く患者には本当によく効き利尿効果も強いため，導入は原則入院時に，また高ナトリウムの副作用があるため血液検査のフォローアップも忘れないようにしましょう。口喝を呈することも多く，飲水ができない患者には使いにくいです。サムスカリスクスコア「Risk score ＝ 0.125 × 血清ナトリウム ＋ 0.032 × 血清尿素窒素 / 血清クレアチニン － 0.436 × 血清カリウム ＋ 0.014 × 年齢」というものがあり，リスクスコアが17.80以上の患者は高ナトリウム血症を発現するリスクが高いことが報告されており，投与量の参考にすることがあります。最近では静注薬も出ているので，急性期により使いやすくなりました。

C) アセタゾラミド

　最後にアセタゾラミド（ダイアモックス®）についても少し触れたいと思います。近位尿細管ナトリウム再吸収を低下させる炭酸脱水酵素阻害薬であり，ADOVR試験にて急性心不全患者に対してループ利尿薬に組み合わせることでうっ血解除に有用であることが示されました。2025年2月時点ではわが国で心不全に対して適応はありませんが，同様に近位尿細管に作用するSGLT2阻害薬も急性心不全に対する試験が進行中であり，今後の展開に注目です。

つまずきポイントを乗り越えよう

症例

- 70歳代，男性。拡張型心筋症の診断を受けていた。適切な薬物治療が導入され，これまで心不全増悪もなく経過していたが，独居で食生活の乱れも多く，心不全増悪をきたし入院となった。
- 入院時にフロセミド20mg静注を行い利尿は良好であったが，その後モニター心電図を観察していると心室期外収縮が散発していた。血液検査では低カリウム血症を認めており，カリウム補正を行った。
- その後，心不全コントロールは良好となり，フロセミド20mgの内服に移行したが，退院前に腎機能の悪化を懸念し利尿薬を中止して退院とした。
- 退院後早期には食生活に気を付けてはいたものの，再度元の食生活に戻ってしまい，心不全増悪による再入院となった。

つまずきポイント

1. 入院後に心室期外収縮が出現しましたが，体液量のバランス管理をまめに行っていたでしょうか？
2. 電解質フォローもまめに行っていたでしょうか？
3. 腎機能が悪くなることを懸念して，退院前に利尿薬を減量してもよいのでしょうか？
4. 退院後の生活を考慮した内服調整だったのでしょうか？

克服法

1. 心不全急性期の利尿薬加療中には頻回にin/outバランスをチェックしましょう。特に入院時には時間単位の尿量をみながら適宜利尿薬/補液量の調整が必要になります。急激なoutバランスになれば血管内脱水にもなり得ますので，まめなフォローアップが肝要です。
2. ループ利尿薬開始時には電解質フォローを忘れてはいけません。特に利尿薬の反応が良好な患者はうっ血解除としては良好な経過ですが，一方で低カリウム血症に留意が必要です。入院加療中の急性期には基本的には毎日，必要に応じて1日数回フォローを検討する必要があります。本症例では幸い心室期外収縮のみで心室頻拍や心室細動といった致死性心室不整脈にはいたりませんでしたが，一度起きてしまうと取り返しのつかないことになります（筆者も残念ながら経験があります）。前述のMRAやカリウム製剤の投与を考慮しつつ適切に管理しましょう。高カリウム血症に対しては初学者の先生方も気を付けている印象がありますが，心不全患者では低カリウム血症にも十分に留意する必要があります。
3. 利尿薬を使用していると気になるのが腎機能です。前述のとおり，腎機能悪化に

留意して不要な利尿薬を減らすことはもちろん大事ですが，現在の体液コントロールの再評価を怠らないようにしましょう（もちろん安易に利尿薬が腎機能悪化の原因と考えずにその鑑別を行うことも重要です）。退院前の腎機能悪化よりうっ血が残存していることが予後不良であるとの報告もあるため，常に腎機能と残うっ血のバランスを意識しながら内服調整する必要があります（**図3**）。

図3 うっ血と電解質/腎機能のバランス

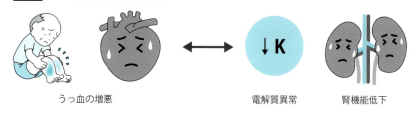

うっ血の増悪　　　電解質異常　　　腎機能低下

常に体液バランスを意識して利尿薬を調整する！

4 入院中の体液バランスが適正であったとしてもそれは入院下の厳格な減塩食や水分制限を踏まえたうえで適正であった可能性もあり，自宅に帰ると再び体液貯留傾向となり，心不全増悪をきたしてしまう患者も少なくありません。患者・家族のセルフモニタリングも踏まえたうえでの退院前の利尿薬調整を心がけましょう（とはいっても，これがなかなか難しいですが……）。

また補足ですが，外来で利尿薬を頓服で処方する場合もあります。セルフモニタリングがある程度可能な患者に限定されますが，体液コントロールが至適と考えられる体重を基準として，それよりも＋2〜3kg程度体重が増えた際に頓服でフロセミドを内服するという使い方です。心不全急性増悪のリスクを少しでも減らすことができ，外来再診時にどのくらいの頻度で頓服が必要であったか確認することで，ベースの利尿薬の調整を行う参考にもなります。

まとめ！

- 心不全治療の基本はループ利尿薬です。急性増悪時には内服ではなく静注のほうが効果的です。フロセミド静注10mg≒フロセミド内服20mg≒アゾセミド内服30mg≒トラセミド内服4mgを目安にします。
- さらに追加の薬剤を考慮する場合にはサイアザイド系利尿薬，バソプレシンV_2受容体拮抗薬があります。
- 利尿薬は副作用としての電解質異常や腎機能障害に留意する必要がありますが，腎機能悪化を過剰に意識し肝心のうっ血を取り除くことを怠らないために，体液量のバランスが適切か常に意識するようにしましょう。

> **3章 薬物治療の歩き方**

9 経口強心薬
― ピモベンダン，ジゴキシン

秋山英一

マストワード！

❶ **重症例の生活の質（QOL）改善**：経口強心薬は薬物治療に抵抗性の難治例に対してQOLを改善し，心不全増悪による入院を減らします。

❷ **短期間，必要最少量**：経口強心薬の長期投与は予後を悪化させる可能性があるため，目標を達成したら漫然と継続投与せず，できるだけ早期に減量・中止を試みます。

1 重症例の生活の質（QOL）改善

1990年代に行われた経口ミルリノンを用いたPROMISE試験などの大規模臨床試験で経口強心薬は死亡率悪化の可能性が示唆され，予後改善の目的での使用は否定されました（図1）。したがって，「急性・慢性心不全診療ガイドライン（2017年度版）」[1]のなかでも無症状の患者に対する長期投与は推奨クラスⅢとされています。一方で，予後を悪化させずに**QOL**や**運動耐用能改善**効果を目的とした使用が検討されました。

図1 強心薬治療は諸刃の刃。必要な症例に短期間，必要最少量の使用で

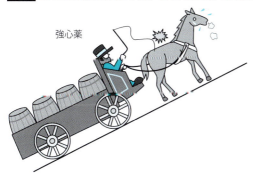

A) ピモベンダン

ピモベンダンは，ホスホジエステラーゼ（PDE）3阻害作用，カルシウムイオン（Ca^{2+}）感受性増強作用により強心作用を発揮します。わが国で至適薬物療法を行っているにもかかわらずNYHA心機能分類Ⅱm〜Ⅲ度，左室駆出率（LVEF）≦45%の慢性心不全患者を対象に行われた**EPOCH試験**[2]では，ピモベンダン2.5〜5mg/日群はプラセボ群と比較して予後を悪化させることなく，自覚症状や身体活動能力指数スコアを改善させました。また，副次評価項目では心不全入院を減少させる傾向を認めました。

B) ジゴキシン

ジギタリス製剤のなかで主に臨床で使用される**ジゴキシン**は，心筋細胞のカルシウムイオン濃度を上昇させて心筋収縮力を高めるとともに迷走神経系を介して房室伝導を抑制して心拍数を落とす作用が知られています。1997年に発表された洞調律で左室駆出率の低下した心不全（HFrEF）患者を対象とした**DIG試験**[3]では，プラセボと比較して死亡率は悪化させずに心不全増悪による入院を有意に減少させました。アンジオテンシン変換酵素（ACE）阻害薬と利尿薬のみが心不全治療薬の時代の研究なので，現在の診療ガイドラインに基づく標準的治療（GDMT）時代における効果は検討されていませんが，一定の有効性が期待されます。また，頻脈性心房細動を有する心不全患者に対しては運動時の心拍数抑制に優れたβ遮断薬が推奨されますが，β遮断薬でコントロールのつかない，もしくは運動耐用能の低下してしまう患者では併用を検討します。

2 短期間，必要最少量

前述のとおり，経口強心薬の無症状の患者に対する漫然とした長期投与は，死亡率を増加させる可能性があるため禁忌です。それでは，どのような患者にどのように使用するのでしょうか（**表1**，**図2**）？

第一に，1）適切なガイドラインに基づいた心不全加療を行っても自覚症状（NYHA心機能分類Ⅲ〜Ⅳ度）が残り，日常生活に支障をきたす重症または高齢のHFrEF患者

表1 どのように経口強心薬を用いるか？

経口強心薬を使用するクリニカルシナリオ
1）重症または高齢HFrEF患者のQOL改善，心不全入院予防の目的で
2）静注強心薬からの離脱時
3）重症慢性HFrEF患者へのβ遮断薬導入時

経口強心薬の投与法	
ピモベンダン	低用量（1.25mg 分1〜2.5mg 分2）から開始。可能な限り2.5mg/日以下の投与量で維持。症状，心機能改善後は漸減，中止
ジゴキシン	0.125mg（腎機能低下例では半量）から開始。血中濃度0.8ng/mL以下を維持

図2 経口強心薬の効果

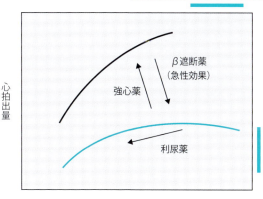

に対して，自覚症状，日常生活動作（ADL）の改善や心不全入院予防の目的での使用が考えられます。次に，2）低心拍出や組織低灌流を呈し急性期に静注強心薬を使用した急性非代償性心不全患者において静注強心薬を減量，中止する際に，組織低灌流や低心拍出の再燃予防目的でバックアップとして併用します。また，3）重症慢性HFrEF患者にβ遮断薬を入院または外来で導入する際に，陰性変力作用によりうっ血や低心拍出/組織低灌流などの心不全症状が悪化する可能性があり，それを予防するために使用します。

　いずれの場合でも，ピモベンダンは高用量で不整脈増加や予後悪化のリスクが高まるため，必要最少量でなるべく短期間の使用を念頭に投与を行います。低用量（1.25mg 分1〜2.5mg 分2）から開始して可能な限り2.5mg/日以下の投与量で維持しますが，効果不十分例では副作用に注意しながら増量します。GDMT導入を行い自覚症状や逆リモデリングにより心機能が改善した場合には，減量，中止を検討します。

　ジゴキシンは，DIG試験のサブ解析では血中濃度0.5〜0.8ng/mLが最も死亡率が低かったため，トラフ濃度を測定して0.8ng/mL以下を目標に投与量を調整します。特に腎機能が低下した高齢者では血中濃度が上昇しやすく，1.0ng/mLを超えるとジキタリス中毒（徐脈性不整脈，消化器症状など）をきたす可能性があるため注意を要します。

つまずきポイントを乗り越えよう

症例

- 70歳代，男性。近医で高血圧治療中であり，アンジオテンシンⅡ受容体拮抗薬（ARB）を内服中であった。
- 1カ月前から労作時息切れと下腿浮腫が出現して紹介受診，急性非代償性心不全（LVEF 20%，非虚血性心筋症）の診断で入院加療を行った。初期の利尿薬静注に反応が十分でなかったため低心拍出症候群を疑い，ドブタミンを併用した。その後，利尿は良好で胸水，浮腫は改善し，ドブタミンを漸減，中止した。少量β遮断薬を開始し，3週間で退院となった。
- 外来で徐々にβ遮断薬の漸増を行っていたところ，倦怠感，食欲低下が出現し，胸水，浮腫の再増加を認め，再入院となった。

つまずきポイント

1. 退院前に心不全症状（うっ血，低心拍出/組織低灌流）は本当に改善していましたか？
2. 退院前に脳性ナトリウム利尿ペプチド（BNP）値は十分に低下していましたか？
3. 退院後のフォローアップはどこに注意していましたか？
4. どのように対応すれば再入院を避けられたでしょうか？

克服法

　急性非代償性心不全患者の退院直後は **vulnerable phase（不安定期）** といわれ，心不全の再増悪をきたしやすい時期です。心不全症状（うっ血，低心拍出/組織低灌流）の悪化がないか注意して経過観察する必要があり，特に低心拍出をきたすリスクが高いと考えられる患者では経口強心薬の追加を検討します。

1. 退院時の残存うっ血が予後不良と関連することが示されており，しっかりうっ血（肺うっ血：起座呼吸，肺ラ音，bendopnea〔ベンドプニア＝前屈呼吸苦〕，体うっ血：浮腫，胸腹水，頸静脈怒張）を解除することが重要である一方で，利尿薬による体液量減少に加えて強心薬中止，β遮断薬導入などによる心機能低下により低心拍出/組織低灌流（脈圧減少，四肢冷感，意識低下，乏尿・腎機能悪化）をきたす可能性に注意します。また，安静時の症状・身体所見に加えて心臓リハビリテーションの際の息切れ，運動耐用能，BNP/N末端プロBNP（NT-proBNP）値も併せて評価し，判断に迷う場合には心エコー図検査や右心カテーテル検査による心拍出量や心内圧の評価を追加します。

2 BNP/NT-proBNP値は**目にみえないうっ血（血行動態的うっ血）**を簡便に評価できるバイオマーカーです。急性非代償性心不全による入院患者において入院時に比較して退院時のBNP/NT-proBNP値が30%以上低下していれば退院後の予後が良好であることが報告されています。

3 退院後の外来ではうっ血，低心拍出／組織低灌流の症状，身体所見に加えて，BNP/NT-proBNP値，血清クレアチニン（Cr），カリウム値，ヘモグロビン濃度をフォローアップします。血液濃縮によるヘモグロビン濃度上昇や軽度の血清Cr値上昇（0.3mg/dL以下）はBNP/NT-proBNP値が低下していればうっ血解除の指標となりますが，血清Cr値上昇と同時にBNP/NT-proBNP値が上昇していれば心不全症状の悪化に注意を要します。

4 退院前または退院後のフォローアップで残余うっ血がある症例，BNP/NT-proBNP値の低下が十分ではない症例では，まずはβ遮断薬の導入，増量は控えて利尿薬やレニン・アンジオテンシン・アルドステロン系阻害薬の増量を行いますが，収縮期血圧低値（100mmHg以下），脈圧減少，心拍数高値（洞調律で90～100/分以上），心エコー図での左室流出路速度時間積分値（LVOT-VTI）低値（10cm以下）など，一回拍出量が少ないことを疑う症例では経口強心薬の併用を考慮します。

まとめ！

- 経口強心薬は薬物治療に抵抗性の難治例に対してQOLを改善し，心不全増悪による入院を減らします。また，静注強心薬の離脱やβ遮断薬導入を安全に行うために併用を考慮します。
- 経口強心薬は漫然と継続投与せず，心不全症状または心機能が改善した患者ではできるだけ早期に減量・中止を試みます。

文献

1) 日本循環器学会／日本心不全学会：急性・慢性心不全診療ガイドライン（2017年改訂版）. http://www.j-circ.or.jp/guideline/pdf/JCS2017_tsutsui_h_190830.pdf

2) Effects of pimobendan on adverse cardiac events and physical activities in patients with mild to moderate chronic heart failure: the effects of pimobendan on chronic heart failure study（EPOCH study）. Circ J 66: 149–157, 2002.

3) Digitalis Investigation Group: The effect of digoxin on mortality and morbidity in patients with heart failure. N Engl J Med 336: 525–533, 1997.

10 血管拡張薬
―カルシウム拮抗薬，硝酸薬

石原嗣郎

> **マストワード！**
>
> ❶**急性期における硝酸薬**：急性心不全患者に硝酸薬を使用することにより，症状の軽減につながるため効果は絶大です．しかし，血圧の低下には十分注意しましょう．
> ❷**慢性期における血管拡張薬**：生命予後を改善するエビデンスは少ないですが，目的に応じた使用が重要です．

1 急性期における硝酸薬

急性心不全患者のほとんどはうっ血症状を伴い入院します．急性心不全におけるうっ血の問題点は，肺うっ血に伴う低酸素血症であり，それに続いて引き起こされる低酸素症です．つまり，**急性心不全の治療目標は，患者の呼吸苦を軽減することと同時に，組織の低酸素を改善することです**．この際，硝酸薬や非侵襲的陽圧換気（NPPV）の使用は非常に効果的です．

組織の酸素化を考えるうえでは，組織への酸素運搬量と，その組織における酸素の取り込みについて考慮する必要があります．組織への酸素の運搬は**表1**に示した因子によって決定されます（式からも明らかですが，動脈血酸素分圧〔PaO_2〕の上昇は全身への酸素運搬の観点からはほかの因子と比較して重要度はきわめて低いです）．ヘモグロビン（Hb）の適正化は極端な貧血を除いて治療のオプションではないため，心拍出量の回復，動脈血酸素飽和度（SaO_2）の上昇が初期治療のターゲットとなります．少し複雑な問題として，脳・腎臓など自動調節能を有する臓器における圧と拍出量の

表1 動脈血酸素含量と酸素供給量

$DO_2 = CO \times CaO_2$
$CaO_2 = (1.34 \times Hb \times SaO_2) + (0.003 \times PaO_2)$

DO_2：酸素供給量，CO：心拍出量，CaO_2：動脈血酸素含量，Hb：ヘモグロビン，SaO_2：動脈血酸素飽和度，PaO_2：動脈血酸素分圧

関係と，交感神経系の賦活化による腎臓の輸入細動脈の収縮など，さまざまな因子が血行動態にかかわってきます。つまり，心拍出量の回復が腎臓にとって直接よい環境につながるどうかは別だということです。

急性心不全の初期治療

心拍出量の回復，SaO_2の上昇に大きな役割をもつ薬物は，血管拡張薬（舌下，スプレー，静注）です。**血管拡張薬は静脈系と動脈系のトーヌスを低下させ，前負荷および後負荷を軽減し，心拍出量を増加させ，SaO_2も上昇します**。ただ，使用に際しては血圧に注意が必要です。急性期治療における過降圧は，予後の悪化につながるためです[1]。特にループ利尿薬，血管拡張薬の投与，NPPVの使用は，すべて前負荷をとる方向に働くため，思わぬ血圧の低下につながることがあります。欧州心臓病学会（ESC）[2]および米国心臓病学会（ACC）/米国心臓協会（AHA）[3]のガイドラインでは急性心不全への血管拡張薬の使用は予後を改善しないとして，エビデンスレベル クラスⅡbであり，推奨度は以前のクラスⅡaより格下げとなりました。血圧の過降圧が問題なのでしょうか，詳細な機序は不明です。

ニトログリセリンや硝酸イソソルビドなどに代表される硝酸薬は一酸化窒素（NO）を介して静脈系を拡張させ前負荷軽減に寄与します。問題点は薬剤耐性です。ニコランジルはNOに伴う血管拡張作用のほかに，ATP感受性カリウムチャネル開口作用による動脈系拡張作用も併せもつため，前負荷減少に伴う血圧低下を，後負荷軽減に伴う心拍出量増加でカバーすることで過度の降圧を防ぐとされています。また，耐性もきたしにくいです。

2 慢性期における血管拡張薬

慢性期における血管拡張薬の立ち位置は非常に難しいといえます。有効性を示したエビデンスが少ないうえに古い時代のエビデンスであり，アフリカ系アメリカ人におけるエビデンス[4,5]であるため，日本人にそのままあてはめられないことなどが理由です。

カルシウム（Ca）拮抗薬

収縮能の低下した心不全患者におけるCa拮抗薬の投与は限定的です。非ジヒドロピリジン系Ca拮抗薬は，陰性変力作用を有するため禁忌です。血管平滑筋細胞に強い選択性があり心抑制の少ない，より血管選択性の高い第二世代のジヒドロピリジン系Ca拮抗薬の使用については，禁忌とまではいえませんが，その有効性については議論のあるところです。ACC/AHAのガイドラインでは，心不全治療のガイドライン推奨薬の使用によっても血圧コントロールが不十分な症例に対しての使用は容認しています。

つまずきポイントを乗り越えよう

症例

- 80歳代，男性。呼吸苦を主訴に救急搬送となった。
- 起座呼吸，下肢のむくみを認め，胸部X線では，心拡大，両側性肺水腫および両側性の胸水貯留を認めた。
- 血圧 200/90mmHg，心拍数 100/分，経皮的動脈血酸素飽和度（SpO_2）88%（リザーバーマスク 10L/分）であり，採血ではN末端プロ脳性ナトリウム利尿ペプチド（NT-proBNP）の上昇を認め，急性心不全と診断した。
- 左室収縮能は25%とびまん性の低下を認めた。利尿薬および硝酸薬の静注を行い，NPPVも開始となった。尿量100mL/時を確保できていた。
- 治療開始から3時間後，血圧 88/68mmHg，心拍数 98/分，SpO_2 100%（NPPV使用下），尿量20mL/時と，血圧・尿量の低下を認め，強心薬を開始した。その後なんとか急性期を乗りきり，心保護薬を開始，独歩退院となった。

つまずきポイント

1. 急性期の過降圧の意味をしっかりと理解しましょう。
2. 血管拡張薬を漫然と使用していませんか？　薬剤耐性を考慮しましょう。
3. 急性期治療が終わった後，ガイドライン推奨薬を開始し，外来治療へつなげたので十分と考えていませんか？

克服法

1. 血圧は，心拍出量と末梢血管抵抗により規定されます。血管拡張薬の使用で，心拍出量は増加しますが，利尿薬の投与により，尿量が得られることで一回拍出量は徐々に低下します。また，末梢血管抵抗も低下します。思わぬ血圧低下を招いたことで，強心薬が投与されてしまえば，元も子もありません。**血圧には十分注意**しましょう。
2. **薬剤耐性の問題は非常に重要です**。使用していても薬効がなければ，意味がありません。投与量を漸増していく，もしくは薬剤耐性の起きにくいニコランジルの使用を考慮してもよいかもしれません。
3. **慢性心不全患者の多くはガイドラインに推奨されている薬剤の最大用量に達していません**。心保護薬の多くは血圧が低下するため，増量に伴うふらつきなどの出現により増量できないケースが多々あります。また，Ca拮抗薬は降圧薬としては非常に優秀ですが，心不全患者への投与は極力控えるべきです。心保護薬を増量するスペースを作り出すためのCa拮抗薬の中止という戦略も重要ですので，内服薬の内容や投与量にも目を配りましょう。

まとめ！

- 急性期の硝酸薬の使用は病態生理的には有効です。ただ，過降圧には注意しましょう。
- 慢性心不全に対する血管拡張薬の使用は限定的です。使用を検討する前に，ガイドライン推奨薬が導入されているか，最大用量まで増量されているかを確認しましょう。

文献

1) Voors AA, et al: Early drop in systolic blood pressure and worsening renal function in acute heart failure: renal results of Pre-RELAX-AHF. Eur J Heart Fail 13 (9) : 961-967, 2011.
2) McDonagh TA, et al: 2021 ESC Guidelines for the diagnosis and treatment of acute and chronic heart failure. Eur Heart J 42 (36) : 3599-3726, 2021.
3) Heidenreich PA, et al: 2022 AHA/ACC/HFSA Guideline for the Management of Heart Failure: A Report of the American College of Cardiology/American Heart Association Joint Committee on Clinical Practice Guidelines. Circulation 145 (18) : e895-e1032, 2022.
4) Cohn JN, et al: Effect of vasodilator therapy on mortality in chronic congestive heart failure. Results of a Veterans Administration Cooperative Study. N Engl J Med 314 (24) : 1547-1552, 1986.
5) Cohn JN, et al: A comparison of enalapril with hydralazine-isosorbide dinitrate in the treatment of chronic congestive heart failure. N Engl J Med 325 (5) : 303-310, 1991.

>> 3章 薬物治療の歩き方

11 イバブラジン

今村輝彦

マストワード！

❶ **心不全における心拍数**：慢性心不全患者において，大体50〜60/分程度の心拍数が，一番予後がよいことがわかっています。
❷ **イバブラジンで徐拍化**：イバブラジンは，血圧低下をほとんど起こさずに心拍数のみを低下させる新しい心不全治療薬として注目されています。

1 心不全における心拍数

「**ゾウの時間・ネズミの時間**」という言葉を知っていますか（**図1**）？ ゾウのように心拍数が遅い動物は寿命が長く，ネズミのように心拍数が早い動物は寿命が短いことが知られています。そう考えると，ヒトにおいても心拍数が遅いほうが寿命が延びそうな気がしてきます。

健常者の最適な心拍数はまだ明らかにされていませんが，収縮が低下した**洞調律**の慢性心不全患者では色々な研究データが揃ってきており，おおむね**50〜60回程度**の患者が最も予後がよいことがわかりました。**心房細動**をもつ患者においては，まだはっきりしたことはわかっていませんが，100/分を超える心拍数は介入すべきです。収縮が保持された心不全は最近着目されている概念です。このタイプの患者は，もう少し早めの心拍数のほうがよいのではないかと考えられています。

図1 哺乳類の大きさと1分間あたりの心拍数の比較

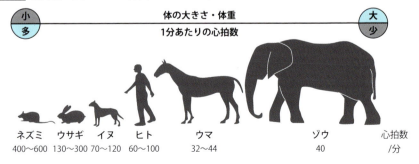

近年，さまざまなウェアラブルデバイスが登場し，誰でも簡単に自宅で生体データを入手できる時代になりました（**図2**）。心拍数もその1つです。一方で，医療従事者はどうでしょうか？　血圧や体温には注目するけれど，心拍数にはあまり着目してこなかったかもしれません。血圧や体重をコントロールするだけでは，必ずしもすべての心不全を制御できるわけではありません。今こそ，**心拍数にも着目する時代**なのです。

図2 ウェアラブルデバイスによる生体データのモニタリング

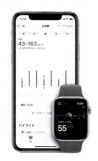

2　イババラジンで徐拍化

慢性心不全患者に頻脈を認めた場合，どのように治療したらよいでしょうか？　収縮が低下した慢性心不全患者に対して，まず検討すべき薬物は**β遮断薬**です。心拍数を低下させるだけではなく，突然死を予防したり心不全の症状を改善したり，心機能を改善させたりすることもあります。しかしながら，必ずしもすべての症例で簡単にβ遮断薬を導入したり増量したりすることはできません。β遮断薬の導入に伴って，**うっ血**が増悪したり血圧が低下したりすることがあります（**図3**）。

図3　β遮断薬導入に伴ううっ血の残存（a）と血圧の低下（b）

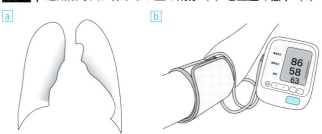

このような場面において，血圧を下げにくく，心拍数のみを低下させるイババラジンが使用されます。イババラジンは洞結節に存在する特殊なチャネルをブロックすることによって心拍数を低下させます（**図4**）。筆者は「**平泳ぎ**」を用いてこのイメージを説明しています。あまりにストローク回数が多いと（つまり心拍数があまりに早いと），疲れるばかりで逆にタイムは遅くなってしまいます（**心拍出量**が低下してしまう）。ストローク回数を適切に減らす（心拍数を低下させる）ことによって，ベストなタイム（心拍出量の最大化）が期待できます。

図4 イバブラジンの作用機序

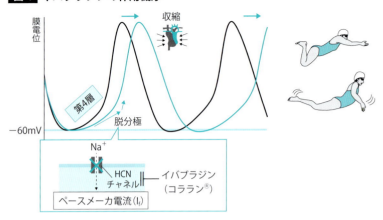

 症例

つまずきポイントを乗り越えよう

- 70歳代の，洞調律をもつ，収縮能が低下した慢性心不全患者に対して，少量のβ遮断薬と少量のアンジオテンシン変換酵素（ACE）阻害薬で外来加療を行っていた．
- 安静時の心拍数が90/分前後だったため，少量のイバブラジンの投与を開始した．
- 心拍数は80/分前後まで低下したため，イバブラジンを含めた心不全治療薬はこれ以上増量せずに経過観察していた．
- 慢性心不全の増悪によって，イバブラジン開始から3カ月後に再入院となった．

つまずきポイント

1. ほかの心不全治療薬を差し置いてイバブラジンを投与してよいのでしょうか？
2. イバブラジン投与中の目標心拍数はどのあたりでしょうか？
3. イバブラジン投与中に，ほかの心不全治療薬はどのように調節したらよいでしょうか？

克服法

1. 慢性心不全患者に対する治療は，ガイドラインに記載されている心不全治療の基本薬（β遮断薬，レニン・アンジオテンシン・アルドステロン系阻害薬，ミネラルコルチコイド受容体拮抗薬，SGLT2阻害薬など）を優先すべきです．心拍数が早いものの，β遮断薬の導入・増量が難しい場合にイバブラジンを検討します（**図3**）．

ほかの心不全治療薬を差し置いてイバブラジンを投与するエビデンスは，現在のところ存在しません。

2 イバブラジンの投与を開始したらそれで終わりではなく，用量を調節することによって適切な心拍数管理を行う必要があります。一般的には50～60/分を目標にして用量を調節します。心エコー図検査を用いて，僧帽弁位における2つの流入波形であるE波・A波の重なりを取ることを目安にする方法もあります（**図5**）。

図5 イバブラジン投与前後の僧帽弁位の心エコー図流入波形

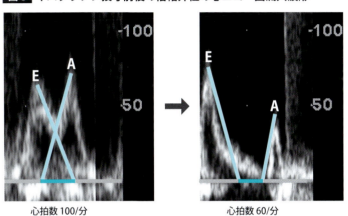

心拍数 100/分　　　　　心拍数 60/分

3 イバブラジンを投与する際は，低血圧などのためにほかの心不全治療薬の導入が不十分なことが多いです。しかしながら，イバブラジンを投与することによって血行動態が改善して，低血圧がある程度改善することも多く経験されます。その際は，心不全治療薬の増量を再度検討します。

> **まとめ！**
> - 収縮能が低下した慢性心不全において，早い心拍数は予後不良因子の1つです。
> - β遮断薬で対応が難しい場合，血行動態に影響を与えにくく心拍数のみ低下させるイバブラジンの使用を検討します。
> - イバブラジンを開始したら，目標心拍数に到達するまでしっかり増量することが大切です。
> - 血行動態が改善した場合，さらに心不全治療薬の増量を検討します。

12 ベルイシグアト

白石裕一・的場聖明

> **マストワード！**
>
>
>
> ❶ **NO-sGC-cGMP系**：心不全の状態では血管内の一酸化窒素（NO）が減少し，心筋や血管の機能調節にかかわる環状グアノシンーリン酸（cGMP）の産生が低下します。この系に作用し，cGMPを増加させる薬剤の開発が行われてきました。
>
> ❷ **ベルイシグアト**：NO-sGC-cCGP系のうち可溶性グアニル酸シクラーゼ（sGC）の刺激薬としてcGMPを増やす系統の薬剤です。左室駆出率の低下した心不全（HFrEF）症例の治療薬として用いられます。

1 NO-sGC-cGMP系

虚血や糖尿病，肥満，高血圧，慢性閉塞性肺疾患などの背景疾患が炎症や酸化ストレスを介して血管内の一酸化窒素が減少することが知られており，結果として下流にあるcGMPが減少します。cGMPは心臓の肥大や線維化を抑制したり，冠動脈拡張をさせるほか，血管の拡張，腎血流増加などの作用をもち心不全の治療につながるため，**図1**に総括されるように**NO-sGC-cGMP系**は心不全の治療の1つの柱として開発されてきました[1]。

さまざまな薬剤がこのなかに含まれ，古くは亜硝酸剤や強心薬に分類されるホスホジエラスターゼ（PDE）阻害薬もこの系に属し，最近の薬剤としてナトリウム利尿ペプチド系を介するアンジオテンシン受容体ネプリライシン阻害薬（ARNI）もこのなかに含まれています。ベルイシグアトもこの系の1つである**可溶性グアニル酸シクラーゼ（sGC）刺激薬**として登場します。

2 ベルイシグアト

NO-sGC-cGMP系の薬剤の1つで，sGC刺激薬として位置付けられ，sGCを一酸化窒素（NO）非依存的に直接刺激すると同時に，sGCの内因性NOに対する感受性を増強させる作用の2つの機序により，心不全で低下しているcGMPを補強することで心筋および血管障害を抑制する作用を発揮すると考えられています。

図1 心不全の新たなターゲットとしての cGC-cGMP シグナル

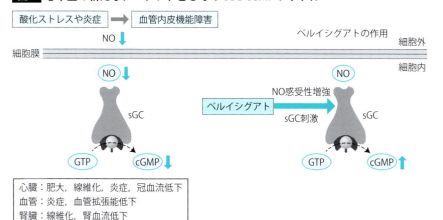

心不全ではNO-sGC-cGMP経路が障害されている。　　　　　　　　　　　（文献1を参考に作成）

A）VICTORIA試験

　左室駆出率（LVEF）の低下した心不全（HFrEF）患者を対象にベルイシグアトの有効性・安全性を検討したVICTORIA試験[2]では，最近の増悪を伴う心不全患者5,050人（ベルイシグアト 2,526名，プラセボ 2,524名）が登録され，心血管死または心不全による入院の複合エンドポイントの初回発現までの時間を主要評価項目として行われました。

　追跡期間の中央値10.8カ月で，NYHA心機能分類Ⅱ度59％，Ⅲ度約40％と進行した心不全を多数含んでいたこと，割り付け時のNT-proBNPの中央値は2,816.0（1,556.0，5,314.0）pg/mLと重症例を多数含んでいたこと，また腎機能低下例（推算糸球体濾過量〔eGFR〕≦30：10.2％，30＜eGFR≦60：42.7％）を多数含んでいたことが示されました。

　100患者年あたりの年間イベント発現率はベルイシグアト群 33.6％，プラセボ群 37.8％で，心拍数＝0.90（95％信頼区間 0.82～0.98），P＝0.02と有意にベルイシグアト群でイベント抑制が得られました。さまざまな項目の有害事象についても有意に悪化させる項目は認めず，安全に使える薬剤と考えられます。

B）ベルイシグアトの臨床的効果

　橋本らは，ベルイシグアトを投与したHFrEF患者63名の投与前後の臨床指標や心エコー指標の推移を報告しました[3]。追跡期間の中央値は266日で，ベルイシグアト投与により，ベースラインと比較して血漿脳性ナトリウム利尿ペプチド（BNP）レベル（対数変換）が有意に低下し（2.46±0.51 vs 2.14±0.58，P＜0.0001），心エコー指標の左室拡張末期容積係数（LVEDVI）および左室収縮末期容積係数（LVESVI）は有意に

減少しました（それぞれ，113.5±46.3 vs 103.6±51.0，P＝0.0056，82.0±41.9 vs 72.8±44.7，P＝0.0077）。右室肺動脈（RV-PA）連結の指標である三尖弁輪収縮期移動距離（TAPSE）/肺動脈収縮期圧（PASP）比も，治療後に有意に増加した（0.56±0.29 vs 0.92±1.09，P＜0.0001）と報告しており，左室のリバースリモデリングが得られることが主たる効果と考えます。

症例 — つまずきポイントを乗り越えよう

- 70歳代，女性。6年前にLVEF 32%の心不全で入院，拡張型心筋症（DCM）と診断された。左脚ブロックを伴っており，両室ペーシング機能付き植込み型除細動器（CRT-D）植込みを実施された。
- 以後小康を得ていたが，3年前に心不全増悪，NYHA心機能分類Ⅲ度で浮腫，息切れ，体重増加を認め，入院となった。LVEF 30%，BNP 1,094pg/mLと悪化していた。ドブタミン，利尿薬の導入で心不全は改善したがNYHA心機能分類Ⅱm度，BNP 450pg/mL，eGFR 30.9mL/分/1.73m^2，収縮期血圧95〜100mmHg程度で退院。
- カルベジロール7.5mg，エナラプリル1.25mg，エサキセレノン1.25mg，アミオダロン50mg，ダパグリフロジン10mg，アゾセミド30mg。
- Peak VO$_2$/W（mL/分/kg）14.8と低値で，VE vs VCO$_2$ slope 45.4と高く，運動耐容能低下，換気応答不良を認めた。

つまずきポイント

DCMを基礎にしたCRT植込み後のHFrEF症例でworsening heart failureを認めて入院した症例です。

投薬調整でうっ血，溢水は改善しましたが，低心拍出傾向に陥りやすい状態です。運動耐容能は低下しています。

① 腎機能障害を認めていますが，投薬調整の余地はあるでしょうか？
② ほかに介入すべきポイントはあるでしょうか？

克服法

① **投薬調整**：ガイドラインから勧められるのはアンジオテンシン受容体ネプリライシン阻害薬（ARNI）の導入，ベルイシグアトの導入と考えられます。血圧が低めで，腎機能が低下していることからARNIの導入は難しいと判断し，ベルイシグアトの導入を図りました。2.5mgずつ2週間ごとに増量して10mgまで到達。血圧低下も

ほとんどみられず導入可能でした。6カ月後，18カ月後にLVEF（%）は32，39まで改善し，BNP（pg/mL）も49，90と改善しました。症状もNYHA心機能分類 Ⅱs度へ改善しました。

2 運動耐容能：年齢も若く骨格筋も保たれており，外来心臓リハビリテーションに通院を開始しました。ベルイシグアト導入後の心配運動負荷試験で6カ月後，18カ月後にPeak VO$_2$/W（mL/分/kg）は15.2，18.0へ，VE vs VCO$_2$ slopeも30.8，32と著明に改善しました。改善時期を考慮すると，ベルイシグアトの効果が大きいと考えられます。

まとめ！

- HFrEFに対する薬物治療はβ遮断薬，SGLT2阻害薬，ARNI，ミネラルコルチコイド受容体拮抗薬からなるfantastic fourとよばれる薬剤群を基本治療薬として行われ，ベルイシグアトは第Ⅲ相臨床試験VICTORIA試験が最近増悪した心不全患者や進行した心不全患者を対象に行われた関係で，進行した心不全患者に上乗せする形で使用することが推奨されています[4]。

- ベルイシグアトはまだこれから使用経験が積まれていく段階であると考えられますが，今後より軽症な心不全に対する有効性の検証やわが国における使用例の報告など，データの蓄積が待たれます。

文献

1) Armstrong PW, et al: A Multicenter, Randomized, Double-Blind, Placebo-Controlled Trial of the Efficacy and Safety of the Oral Soluble Guanylate Cyclase Stimulator: The VICTORIA Trial. JACC Heart Failure 6（2）: 96–104, 2018.

2) Armstrong PW, et al: Vericiguat in Patients with Heart Failure and Reduced Ejection Fraction. N Engl J Med 382（20）: 1883–1893, 2020.

3) Hashimoto T, et al: Effectiveness of Vericiguat on right ventricle to pulmonary artery uncoupling associated with heart failure with reduced ejection fraction. Int J Cardiol 415: 132441, 2024.

4) Greene SJ, et al: Management of Worsening Heart Failure With Reduced Ejection Fraction: JACC Focus Seminar 3/3. J Am Coll Cardiol 82（6）: 559–571, 2023.

3章 薬物治療の歩き方

13 抗凝固療法

向井 靖

マストワード！

❶**心不全診療における抗凝固療法**：心不全診療ではさまざまな血栓塞栓症リスクがあり，抗凝固療法に習熟しておく必要があります。
❷**心房細動合併心不全**：心房細動の塞栓リスクは心不全で高まります！心房細動合併心不全では原則全例が抗凝固療法の適応です。
❸**左室内血栓**：心不全で左室壁運動が高度に低下した症例，特に心筋梗塞急性期においてはハイリスクです。

1 心不全診療における抗凝固療法

　心不全診療の経過中に脳梗塞をはじめとする**血栓塞栓症**を生じて重篤な転帰となってしまうことは急性期，慢性期ともに経験します。適切な抗凝固療法によりリスクを低減することができるので，病態の理解と迅速な対応が求められます。最もよく経験するのは心房細動合併の心不全です[1]。また，左室内血栓に対する抗凝固療法あるいは機械的循環補助を用いる状況下での抗凝固療法も重要です。心不全患者では，全身管理のなかで出血リスクも考慮して総合的な判断を行います。

種々の抗凝固療法

　心不全診療で用いられる抗凝固薬の一覧を示します（**表1**）。注射薬の抗凝固薬にはヘパリン，アルガトロバン，ナファモスタットがあります。心不全急性期，特に集中治療下で心房細動や心室内血栓に対して抗凝固療法を行う際は，ヘパリンの静注療法を行うのが基本です。ボーラス投与すれば速やかに抗凝固状態を得られ，持続点滴を継続しつつ活性化部分トロンボプラスチン時間（APTT）や活性化凝固時間（ACT）で綿密にモニタリングを行います。ヘパリン起因性血小板減少症（HIT）やその可能性が疑われる場合は，抗トロ

表1 心不全診療で用いられる抗凝固薬

静注薬	・ヘパリン ・アルガトロバン ・ナファモスタット
内服薬	・ワルファリン ・ダビガトラン ・リバーロキサバン ・アピキサバン ・エドキサバン

ンビン薬であるアルガトロバンが有用です。ナファモスタット（フサン®）は体内では速やかに失活するため，出血リスクが高い状況で対外循環回路の血栓予防を得る目的で活用されます。

内服薬として古典的経口抗凝固薬である**ワルファリン**，また2011年以降使用可能となった**直接経口抗凝固薬（DOAC）**があります（**表1**）。DOACはダビガトラン（プラザキサ®），リバーロキサバン（イグザレルト®），アピキサバン（エリキュース®），エドキサバン（リクシアナ®）の4剤が使用可能です。DOACは血栓塞栓症予防効果に優れる一方，ワルファリンに比べて出血リスクが低く，凝固指標のモニタリングが不要で投与しやすいため，この10年余で急速に浸透しました。僧帽弁狭窄症に伴う心房細動（狭義の弁膜症性心房細動）や機械弁のある患者および末期腎不全ではDOACが禁忌となるため，ワルファリンのみが経口抗凝固薬として使用可能です。そのため，DOAC時代の現在でもワルファリンの管理には習熟しておく必要があります。

2 心房細動合併心不全

心房細動は左房（特に左心耳）に血栓が生じることから血栓塞栓症のリスクであることはよく知られ，抗凝固療法の必要性が広く浸透しています[1]（**図1**）。

心房細動における塞栓症リスクは併存症の多寡や年齢により変動し，$CHADS_2$スコア（6点満点）に示されるようにリスク層別化が可能です。心不全を合併する心房細動では血栓塞栓症のリスクが高いとされ，$CHADS_2$スコアの1点が付与されます。$CHADS_2$スコア1点以上で抗凝固療法が推奨されるため，禁忌がない状況であれば，心房細動合併心不全は全例が抗凝固療法の対象です。心不全急性期には凝固系が亢進しやすく，特にハイリスクです。抗凝固療法を施行されていない心房細動合併心不全の患者が入院してきたら，速やかに抗凝固療法を考慮すべきです。

図1 心房細動患者に認めた左心耳内血栓（経食道心エコー図）

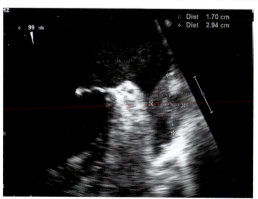

3 左室内血栓

　左室機能が高度に低下している状況や，左室，特に心尖部にakinesis～dyskinesisあるいは心室瘤がある場合には左室内に血栓を生じ，脳梗塞などの重篤な血栓塞栓症を引き起こすことがあります。特に**心不全急性期**は心筋梗塞急性期を含めてリスクが高く，注意が必要です（**図2**）。心エコー図検査などの画像診断で左室内に血栓を認めたら，ただちに抗凝固療法を開始すべきです[2]。

図2 左室内血栓から塞栓症を生じた1例

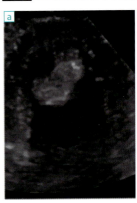
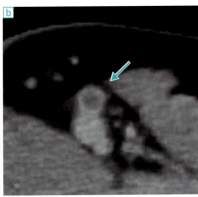

a：心筋梗塞による心不全急性期に左室心尖部に生じた血栓（経胸壁心エコー図）。
b：塞栓による大腿動脈閉塞（同一症例，造影CT）。

つまずきポイントを乗り越えよう　症例

- 50歳代，男性。左前下行枝の心筋梗塞にて急性期冠血行再建に成功し，入院となった（Killip分類Ⅱ，peak CK 1,823 U/L）。多枝病変で，入院日の心エコー図では左室駆出率（LVEF）は28％と低下，左室心尖部は無収縮であった。ステント留置後のため，抗血小板薬2剤を服用とした。
- 来院時は軽度のうっ血性心不全を認めたが，血管拡張薬，利尿薬で改善し，病棟内フリーまで安静度を上げていた。入院8日目，急激な左下肢の疼痛を発症した。緊急造影CTにて左大腿動脈の閉塞を認めた（**図2b**）。同日施行した心エコー図では左室心尖部の無収縮部位に壁在血栓（**図2a**）を認め，これによる塞栓症と考えられた。
- ただちにヘパリンによる抗凝固療法を開始した。下肢動脈急性閉塞に対してはフォガティーカテーテルによる血栓除去を施行し，再開通に成功した。リハビリを行い，DOAC継続で自宅退院となった。2カ月後の心エコー図では左室心尖部の血栓は消失しており，壁運動も改善していた。

つまずきポイント

1 心筋梗塞による心不全急性期，特に心尖部の広範な無収縮を認める症例では，左室内血栓のハイリスクであることを認識できていたでしょうか？

2 心エコー図のフォローは当初の1週間で施行しておけば，早期に左室内血栓を発見でき，塞栓症を防げた可能性もあるでしょうか？

3 出血リスクの評価は十分行ったでしょうか？

4 抗凝固療法のモニタリングは適切に行えていたでしょうか？

5 ヘパリンから経口抗凝固薬に切り替えはいかにすべきでしょうか？

6 経口抗凝固薬はワルファリンとDOAC，いずれにすべきでしょうか？

7 血栓消失後，抗凝固療法はいつまで継続すべきでしょうか？

克服法

1 Primary PCIが普及する前の報告では，前壁中隔心筋梗塞の急性期には30%以上で左室内血栓を生じていたとのデータがあります。本症例は入院当初の心エコー図で心尖部は無収縮でLVEFも高度に低下しており，左室内血栓のハイリスク症例であることは認識すべきでしょう。

2 急性期にどのくらい頻回に心エコー図を行うべきか一定の基準はないですが，本症例では左室内血栓のリスクも視野に1週間以内に再検査をしておいてもよかったと思われます。早期に左室内血栓を発見し，抗凝固療法を開始しておけば塞栓症を防ぐことができるかもしれません。本症例では下肢動脈閉塞でしたが，重篤な脳梗塞が生じた可能性も十分あり得ます。

3 抗凝固療法開始時には，出血リスクを同時に認識する必要があります。出血の有無・既往について問診しておくことはもちろん，心不全患者では消化管などに活動性出血が潜在していることもあります。抗凝固療法開始後に出血が顕在化してくることもあるので，全身状態や血算の経過，鉄欠乏の所見がないかにも目を配る必要があります。

4 抗凝固療法は至適用量で行わないとその本領を発揮しません。ヘパリン開始時には3,000〜5,000単位（体重などで調整）を目安にボーラス投与すると，短時間のうちに有効な治療域となります。持続静注は同時に始めてよいです。400〜1,000単位/時間を用いますが，特に急性期は炎症や過凝固状態により薬効の個人差が大きいことがあります（ヘパリン抵抗性）。APTTを測定し，コントロールの1.5〜2倍に延長することを目標にきっちり管理しましょう。筆者は開始時にボーラス投与した場合はその30分後，また持続点滴を開始して3〜4時間，治療域に到達していない場合や逆に効きすぎている場合は用量調整してさらに4〜6時間後と，開始当日にはしばしば3回以上APTTを測定するようにしています。患者の凝固状態

も変動するため，2日目以降も1日に複数回測定する場合もあります。血栓症と出血の双方のリスクを回避するためには，綿密な調整を心がけたいところです。

5 ヘパリン点滴から経口抗凝固薬に切り替える際には抗凝固状態が過剰になったり，反対に薬効の狭間を作らないように留意すべきです。ワルファリンに切り替える場合には，数日間は併用になるので特に注意が必要です。プロトロンビン時間国際標準比（PT-INR）が1.5を超えた時点でヘパリン点滴をoffとするのが一般的です。もちろん，その前後ではPT，APTTの双方を綿密にモニタリングしながら管理します。

6 ワルファリンとDOACいずれを選択すべきかについては現時点で一定の見解はありませんが，DOACを用いて左室内血栓が良好に消失したという報告も増えてきました。本症例においても，DOAC継続で血栓の消失が得られています。一方で，ワルファリンでPT-INR 2.5〜3で厳格にコントロールしたほうが血栓の退縮消失に有効性が高いというエキスパートの意見もあります。

7 心不全急性期に心室内血栓を認めた場合は，血栓が消失しても1〜3カ月は抗凝固療法を施行することが推奨されています。それ以後の抗凝固療法の継続については，左室機能の改善度合や血栓・出血のリスクを総合的に判断します。洞調律であっても低左心機能で心室瘤がある患者では，出血の問題がない限り抗凝固療法を継続するという判断もあるでしょう[3]。

まとめ！

- 心不全診療において抗凝固療法が必要な状況は多く，心房細動合併例，左室機能低下例，機械的循環補助例などが挙げられます。
- 抗凝固療法は血栓予防・出血リスクを伴う諸刃の剣であり，必要に応じてモニタリングを行って綿密に管理調整を行うことと，いつまで継続するかの判断が重要です。

文献

1) 日本循環器学会/日本不整脈心電学会. 2020年改訂版不整脈薬物治療ガイドライン. http://www.j-circ.or.jp/cms/wp-content/uploads/2020/01/JCS2020_Ono.pdf
2) Levine GN, et al: Management of Patients at Risk for and With Left Ventricular Thrombus: A Scientific Statement From the American Heart Association. Circulation 146: e205–e223, 2022.
3) Karen A, et al: Natural history of left ventricular thrombi: their appearance and resolution in the posthospitalization period of acute myocardial infarction. J Am Coll Cardiol. 15: 790–800, 1990.

4章 非薬物治療の歩き方

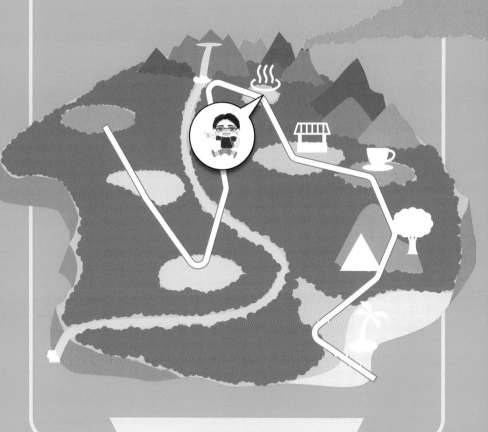

非薬物治療の温泉

4章 非薬物治療の歩き方

1 非薬物治療の歩き方

近藤 徹

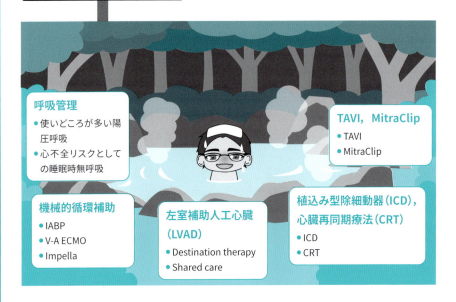

非薬物治療の基本的な考え方は？　非薬物治療はなにがある？

　心不全の治療では，薬物治療で十分な効果が見込めない場合に，急性期であっても慢性期であっても，非薬物治療が選択肢となることがあります．吹き出す間欠泉（心不全の悪化）を食い止めるためには，適切なタイミングで適切な非薬物治療を行う必要があります．そのためには，非薬物治療によってどのような効果がもたらされるか，どのような患者に適応とされるかを十分に理解することが重要です．

　心不全急性期の低酸素血症や頻呼吸に対しては，酸素投与，非侵襲的陽圧換気（NPPV），挿管下人工呼吸管理が含まれます．また，低心拍出に伴い十分な組織灌流が不足する心原性ショックでは，強心薬などで改善が不十分な場合には，大動脈バルーンパンピング（IABP），静脈動脈体外式膜型人工肺（V-A ECMO），Impellaといった機械的循環補助（MCS）が選択肢となります．

心不全慢性期の治療では，突然死の予防として植込み型除細動器（ICD）が必要となる患者がいます。また，十分な薬物治療にもかかわらず心不全症状を認め，左脚ブロックなどのwide QRSを認める症例には心臓再同期療法（CRT）が適応となることがあります。多職種による患者疾病管理と運動療法も，心不全慢性期の重要な治療の要素です。

　心不全の原因に対する治療として，冠動脈狭窄・閉塞に対しては経皮的カテーテルインターベンション（PCI）や冠動脈バイパス術（CABG），不整脈に対してはペースメーカやカテーテルアブレーション，弁膜症に対しては開胸手術による弁形成術や弁置換術，またはカテーテルによる経カテーテル的大動脈弁留置術（TAVI）やMitraClipが行われます。

　あらゆる治療にもかかわらず治療抵抗性の重症心不全に対しては，左室補助人工心臓（LVAD）または心臓移植が選択肢となることもあります。

A）呼吸管理（☞4章-2，p149）

　心不全の急性期に限らず，回復期，慢性期においても陽圧呼吸は使いどころが多いです。NPPVには持続的気道陽圧（CPAP），二相性陽圧呼吸（bi-level PAP），適応補助換気（ASV）など異なるモードがあり，心不全のさまざまなフェーズによりこれらを適切に選択する必要があります。また，回復期または慢性期には心不全リスクとしての睡眠時無呼吸の検査を行い，NPPVを導入する場合にはアドヒアランスの維持に努めることが重要です。

B）機械的循環補助（IABP，V-A ECMO，Impella）（☞4章-3，p153）

　MCSは，機器により特性，補助流量，呼吸補助の有無などが大きく異なります。病態に合わせて，MCSの種類や適応とする時期を適切に決定することが重要です。また，これらのMCSに特有の合併症を知り，予防に努めて管理を行うことが重要です。

C）左室補助人工心臓（LVAD）（☞4章-4，p158）

　植込型LVADは心臓移植までの橋渡し治療として使用されてきましたが，近年になり，長期在宅LVAD治療（destination therapy）として使用することが可能となりました。植込型LVAD装着患者は，機器管理，機器トラブルや合併症発症時の対応などに注意して生活する必要があり，地域社会全体で連携して"shared care"を行う必要があります。植込型LVADによる治療を適切な時期に行えるように，適応を理解したうえであらかじめ患者と家族に治療選択肢を説明して，早期に植込型LVAD治療に精通した医師と連携することが重要です。

D）植込み型除細動器（ICD），心臓再同期療法（CRT）（☞4章-5，p162）

　ICDは，突然死予防のための一次予防と，心室頻拍または心室細動の二次予防として適応があり，それぞれの適応推奨基準を理解することが重要です。CRTは，NYHA

心機能分類，左室駆出率，QRS幅，伝導障害のタイプ，調律によって，CRTの効果が期待できるかどうかが異なります。どのような条件だとCRTが推奨されるかを理解することが重要です。

E) TAVI，MitraClip（☞4章-6，p166）

　従来，弁膜症の手術は開胸による外科的手術が一般的でした。最近になり，カテーテルによる弁膜症の手術が可能になり，大動脈弁狭窄症に対して大動脈弁置換術を行う経カテーテル的大動脈弁留置術（TAVI）や，僧帽弁閉鎖不全症に対するMitraClipが広く行われるようになってきています。外科的手術との違いを理解して，どのような症例が適しているかをよく知る必要があります。

>> **4章 非薬物治療の歩き方**

2 呼吸管理

葛西隆敏

> **マストワード！**
>
>
>
> ❶ **使いどころが多い陽圧呼吸**：心不全では，急性期〜慢性期のどの時期でも陽圧呼吸が心不全治療の助けになります。
> ❷ **心不全リスクとしての睡眠時無呼吸**：睡眠時無呼吸は心不全の発症・進展リスクとなり，その管理も重要です。

1 使いどころが多い陽圧呼吸

心不全急性期，回復期，慢性期のそれぞれで，**陽圧呼吸（PAP）**のいずれも使いどころがあります（**図1**）。

急性期で低酸素があれば酸素投与，呼吸不全があればPAPを導入すべきです（**図2**）。酸素投与後も改善が乏しければPAPへの切替えを検討します。通常，**持続的気道陽圧法（CPAP）**を開始し，必要に応じてbi-level PAPへ変更します。**適応補助換気（ASV）**は酸素に比べて症状改善や血行動態安定化に有用とされていますが，著しい低動脈血酸素分圧（PaO_2）や，高$PaCO_2$では不適切です。これらで効果不十分であれば，気管

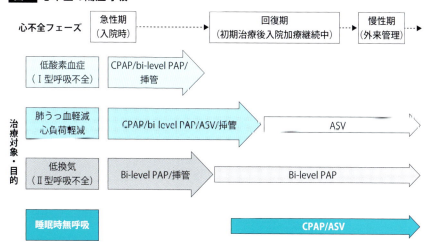

図1 心不全の陽圧呼吸

149

図2 急性期の呼吸管理

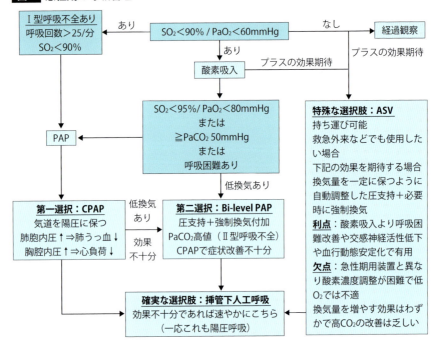

挿管し人工呼吸管理となります。

　回復期のうっ血症状軽減目的でのASV使用は，ガイドラインでクラスⅡaです。また合併が多い**睡眠時無呼吸(SA)**は予後悪化に関連するものの，PAPで改善する可能性も示されています。低換気を呈する肺疾患の合併も多く，bi-level PAPを導入することもあります。

　慢性期では，うっ血症状軽減目的でのASVは増悪の懸念があれば継続可能で，SAや肺疾患があれば適切なPAPを導入します。

2　心不全リスクとしての睡眠時無呼吸

　心不全に関連するSAは睡眠中の上気道閉塞に起因する閉塞性睡眠時無呼吸(OSA)と，心不全の影響で呼吸中枢の感度が亢進しチェーンストークス呼吸パターンを呈する中枢性睡眠時無呼吸(CSA)に大別されます(**図3**)。OSAは高血圧，糖尿病，冠動脈疾患の発症・増悪に関与し心不全リスクを上昇させ，心不全になると上気道周囲の体液貯留でOSAが悪化し，新たにCSAが出現します。いずれも予後悪化因子ですが，適切なPAPでかつアドヒアランスが保たれていれば症状・生活の質(QOL)・心機能の改善，心血管イベント予防などが期待できます。

図3 心不全で認められるSA

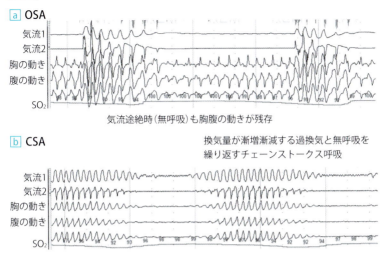

a OSA
気流途絶時（無呼吸）も胸腹の動きが残存

b CSA
換気量が漸増漸減する過換気と無呼吸を繰り返すチェーンストークス呼吸

気流途絶時（無呼吸）に胸腹の動きも消失

OSAにはCPAPですが，CSAは心不全自体に起因するため，心不全治療の適正化が重要です。そのうえで，心負荷軽減でCSA抑制にも有効なCPAPを検討します。CPAPでCSAが残存する場合はASVに切替えます。左室駆出率（LVEF）≦45%でCSA優位な症例へ前世代ASV（過剰な陽圧がかかりやすい）を用いた**大規模臨床試験（SERVE-HF）**で，副次評価項目ですが死亡率が増加していたことやCPAPよりコストがかかることも加味して慢性期ASV使用は慎重な対応が求められます。

 つまずきポイントを乗り越えよう

- 70歳代，男性。BMI 32kg/m^2，高血圧と糖尿病あり。
- 2年前に心筋梗塞と診断され，LVEF 39%であった。
- 以前よりいびきの指摘があったが，精査は行われていなかった。
- 経過中，心不全症状あり，カルベジロール10mg，カンデサルタン4mg，スピロノラクトン25mg，ダパグリフロジン10mgが導入された。息切れなし，血圧132/82mmHg，心拍数82/分。
- 感冒を契機に呼吸困難が出現し，急性非代償性心不全にて入院となった。
- 急性期，酸素吸入下でSO$_2$ 88%（PaO$_2$ 58mmHg/PaCO$_2$ 32mmHg）で呼吸困難があったが，酸素量を増加し薬物治療を強化した。
- 回復期，睡眠検査にて重症SA（OSA優位もCSA混在）を認めた。

つまずきポイント

1 OSA精査はなしでよかったでしょうか？

2 心不全治療は適正化されていましたか？

3 急性期にPAPを行うべきでしょうか？　行うとすればどのPAPがよいでしょうか？

4 回復期からSA治療を行うべきでしょうか？　行うとすればどのような治療を行うべきでしょうか？

克服法

　心筋梗塞を基礎にしたHFrEFで，もともとOSAを合併していた可能性が高く，心筋梗塞後の経過で心不全治療導入されていますが，急性増悪し入院となっています。

1 OSAへCPAPなどの治療がされていれば血圧・血糖コントロールの助けとなり，**アドヒアランス**が保たれていれば心筋梗塞の予防にも貢献したかもしれません。OSA合併が梗塞巣の回復を妨げることも報告されており，診断・治療を検討すべきであったと考えます。

2 血圧や心拍数からはHFrEF治療として適正化の余地はあったと考えます。例えばカルベジロール増量，アンジオテンシン受容体ネプリライシン阻害薬（ARNI）へ切替，スピロノラクトン増量などです。これらはSA改善効果も知られており，その面でも検討すべきです。

3 急性期は，呼吸管理の面でも，肺うっ血・心負荷軽減でもPAPを検討すべきです。CPAPで治療開始して，換気不十分ならbi-level PAPへ変更します。ASVは，急性期用装置と異なり酸素濃度が設定できないため，酸素化不十分なときは適切ではありません。

4 回復期のSAは，予後悪化に関与するもPAPで改善の可能性があるため，早期治療導入が望ましいです。入院中の導入は，問題点の拾い上げと対処が早くでき，その後のアドヒアランスにも影響します。CSAの混在はあってもまずCPAPを導入し，CSAが残存するならASVへ変更とするのが望ましいです。自然経過でCSAやSA自体も軽症化することがあり慢性期に再評価を行います。入院中に睡眠検査やPAP導入が難しい施設が多く，退院後でよいので早期の評価をお勧めします。**LVEFの保たれた心不全（HFpEF）** でも各フェーズでの対応は同様です。HFpEFでは合併症管理が重要ですので，SAの診断・治療は積極的に検討されるべきです。

まとめ！

- ● PAPによる呼吸管理はさまざまなフェーズで心不全治療の助けとなります。
- ● SAは心不全予防として重要で，その診断・治療は積極的に行う必要があります。
- ● PAPはアドヒアランス維持が重要で，むしろ導入後の管理が大切です。

> **4章 非薬物治療の歩き方**

3 機械的循環補助
(IABP, V-A ECMO, Impella)

大竹正紘・朔 啓太

マストワード！

❶ **IABP**：心拍出量の補助は限定的ですが，圧補助による冠灌流圧維持が可能なデバイスです。

❷ **V-A ECMO**：強力な流量補助が得られるデバイスです。しかし，総血流の増加により，左室の後負荷は増大します。

❸ **Impella**：左室減負荷と流量補助を同時に行うデバイスです。心原性ショックのみならず，ハイリスクPCIや心筋梗塞，さまざまな心不全デバイス治療との併用において有効性が期待されています。

わが国で現在使用されている経皮的な機械的循環補助(MCS)は大動脈バルーンパンピング(IABP)，静脈動脈体外式膜型人工肺(V-A ECMO)，循環補助用心内留置型ポンプカテーテル(Impella)の3種類です。それぞれのデバイスがもつ特徴を解説します。

1 IABP

IABPは20～40mLのバルーンカテーテルを患者の下行大動脈に留置し，心拍に同期して拡張・収縮を繰り返すデバイスです。拡張期にバルーンを拡張することで**冠灌流圧を増加(diastolic augmentation)**させ，収縮期にバルーンを急速に収縮することで**左室後負荷を減少(systolic unloading)**させます。心室圧容積関係(PV loop)においては，左室後負荷が減少することで一回拍出量(SV)が増加し，左室の仕事量を反映する圧容積面積(PVA)が減少します(**図1a**)。SVの増加量は条件により変化しますが，15%程度といわれています。ほかのデバイスと比べカテーテル径は6～8Frと小さく低侵襲であることから，経皮的冠動脈インターベンション(PCI)時の循環補助や心原性ショックに対して広く用いられてきました。しかしながら，大規模ランダム化比較試験(RCT)[1]では心原性ショック症例に対してIABP使用の優位性は示せず，わが国のガイドライン上でも心原性ショック時のルーチンでのIABP使用は避けるようになっています。循環が不安定な患者すべてに有効というわけにはいきませんが，薬物治療抵抗性の中等度心原性ショック症例や虚血性心疾患症例では，著明な心機能・循

図1 各MCSの特徴

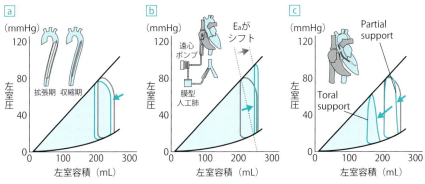

□ ：PVA

a：IABP。収縮期の圧負荷を低減することでSVが増加し，PVAが減少する。
b：V-A ECMO。総血流増加によりEaは右上方にシフトする結果，loopは右上方へシフトし，PVAは増加する。
c：Impella。Partial supportではPVAは軽度減少する。Total supportでは左室拍出はなくなり，完全にImpella循環になることで，PVAは著明に縮小する。

環維持効果を示す場合もあります。

　離脱はアシスト比を2：1，3：1と徐々に低下することで，サポートがなくなることによる心不全悪化徴候（心拍数・肺動脈楔入圧の上昇，乳酸値の上昇など）の有無を確認し，抜去の可否を判断します。

2 V-A ECMO

　V-A ECMOは遠心ポンプにより右房や下大静脈から脱血し，大腿動脈に送血する**強力な流量補助**デバイスです。逆行性送血が非生理的な循環であることに加え，総血流の増加は左室後負荷にもつながることが重要です。V-A ECMOの補助流量は遠心ポンプの回転数だけでなく，送血管や脱血管のサイズ，位置，圧（吸入口および送血口周囲の圧）に影響を受けます。ECMOカニューレは14～21Frの送血管，18～24Frの脱血管が用いられることが多く，補助流量は平均2～4L/分以上と，心拍出量の大部分を補えることができます。PV loopにおいては，総血流増加はEaラインの上方シフトとなり，loopは右上方へシフトします（**図1b**）。PV loopにおけるPVAの増大こそがV-A ECMOの後負荷増加の本質です。流量が増えることは，その分，後負荷が増えることを意味するので，特に心機能が低下した症例では肺うっ血となる場合があります。肺うっ血が増悪すると，肺で酸素化することができなかった血液を自己心からの拍出によって脳へ送ってしまう**differential hypoxia**が発生する可能性があり，自己心拍

出とECMO流量の境界（mixing zone）を意識することが重要です。また，血栓形成を予防するためには抗凝固療法が不可欠です。一般的には未分画ヘパリンが使用されることが多く，活性化部分トロンボプラスチン時間（APTT），活性化凝固時間（ACT）を用いてモニタリングすることが多いですが，循環不全の状態では凝固因子の変動をきたすため，思わぬ出血などの合併症には注意すべきです。

適応は重症心原性ショック，重症心不全，急性肺塞栓症などの疾患に加え，敗血症性ショック，偶発低体温症など非心臓疾患による循環不全をきたす疾患と，心機能の回復が期待され，適切な心肺蘇生が施行されている心肺停止症例の蘇生に使用されます[2]。心機能や多臓器障害が改善するまでの短期間（数日〜数週間）の使用に限られるデバイスのため，改善に乏しい場合は，次の一手を検討する必要があります。

離脱は補助流量を0.5L/分ずつ下げ，自己心指標と臓器障害の指標を評価し，ある程度までウィーニング（目安は回転数2,000/分）できたところでクランプテストを行い，離脱可能かの最終判断をします。

3 Impella

Impellaは小型軸流ポンプを内蔵したカテーテルにより，左室の血液を大動脈へ送ることで左室の負荷を減らすことと，流量の補助を同時に行うデバイスです。わが国では現在，主にImpella CP，5.5の2種類が使用されており，最大補助流量はそれぞれ3.7と5.5L/分です。特にImpella CPは14Frのカテーテルを用いて大腿動脈から短時間で挿入できるため，わが国においても急速に普及しました。Impellaは，自己心拍出が残っている **partial support** の状態と，完全にImpella依存の循環となり自己心拍出がなくなる **total support** の状態があります。Total supportでは左室はImpellaの吸入口へのみ拍出する低後負荷状態になることから，PV loopは大きく左下方に移動し，PVAは著明に縮小します（**図1c**）。

適応は心原性ショックなどの薬物抵抗性の急性左心不全（急性心筋梗塞や拡張型心筋症や虚血性心筋症などの慢性心不全の増悪例，劇症型心筋炎，機械的合併症など）に限られています。近年，心筋梗塞に伴う心原性ショックにおいて有用性が示されました[3]。また，心筋梗塞において再灌流療法を行う前にImpellaで左室減負荷を行うことで心筋梗塞サイズの減少を狙えることが動物実験で明らかになり[4]，大規模RCT（STEMI DTU，NCT03947619）が進行中です。米国では，高リスクPCIにも適応があります[5]。

離脱はサポートレベルを段階的に落とし，循環動態を確認することで判断します。また，離脱できない場合は高流量デバイスへのエスカレーションやほかのMCSへの切り替え，2021年に保険償還されたdestination therapy（DT：長期的なLVAD療法）への移行，心臓移植への移行などを検討する必要があります。

症例 — つまずきポイントを乗り越えよう

- 糖尿病の既往のある60歳代，男性．数日間の胸部不快感を主訴に救急要請した．
- 心電図検査，採血検査で急性冠症候群を疑い，緊急で冠動脈造影を行ったが，有意な冠動脈狭窄はなかった．経胸壁心エコー図検査では左室駆出率（LVEF）40％程度とびまん性に低下していた．
- 心筋生検で心筋にリンパ球浸潤が認められ，急性心筋炎と診断された．初日はドブタミンの投与を行っていたが，低心拍出症候群が進行し，2日目にはV-A ECMOとImpella CP（ECPELLA）でのMCSを開始した．
- 徐々にLVEFは改善したが，V-A ECMOの離脱が困難で，かつImpellaもサクションが増加し，管理に難渋した．第11病日に離脱に向け吸入一酸化窒素（NO）療法を開始し，肺血管抵抗への介入を行ったところ，右心機能の改善を認め，第19病日にはV-A ECMOを離脱し，第23病日にImpella CPを離脱できた．

つまずきポイント

1. ECPELLAはどのような症例に優先的に選択されるでしょうか？
2. ECPELLA中の血行動態を説明できますか？
3. ECPELLA管理における吸入NO療法の効果が説明できますか？

克服法

　重症ショック症例に対してImpellaとV-A ECMOを併用した**ECPELLA**とよばれる治療法が行われており，わが国ではImpella症例の約半数にのぼります．V-A ECMOで血行動態を維持しつつ，左室の減負荷が可能となるため，適切に管理すれば両者の利点を活かせます．現時点においては，明確な臨床エビデンスはありませんが，適応や循環管理，アクセスサイト，合併症の管理などさまざまな点を最適化することでこれまでに救えなかった重症患者の予後を改善することが期待されています．

1. ECPELLAは，きわめて重症な心原性ショックやImpellaの補助流量では不十分であるケース，右心不全，自己肺で酸素化が維持できないケースが選択肢となります．右心不全の診断には，右心カテーテル，心エコー図での評価が重要となるので，入院時から血行動態を的確に評価し，ほかのサポート手段で改善が乏しい場合，ECPELLAを検討する必要があります．
2. ECPELLAではPV loopにおいてV-A ECMOによる拡張期圧および拡張期容積の上昇をImpellaにより減少できるため，PVAがV-A ECMO補助下にもかかわらず減少することがわかります（図2）．左室腔が著明に小さくなることでサクションが起こ

図2 ECPELLA

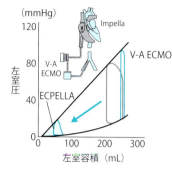

V-A ECMOによる左室負荷をImpellaにより減少できる。調節方法を工夫することで，左室圧をほぼゼロに近付け，PVAを著明に縮小する管理も可能となる。

りやすくなるため，送血不良や溶血などの問題が起こりやすいです。Impellaの位置調整，輸液管理などで左心への安定灌流を目指すことが重要です。

3 吸入NO療法は選択的に肺血管抵抗を低下させます。右心不全を合併した重症例やV-A ECMO離脱において，右室後負荷を低減させることは左心灌流を安定化することに直結します。吸入NO療法は合併症が少ない肺血管抵抗への介入方法で，短時間で効果が現れる点も特徴です。

まとめ！

- IABPは低侵襲で使用しやすいMCSといえます。ショックの程度や虚血の有無などを確認し，適応をしっかり検討して使用しましょう。
- V-A ECMOは強力な流量の補助ができ，心停止時にも使える唯一のデバイスですが，出血や肺うっ血，differential hypoxiaなど管理上注意すべき点が多く存在します。
- Impellaは循環動態を改善させ，左室の減負荷も可能なデバイスです。Partial supportとtotal supportでは左室の減負荷の程度は大きく異なります。

文献

1) Thiele H, et al: Intraaortic balloon support for myocardial infarction with cardiogenic shock. N Engl J Med 367: 1287–1296, 2012.
2) Richardson AC, et al: Extracorporeal cardiopulmonary resuscitation in adults. Interim guideline consensus statement from the Extracorporeal Life Support Organization. ASAIO J 67(3): 221–228, 2021.
3) Møller JE, et al: Microaxial Flow Pump or Standard Care in Infarct-Related Cardiogenic Shock. N Engl J Med 390(15): 1382–1393, 2024.
4) Saku K, et al: Left ventricular mechanical unloading by total support of Impella in myocardial infarction reduces infarct size, preserves left ventricular function, and prevents subsequent heart failure in dogs. Circ Heart Fail 11(5): e004397, 2018.
5) Lawton JS, et al: 2021 ACC/AHA/SCAI guideline for coronary artery revascularization: Executive summary: A report of the American College of Cardiology/American Heart Association Joint Committee on Clinical Practice Guidelines. Circulation 145(3): e4–e17, 2022.

>> 4章 非薬物治療の歩き方

4 左室補助人工心臓（LVAD）

藤野剛雄・阿部弘太郎

> **マストワード！**
>
>
>
> ❶ **Destination therapy**：長期在宅左室補助人工心臓（LVAD）治療のことで，植込型LVADの適応です。
> ❷ **Shared care**：植込型LVAD患者の在宅管理を支えるための地域連携体制のことです。

1 Destination therapy （DT：長期在宅左室補助人工心臓治療）

A）左室補助人工心臓（LVAD）による重症心不全治療

慢性心不全は進行性の病態で，病期分類としてステージA〜Dに分類されています。おおむね年間2回以上の心不全入院を繰り返し，有効性が確立しているすべての薬物治療・非薬物治療について治療ないしは治療が考慮されたにもかかわらずNYHA心機能分類Ⅲ度より改善しない患者は「ステージD：治療抵抗性心不全ステージ」と定義されます。ステージD心不全患者の予後や生活の質（QOL）を劇的に改善させる治療法の1つが，**植込型LVAD**です[1]。

LVADは，血液ポンプが体内にあるか体外にあるかで体外設置型LVADと植込型LVADに分類されます。従来わが国では体外設置型LVADを装着し，何年間も心臓移植を待機する重症心不全患者が多数いました。患者は自由に動くことができず，合併症リスクも高いきわめて困難な治療でした。2011年に植込型LVADが保険償還されて以降は在宅管理が基本となり，重症心不全患者が社会復帰を目指す治療となりました。LVAD治療は，体外設置型LVADによる"救命のための治療"から，植込型LVADによる"QOLのための治療"に変貌を遂げたといえます。

B）現在のLVAD治療とDT

植込型LVADは，ポンプ本体を横隔膜上に設けたポンプポケットもしくは心囊内に直接挿入し，左室心尖部から脱血し，送血グラフトを介して上行大動脈に送血するというシステムです。腹壁を貫通するドライブラインによって，体内のポンプと体外部分であるコントローラおよびバッテリーが接続され，患者はコントローラおよびバッテリーを携帯したまま行動します（図1）。現在，第三世代植込型LVADとよばれ，磁

図1 植込型 LVAD の模式図

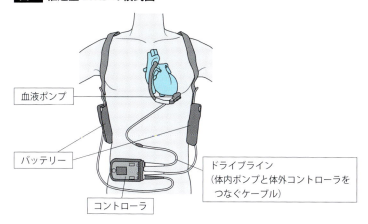

気浮上により非接触軸受を実現した遠心ポンプであるHeartMate 3（アボット社）が世界中で使用されています。デバイスの進歩に伴いLVADの臨床成績は劇的に改善しており，今後もさらなる進化が期待されています[2]。

2011年の保険償還以降，植込型LVADは心臓移植までの橋渡し治療として使用されてきました。2021年，心臓移植適応のない患者に対する**DT**が開始され，徐々にわが国に根付きつつあります。最近では新規植込型LVAD患者の半数以上はDTとなっており，今後も在宅で生活するDT患者が大幅に増加すると予想されています[3]。

2 Shared care

植込型LVAD装着手術後，患者は退院して自宅で生活することができます。心不全症状が軽快し，QOLの改善が期待できる一方，バッテリー交換や充電などの機器管理，ドライブライン皮膚貫通部のケア，機器トラブルや合併症発症時の緊急時対応など，特有の注意を払いながら生活する必要があります（**表1**）。

表1 植込型 LVAD の主な合併症

心臓に関連したもの	LVADに関連したもの	そのほか
・不整脈 ・右心不全 ・大動脈弁逆流	・装置の不具合 ・感染症（ドライブライン・ポンプポケット） ・ポンプ血栓症	・神経機能障害（脳出血・脳梗塞） ・消化管出血

植込型LVAD患者が自宅で安全に生活するためには，手術を行う補助人工心臓（VAD）実施施設，管理を担うVAD管理施設や基幹病院，在宅ケアを担う在宅医療，さらには緊急時搬送にかかわる救急隊，社会復帰した際の職場や学校など，地域社会全体が連携することが必要です。このような体制を"**shared care**"とよびます。特にDTにおいては生涯を植込型LVADで生活することになり，いずれ訪れる人生の終末期のすごし方は重要な課題です。DT患者の増加に合わせ，**遠隔期・終末期までシームレスに患者をサポート**するshared careの体制構築が急務です。

症例 — つまずきポイントを乗り越えよう

- 60歳代，男性。10年前に心不全を発症し，拡張型心筋症と診断された。内服治療を開始され，5年前に両室ペーシング機能付き植込型除細動器（CRT-D）植込み術を施行された。
- 最近，階段の上り下りで息切れを感じることが増えてきた。主治医からは「徐々に心不全が悪くなっている」といわれている。

つまずきポイント

1. 植込型LVAD治療を検討する最適なタイミングはいつでしょうか？
2. 植込型LVAD治療の適応を考えるうえで重要なポイントはなんでしょうか？
3. 患者にはどのように説明するべきでしょうか？

克服法

　本症例は10年の経過で徐々に心機能が低下しており，日常生活に支障が出始めています。心不全患者は低心機能状態に慣れており，無意識のうちに活動を制限しているため，注意深く問診しないと日常生活の制限を聞き出せないことがあります。本症例は入院治療を必要とする心不全を発症していませんが，慢性心不全は進行性の病態であり，今後も徐々に悪くなる可能性が高いと考えられます。

1. 慢性心不全の治療においては，長期的な視野に立って患者と向き合っていくことが重要です。現時点で，将来的な治療選択肢としてDTの可能性を説明するべきと考えます。そして，植込型LVAD治療に精通した医師の外来を受診するよう勧めましょう。最初は「そこまで治療はしたくない」という反応がほとんどですが，それでも将来に備えて治療選択肢を早めに提示し，患者と家族が十分に考える時間が

あることが重要です。

2 まず，心不全に対する標準的な治療がきちんと行われているかを再度確認してください。**診療ガイドラインに基づく標準的治療（GDMT）**の導入・強化は最も重要です。そのうえで，心不全以外の予後を規定する併存症（悪性疾患など）がないかどうかを確認してください。**家族のサポート体制**も重要ですが，介護者の要件は時代とともに変化しています。2024年4月より，植込型LVAD装着手術後初回退院から6カ月以降は，条件が整えば同居の家族は必須ではないとされています。最新の情報に基づいて患者・家族に説明することが重要です。

3 実際に植込型LVADをみたことのない患者・家族に，治療の説明をするのは簡単ではありません。「心臓の手術をする」，「機械の心臓を入れる」といった説明に拒否反応を示す患者も多いでしょう。「救命や延命のための治療」ではなく，「今より元気に暮らすための治療」であることを説明しましょう。そのうえで，まずは植込型LVADに精通した医師の外来受診を勧めましょう。施設によっては実際の植込型LVAD患者や家族に面会してもらうなど，患者に具体的なイメージをもってもらうための工夫をしています。また，当初は拒否反応を示していた患者でも，病状の進行とともに現実的な治療選択肢として受け入れていくこともあります。一度の判断で方針を決めるのではなく，**継続した意思決定支援**が重要で，それは医師だけではなく多職種によるサポートによって成り立つものと考えます。

まとめ！

- デバイスの進歩とともに植込型LVADの治療成績は向上しています。
- 心臓移植待機期間中の使用だけでなく，DTが開始され，生涯を植込型LVADとともにすごす人が増えています。
- 人生の最終段階にいたるまで植込型LVAD患者の生活を支援するshared careがますます重要となっています。

文献

1) 日本循環器学会・日本心不全学会：急性・慢性心不全診療ガイドライン（2017年改訂版）. http://www.j-circ.or.jp/cms/wp-content/uploads/2017/06/JCS2017_tsutsui_h.pdf
2) Mehra MR, et al: A Fully Magnetically Leviated Left Ventricular Assist Device – Final Report. N Engl J Med 350: 1618–1627, 2019.
3) Kinugawa K, et al: Consensus Report on Destination Therapy in Japan – From the DT committee of the Council for Clinical Use of Ventricular Assist Device Related Academic Societies. Circ J 85: 1906–1917, 2021.

5 植込み型除細動器（ICD），心臓再同期療法（CRT）

門田宗之

マストワード！

- ❶ 植込み型除細動器（ICD）：心臓突然死予防デバイスです。
- ❷ 心臓再同期療法（CRT）：特定の条件下で適応となる心不全専用のペースメーカ治療です。

1 植込み型除細動器（ICD）

　ICDは通常のペースメーカに抗頻拍ペーシング（ATP）機能とショック通電機能を搭載した植込み型心臓デバイスで，致死性心室不整脈に自動で治療を行います．ICDは**心臓突然死予防**としての位置付けが確立しており，植込みの適応については一次/二次予防，心機能や疾患ごとに詳細に分類されます（簡易版を**図1**に示します）．

　また，ICDには通常の経静脈リードを用いるものに加え，完全皮下植込み型除細動器（S-ICD），着用型自動除細動器（WCD）などの種類があり（**図2**），S-ICDは静脈リードによる通常のICDと比べて感染リスクが低く，抜去も容易である反面，ATPを含めたペーシングができません．WCDは主に，ICDの適応があるものの一期的に手術が行えないような症例で最大3カ月間が保険適用です．

2 心臓再同期療法（CRT）

　心不全においては，心室内伝導障害（特に**左脚ブロック**）から左室収縮の同期不全（**dyssynchrony**）を生じ，心拍出量のさらなる低下を引き起こすことがあります．CRTはこのdyssynchronyを解消し，心不全悪化を防止あるいは心機能を向上させ，自覚症状や予後の改善をもたらします（**図3**）．CRTは除細動機能も搭載した両室ペーシング機能付き植込型除細動器（CRT-D）と，両室ペーシング機能のみの両室ペースメーカ（CRT-P）に区別されます．CRTのよい適応は以下を満たす症例であり，必然的に前述のICD（この場合だとCRT-D）適応を満たす症例が多くなります．

- 最適な薬物治療を行っても症状と低左室機能が残存する（NYHA心機能分類≧Ⅱ度かつ左室駆出率〔LVEF〕≦35％）

図1 主な心不全/心筋症におけるICD植込みの適応フローチャート（簡易版）

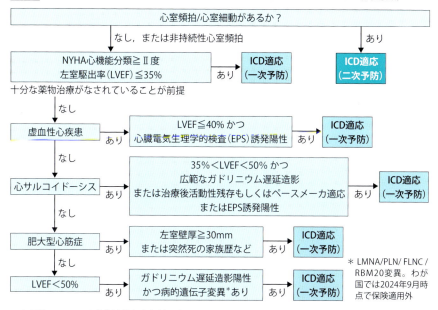

一次予防については非持続性心室頻拍の有無で，二次予防については薬物・カテーテルアブレーションを含む治療の有効性などによって推奨クラスが変化する。心筋梗塞の場合は発症後40日，血行再建後90日後に評価することとし，発症48時間以内の致死性心室不整脈は適応に含まない。

図2 ICDのバリエーション

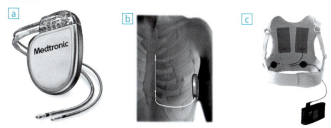

a：経静脈電極によるICD（画像提供：日本メドトロニック社）
b：S-ICD（画像提供：ボストン・サイエンティフィックジャパン社）
c：WCD（画像提供：旭化成ゾール・メディカル社）

● QRS幅≧120〜150ミリ秒の左脚ブロックを呈する心不全症例

　QRS幅については，より幅広い症例ほど効果が高いことが知られているので，特にQRS幅が短めの症例への植込みは慎重になるべきです。慢性心房細動の症例ではもともと心房機能が廃絶していること，設定心拍数を上回る自己心拍が続くと両室ペーシングが機能しないことなどから有効性が低く，十分な両室ペーシング率を確保するこ

図3 CRTのイメージ図

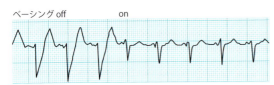
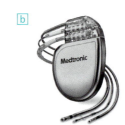
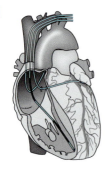
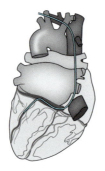
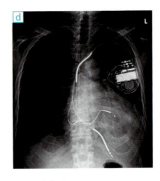

a：心電図。両室ペーシングにより心室同期不全が改善され、narrow QRSとなる。
b, c：CRTの概観と電極留置部位。通常の右房と右室に加え、冠静脈洞に逆行性にリードを挿入し、左室心外膜側よりペーシングを行う。
d：CRT-D植込み後の胸部X線像。

とが重要です。またLVEFの低下した心不全（HFrEF）症例で、房室ブロックなどにより新規にペースメーカを要する場合でも、右室ペーシングに伴うdyssynchronyを防ぐ目的でのCRTが考慮されます。

つまずきポイントを乗り越えよう

症例

- 60歳代後半、男性。15年前に拡張型心筋症と診断され、β遮断薬、アンジオテンシン変換酵素（ACE）阻害薬、ミネラルコルチコイド受容体拮抗薬（MRA）と利尿薬での加療を受けている。
- NYHA心機能分類Ⅱ度の症状を有し、心エコー図ではLVEF 30％、経過中に心電図で左脚ブロックが進行（QRS幅140ミリ秒）、また非持続性心室頻拍も捕捉されていたので、CRT-D植込みを行った。
- 植込み8カ月後に「ショックが落ちたようだ」と来院した。デバイスチェックを行ったところ持続性心室頻拍が起きており、入院のうえ抗不整脈薬を追加した。
- 心室頻拍は抑制され退院となった。退院日に患者から「車の運転に支障はないですよね？」と質問があった。

つまずきポイント

1 植込み前後の心不全薬物治療は適切でしょうか？

2 ICD/CRT-D植込み後，致死性不整脈はどのようにチェックしているのでしょうか？

3 今後の運転の制限についてどう説明すべきでしょうか？

克服法

1 ICD（CTR-Dの除細動機能）は，生じた致死性不整脈を停止させることを目的としていますが，この発生自体を防ぐためには多くの場合，薬物治療が併用されます。ここで留意すべきは，実は突然死予防においてはHFrEFに対する至適薬物療法（OMT）が大きな役割を担っていることです。抗不整脈薬も重要ですが，同時にfantastic fourを土台とする最適な薬物治療へと投薬内容を見直してください。

2 ICD/CRTもペースメーカと同じく，数カ月～半年ごとにデバイス外来への受診によって不整脈のチェックを行いますが，これに加え「遠隔モニタリング」機能が現時点の全機種で実装されています。これはデバイスが記録した情報を，専用モジュールを使って家庭から自動送信することで，医療従事者へ早期に情報伝達できるものです。ショック作動などのイベントが生じた際にはアラート送信機能も備えているため，いち早く医療者側が致死性不整脈を察知することができます。

3 ICD植込み後の運転制限については基準があり，本症例のような適切作動例では3カ月間の運転制限が設けられています。道路交通法にも規定されていることですので，把握しておきましょう。

まとめ！

- ICDは心臓突然死予防，CRTは左脚ブロックを伴うHFrEF治療の目的で適応を考慮するデバイス治療です。
- ICD/CRTと至適な薬物治療との併用が前提となるため，植込み前後やショック作動時などは特に留意しましょう。

6 TAVI, MitraClip

有田武史

> **マストワード！**
>
> ❶ **TAVI**：外科的大動脈弁置換術とほぼ同等の臨床的効果をもつと同時に圧倒的な低侵襲性により，近年世界中で爆発的に症例が増えています。しかしながら，解決されない弱点もあります。
> ❷ **MitraClip**：TAVIほど万能ではありませんが，症例を選べば低侵襲できわめて効果の高い治療です。洗練された経食道心エコー図像なしで治療することは不可能であり，ハイレベルなチームワークが求められます。

1 経カテーテル的大動脈弁留置術（TAVI）

　TAVI（タビ）といいます。発祥はフランスです。フランス語ではta vieといえば"あなたの人生"という意味らしく，高齢の手術不可能な患者に対して選択されることが多かった初期のイメージと重なり，TAVIという言葉がよく用いられました。一方米国では，外科的大動脈弁置換術（SAVR）と対比するように経カテーテル的大動脈弁置換術（TAVR：タバ）が一般的になりました。

　本手技は硬くなった自己の弁の内側に折り畳んだ新しい弁を入れてバルーンによってあるいは自己拡張によって留置する手技です。そのため置換（replacement）ではなく，留置（implantation）が正しい表現になります。通常1時間前後で終わる手技であり，対象となる患者が高齢者や併存疾患の多い患者であれば，外科手術と比較して大きなメリットがあります。2013年にわが国に導入された当初は手術不可能あるいはハイリスクな患者に対してのみTAVIは認められていました。その後徐々に中・低リスクの患者に対してもTAVIはSAVRと比較しても劣らないという結果が出たことを受け，2020年のわが国の弁膜症ガイドラインでもすべての手術リスクの患者に対してTAVIと**SAVR**を検討するようになりました。

　TAVIの弱点として，耐久性，アクセスルート，弁輪破裂や冠動脈アクセス，房室ブロック，弁周囲逆流などが懸念材料として残っています。合併症が起こったときの重篤さは計り知れないものがあり（**図1**），やはり心臓外科医と一緒に治療を行う必要があります。

2 MitraClip

　MitraClipはアボット社の提供する商品名です。最近エドワーズライフサイエンス社のPascalという同様のコンセプトをもつデバイスもわが国で使用されるようになってきたため，TAVIのように普遍的な名称を付けようと最近ではtranscatheter edge-to-edge repair（**TEER：ティア**）といわれることが多いです。

　MitraClipは，経静脈的に左房まで進めたカテーテルのなかからMitraClip（現在では4種類のタイプがあります）を左房から左室へと挿入し，左室側から僧帽弁前尖と後尖をクリップで挟み込む手技です（**図2**）。洗練された経食道心エコー図検査の3D画像を多用しながら治療を進めていきます。外科手術とは対局にあり，逆流が出ているところをうまくつまめば逆流がなくなるというなんとも原始的な治療ですが，症例を選べば爆発的に効きます。なにしろ穿刺するところが大腿静脈1カ所ですから，外科的手術とは比べものにならないほど低侵襲です。逆流がA2/P2から発生するようなタイプの**僧帽弁閉鎖不全症（MR）**が最も治療しやすいとされています。正しい位置にクリップを挟むことができれば劇的に逆流は減少しますが，デバイス周辺あるいはcleft部位から逆流が残存することがしばしばあり，それらは治療が難しいことがほとんどです。あまり深追いするとクリップで腱索や弁尖を傷付けたり，クリップで挟んだ後に僧帽弁狭窄症になったりします。逆流はなくなったけど，狭窄症になりました，ではなにをやったのかわかりません。そのあたりの駆け引き（どこまで攻めるか）が難しいのが，この治療の一番のポイントでしょう。

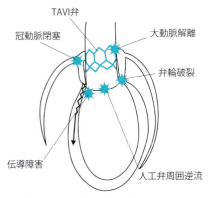

図1 TAVI留置の際の合併症

近接心筋脈管構造に対して過度なストレスがかかると合併症が生じやすい。

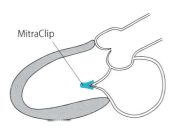

図2 経皮的僧帽弁接合不全修復術

MitraClipは左室側からクリップを挿入し，僧帽弁前尖と後尖を挟み込む。

> **症例** つまずきポイントを乗り越えよう

- 70歳代，男性．右冠動脈に対する経皮的冠動脈インターベンション（PCI）を10年以上前に一度受けたことがあり，高血圧，脂質異常症に対して定期的に薬物治療を受けていた．
- 3カ月前から労作時呼吸困難が，2週間前より夜間臥床時の息苦しさがあり，急性心不全にて入院となった．
- 心エコー図では左室駆出率（LVEF）35％，左室拡張末期径50mm，左室収縮末期径40mmであり，大動脈弁は非常に硬化しており大動脈弁弁口面積は0.6cm^{2}程度であった．最大弁通過血流速度は2.8m/秒，平均圧較差は20mmHgであった．同時に重症MRを認めた．明らかな腱索断裂，弁尖逸脱は認めなかった．
- 年齢も比較的若く外科手術が選択され，結果的に大動脈弁置換術（AVR），僧帽弁置換術（MVR）が行われた．術後心機能回復が悪く，体外式膜型人工肺（ECMO）を1週間，人工呼吸器管理を2週間必要とした．

つまずきポイント

1 本当に外科的手術でよかったのでしょうか？
2 MRのメカニズムは機能性（二次性）でしょうか？
3 大動脈弁狭窄症（AS）をTAVIで治療し，少し経過をみてMRがやはり残存するようであればMitraClipでもよかったのではないでしょうか？

克服法

1 LVEFの低下した心不全（HFrEF）で，有意なASおよびMRを併発しています．確かに70歳代と比較的若い年齢ですが，2つの弁を一度に直す二弁置換術（DVR）はハイリスクな外科治療です．ましてやLVEFが低下している心臓に対して行った場合は，さらなる心機能低下を招くことがあります．なんとか手術は乗り切れたものの，その後ECMOなどの生命補助装置を必要としたのでは，予後不良といえると思います．
2 病態の主役は誰なのかを考えましょう．収縮能のみが低下していく疾患としては，心筋症や虚血性心筋症が考えられますが，今までの経緯からするといずれも考えにくいような気がします．そうすると，ASかMRが主役でしょうか？　重症MRのなれの果てでLVEFが低下することはしばしばありますが，その際は通常は左室拡大を伴います．また，腱索断裂も逸脱もない状態でMRが最初から重症ということも考えにくいです．そうすると，やはりASが主役ではないかと考えます．ASがあまりにも重症であるために徐々に心機能が低下し収縮能も落ちてくると，反対に最大弁通過速度も低下し，いわゆる**低流量低圧較差重症AS（low flow, low gradient**

severe AS）と診断されます．左室収縮障害は高率にtetheringという僧帽弁の閉鎖不全機構を併発し，重症MRが惹起されます．

3 一度に2つの弁を治す外科的DVRではなく，まずは主役のASに対してTAVIを行い，その後経過をみながらMRが改善すればそれでよし，もし改善しなければMitraClipという選択肢が現時点で最も侵襲度が少ないのではという考えが出てきます．TAVI施行後，左室にとっての後負荷が減弱するとMRも減弱する現象はよくみられます．一方，MitraClipを仮に行うとしても，僧帽弁の弁尖が比較的きれいで，逆流が真ん中（A2/P2）から出ているのであれば，手技成功率はきわめて高くなります．確かに外科的に一遍に治す方法と比べるとまどろっこしいと思うかもしれませんが，さまざまな弁機能不全をカテーテルで治せるようになった構造的心疾患（SHD）インターベンションの時代では，むしろそれぞれの弁機能不全の原因を分析し，弁だけでなく左室を中心とする心臓全体に対する最適解を導き出すことが可能となります（**図3**）．

図3 連合弁膜症と心不全

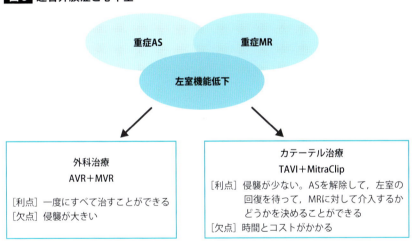

このようなケースでは外科治療とカテーテル治療のどちらが適切か，症例ごとに内科・外科のチームでディスカッションを行う．

まとめ！

- 機能不全をきたしている部位をすべて一遍に治そうとするのが外科治療です．手術リスクの低い患者についてはそれでもよいかもしれません．
- 手術リスクの高い患者に対しては，病態の構造をみきわめることで最も中心に存在する機能構造異常に対して低侵襲カテーテル治療を施すことが可能で，多くの場合有効です．

5章 管理の歩き方

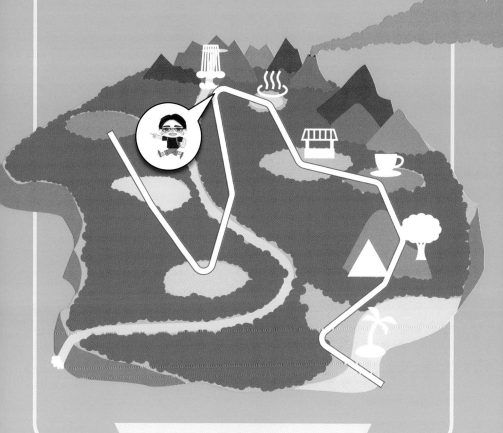

管理の滝

5章 管理の歩き方

1 管理の歩き方

岸　拓弥

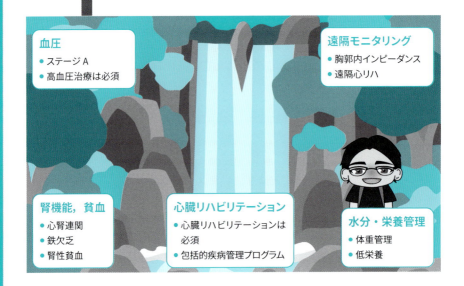

心不全管理はなにが大事？

　ようこそ心不全「管理の滝」へ．本章では，心不全という滝の流れを少しでも安定させるために必要なことについて，血圧，腎機能，貧血，水分・栄養管理，さらには適切な心臓リハビリテーションや遠隔モニタリングの項目を，それぞれの専門家が解説します．これらの項目を適切かつ十分に管理することで，不安定な心不全を短期間かもしれませんが安定した状況で維持することが可能になります．

A) 血圧（☞5章-2，p174）

　高血圧は心不全症状や器質的心疾患が明らかではない心不全ステージ分類Aになりますが，ステージB，さらにはCへと将来的に進行する可能性が高いだけでなく，すでにステージBあるいはCに進行している状態であることが少なくありません．高血圧患者数は国内に4,300万人と推定され，その73%が降圧不十分であり，いわば心不

全発症・増悪のハイリスク状態です。したがって,「急性・慢性心不全ガイドライン（2017年改訂版）」においてすでに心不全予防のために高血圧治療は強く推奨されています。高血圧患者で血圧コントロールが良好かつ心不全症状や器質的心疾患もない,と判断するのは容易ではなく,家庭血圧を根拠に高血圧治療を行いながら,問診・診察・各種検査を定期的に行うことが重要です。

B) 腎機能，貧血 (☞5章-3，p179)

心臓と腎臓,貧血はお互いに関係し合うため,腎機能だけ,貧血だけを診るのではなく,包括的な管理が必要です。つまり腎機能が悪い患者にこそ,十分な心不全治療,特に心保護薬が必要です。ただし,心保護薬投与後は腎機能や電解質をしっかりフォローしましょう。また,貧血は鉄欠乏だけでなく腎性貧血も心不全では多く合併し,心不全の治療が貧血の治療につながる可能性もあります。

C) 水分・栄養管理 (☞5章-4，p183)

心不全ステージA,Bでは危険因子の是正が必要で,適正体重となるようエネルギーコントロールや減塩をすることが大切です。特に,短期間での急激な体重増加は体液貯留によるものであり,減塩は重要な介入になります。一方で,中～長期的な意図しない体重減少は脂肪や骨格筋の減少,つまり低栄養を考える必要があり,低栄養は予後を悪化させるため栄養状態の改善が必要です。しかし栄養療法は個別性が高く,簡単なことではありませんので,多職種による多角的なアプローチが大切です。

D) 心臓リハビリテーション (☞5章-5，p188)

心臓リハビリテーションは運動療法だけではありません。栄養指導や心不全増悪因子の是正,疾病管理,心理的サポートなどを含む多面的かつ包括的な介入プログラムです。まさに,この5章全体ともいえます。心臓リハビリテーションは運動耐容能改善,心不全増悪による再入院抑制,長期予後を改善する効果があり,ガイドラインでも実施が強く推奨されています。また,強心薬静脈内投与中や左室駆出率が低下している場合にも心不全増悪に注意しながら心臓リハビリテーションを実施することが可能です。

E) 遠隔モニタリング (☞5章-6，p194)

心不全診療で有用な遠隔モニタリングには,胸郭内インピーダンスや肺動脈圧モニタリングデバイス,そしてウェアラブルデバイスがあります。これらを用いることで,心不全管理においてこれまで把握できなかった患者の自宅など日々の生活での情報を知ることができます。また治療の観点では,遠隔心臓リハビリテーションは,高いエビデンスレベルで強く推奨されている心臓リハビリテーションをより多くの患者に届けられる可能性のある,将来期待できる医療です。

>> 5章 管理の歩き方

2 血 圧

岸 拓弥

> **マストワード！**
>
> ❶**ステージA**：心不全ステージ分類Aである高血圧は国内に4,300万人と推定され，その73％が降圧不十分で心不全発症のハイリスク状態です。
> ❷**高血圧治療は必須**：「急性・慢性心不全診療ガイドライン（2017年改訂版）」で心不全予防のために強く推奨されています。

1 ステージA

ステージA

　急性・慢性心不全診療ガイドライン（2017年改訂版）で提唱された心不全ステージ分類は，危険因子はあるけれども器質的心疾患や心不全症状がないステージAから，器質的心疾患を有するも心不全症状はない「前心不全」状態であるステージBとなり，心不全症状を発症するステージC以降は寛解・増悪を繰り返しながら治療抵抗性のステージDとなり最期を迎える，まさに心不全患者の一生です．ステージC以降の心不全に注目しがちですが，心不全発症寸前のステージB，さらに心不全症状も器質的心疾患もないけれど危険因子を有するステージAに該当する人が多く存在します．

　そのステージAに該当する疾患の代表である**高血圧**は，左室肥大や虚血性心疾患，慢性腎臓病，さらには左室駆出率の保たれた心不全（HFpEF）の重要な基礎疾患です．高血圧患者の多くは心不全症状は明確ではなく，明らかな器質的心疾患はないことが少なくありませんが，将来はステージBやCへと進展する可能性が十分にあります．わが国の高血圧患者は4,300万人と推定されていますが，高血圧治療ガイドライン2019（JSH2019）で推奨されている降圧目標達成はわずか27％，病院を受診してはいるが降圧目標未達成が29％，高血圧であることは認識しているが病院未受診が11％，高血圧であることを認識していない人が33％もいます（**図1**）．ステージAの高血圧は心不全ステージAですが，心不全への第一歩を踏み出していることを肝に銘じておくことが大切です．

2 高血圧治療は必須

　高血圧は心不全の発症進展において重要な危険因子です．では，降圧治療すること

図1 わが国の高血圧患者

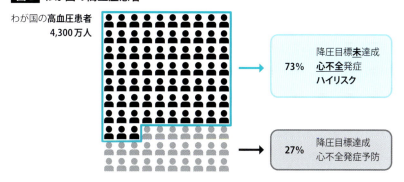

が心不全の発症進展予防になるでしょうか？　答えはイエスです。急性・慢性心不全診療ガイドライン（2017年度版）の「心不全予防のための危険因子に対する介入の推奨とエビデンスレベル」の項目において，「減塩や減量も含めた高血圧治療」は推奨クラスⅠ，エビデンスレベルA，Minds推奨グレードA，MindsエビデンスレベルⅠとなっており，高いエビデンスレベルで強く推奨されています。つまり，ステージAからBへの移行を防ぐだけでなく，ステージBから心不全発症のステージCへと移行することを防ぐことにもなります。また，心不全発症してからも急性増悪を防ぐことにもつながりますので，すべての心不全ステージにおいて発症進展を抑えるためには，**高血圧治療は必須**になります（図2）。

これはJSH2019にも記載されています。クリニカルクエスチョン3「降圧治療において，厳格治療は通常治療と比較して脳心血管イベント及び死亡を改善するか？」では，脳心血管イベントの抑制のために高血圧の治療目標は130/80mmHg未満を推奨されており（推奨の強さ2，エビデンスの強さB），クリニカルクエスチョン9「左室駆出率（LVEF）の保たれた心不全（HFpEF）において収縮期血圧130mmHg未満を目標とする降圧は推奨されるか？」では，心不全入院を予防することから推奨されています（推奨の強さ2，エビデンスの強さC）。

図2 各心不全ステージにおける高血圧治療の目的

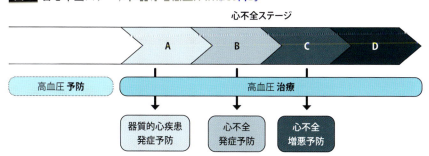

つまずきポイントを乗り越えよう

- 60歳代，男性。50歳代のときに健康診断で指摘された高血圧に対し，長時間作用型ジヒドロピリジン系カルシウム拮抗薬の内服で外来加療を行っていた。
- 外来診察時の血圧は135/80mmHg程度（家庭血圧は測定していない）で，明らかな胸痛や心不全症状はなく経過していた。
- 心電図や胸部X線は年に1回実施し，若干の変化はあったが経過観察していた。心エコー図検査は5年実施していない。脳性ナトリウム利尿ペプチド（BNP）値は若干の上昇傾向も50pg/mLを超えることはなかった。推算糸球体濾過量（eGFR）も60mL/分/1.73m^{2}以上はあるが，この3年間は平均すると年間に5mL/分/1.73m^{2}程度低下していた。
- 冬場の暴飲暴食をきっかけに急性心不全を発症し，緊急入院となった。

つまずきポイント

1. 診察室血圧だけで血圧コントロール良好・安定と判断してよいのでしょうか？
2. 本当に心不全症状はなかったのでしょうか？ 「なにかありますか」，「息苦しいことはないですか」とだけ問診してなかったでしょうか？
3. 心電図や胸部X線の若干の変化は本当に経過観察でよかったでしょうか？
4. 高血圧患者の心エコー図は5年間実施しなくても問題ないでしょうか？
5. BNP値が35pg/mLを超えている状態は，前心不全あるいは心不全の可能性があるのではないでしょうか？
6. eGFRが年間5mL/分/1.73m^{2}程度低下するのは，高血圧による腎臓への影響が小さくないのではないでしょうか？
7. 冬場や暴飲暴食が急性心不全の重要な発症誘因になることを説明していたでしょうか？

克服法

　高血圧診療で陥りやすいのは，降圧目標をやや達成できていなくても症状がない場合に，医師・患者双方が「血圧コントロールおおむね良好・安定」と思いたくなる状態です。本症例は，高血圧の治療が十分ではなかったために，ステージAではなく，すでにステージBになっていた可能性があり，冬場の暴飲暴食という誘因によりステージCへと進行したと考えられます（**図3**）。

1. 最も問題なのは，判断基準となる血圧が外来での診察室血圧であった点です。家庭血圧による高血圧治療はJSH2019でも推奨されており，家庭血圧は早朝高血圧

図3 よくないカルテ（左）とよいカルテ（右）

	よくないカルテ		よいカルテ
S	変わりないです	S	変わりないとコメントも，「最近いつもの○○ショップどうですか？」の問いに「最近歩くとちょっときつい気がするから行ってない」と返答
O	診察室血圧 138/86mmHg，胸痛なし，心不全症状なし，不整脈の症状なし	O	家庭血圧（毎日2回測定）平均朝 135/81mmHg，夜 124/73mmHg（125/75mmHg未満達成は朝週2回，夜5回）（140/90mmHg以上は朝2回，夜0回），診察室血圧 138/86mmHg，脈拍診察室入室時 92/分・整→5分後 80/分・整，立ちくらみなし，ふらつきなし，胸痛なし，心不全症状なし，有意な不整脈を示唆する症状なし，腹部症状なし，下腿浮腫なし，心音でⅢ，Ⅳ音なし，呼吸音異常なし。内服状況良好
A	血圧コントロールおおむね良好，安定	A	JSH2019の家庭血圧降圧目標達成が朝は週5回以上を達成できていない。運動耐容能も低下傾向の可能性がある。生活習慣の変化はないので，血液検査・検尿・心電図・胸部X線実施のうえで降圧薬強化を検討する
P	処方継続	P	血液検査・検尿・心電図・胸部X線実施。検査後再度診察

や血圧変動を診ることも可能なことがあります。

2 さらに，「症状がない」と判断することは容易ではありません。「なにかありますか？」，「息苦しいことはないですか？」と外来で問診しても，多くの場合患者は「変わりないです」と答えるでしょう。患者の日常生活のいろいろなことを短時間でも雑談のように話す内容から，運動耐容能の低下を感じることができます。診察中に **bendopnea（ベンドプニア＝前屈呼吸苦）** をチェックすることも有用です。

3 心電図や胸部X線で少しでも変化があれば，問診で運動耐容能の変化を再確認したり，心エコー図を行うことが望ましいです。

4 心エコー図は必ずしも年1回実施する必要はありませんが，症状など変化があれば積極的に行うべき検査です。

5 BNPは，日本心不全学会が2023年末に提唱したステートメントで，35pg/mLを超えている状態は前心不全あるいは心不全の可能性がある，とされています。つまり，ステージBの可能性があるということです。

6 eGFRは通常は年間1～2mL/分/1.73m^{2}程度は低下しますが，大きく低下する場合は高血圧の治療が十分ではない可能性があります。

7 また，高血圧が心不全の重要な危険因子であることを認識しておけば，急性心不全発症の誘因となり得る行動や事象は医師・患者とも十分に意識するはずです。

まとめ！

- 高血圧は心不全症状や器質的心疾患が明らかではない心不全ステージAになりますが，ステージB，さらにCへと将来的に進行する可能性が高いです。
- 心不全の発症進展予防には高血圧治療が非常に重要です。
- 高血圧患者で血圧コントロールが良好かつ心不全症状や器質的心疾患もない，と判断するのは容易ではなく，家庭血圧を根拠に高血圧治療を行いながら，問診・診察・各種検査を定期的に行うことが重要です。

5章 管理の歩き方

3 腎機能，貧血

前田大智

マストワード！

❶ **心腎連関**：心臓と腎臓は互いに関連し合っています。
❷ **鉄欠乏**：貧血の有無にかかわらず，鉄欠乏の評価が必要です。
❸ **腎性貧血**：貧血は心臓，腎臓とも深くかかわっており，包括的な管理が重要です。

1 心腎連関

腎臓は心拍出量の20～25％の血流を受ける臓器で，血行動態の影響を強く受けます。心不全では，しばしば腎機能の低下がみられ，急性・慢性心不全において，腎機能の低下は予後を左右する重要な要因です。また，慢性腎臓病（CKD）の患者においても，心不全を含む心血管イベントが最も一般的な死亡原因となっています。このように，心臓病と腎臓病は非常に密接に関連しており，「**心腎連関**」[1]（**図1**）とよばれています。

図1 心腎連関のメカニズム

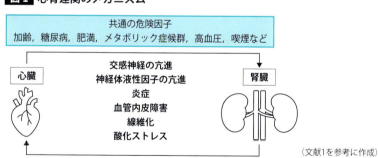

（文献1を参考に作成）

では，腎機能が低下した心不全にはどのような薬物治療を行うべきでしょうか？
CKDステージ分類別に考えていきましょう（**表1**）。CKDステージG3の場合は，一般的な心不全ガイドラインに基づいた薬物治療が推奨されています。すなわち，左室駆出率（LVEF）の低下した心不全（HFrEF）の場合はβ遮断薬，アンジオテンシン変換酵素（ACE）阻害薬／アンジオテンシンⅡ受容体拮抗薬（ARB）／アンジオテンシン受容体ネプリライシン阻害薬（ARNI），ミネラルコルチコイド受容体拮抗薬（MRA），

SGLT2阻害薬が推奨され，LVEFの保たれた心不全（HFpEF）にはSGLT2阻害薬が推奨されます。裏を返せば，**少なくとも推定糸球体濾過量（eGFR）30mL/分/1.73m² 程度までは，ガイドラインに準じた薬物治療をしっかり行うことが大切**です。

一方，CKDステージG4，G5ではエビデンスが十分ではなく，個々の症例に応じて治療を行います。ガイドラインではHFrEFには，β遮断薬がクラスⅡa，ACE阻害薬・ARB・MRAはクラスⅡbで推奨されています。SGLT2阻害薬については，eGFR 20〜25mL/分/1.73m² 程度までであれば，HFrEF，HFpEFともに使用する意義があると考えられます。ただし腎機能障害がある場合は，これらの薬剤によりクレアチニン（Cr）の大幅な上昇や高カリウム血症をきたす可能性が高くなるため，入念なフォローアップが必要です。

表1 これまでのランダム化比較試験を基にした，HFrEF に対する各心保護薬の有効範囲

ステージ	G1	G2	G3A	G3B	G4	G5
eGFR（mL/分/1.73 m²）	≧90	60〜89	45〜59	30〜44	15〜29	＜15
ACE阻害薬，ARB，β遮断薬，MRA*	←——————————————————————————→					エビデンスなし
ARNI	←——————————————————————→				エビデンスなし	
SGLT2阻害薬	←——————————————————————→				エビデンスなし	

＊：エプレレノンはクレアチニンクリアランス 30 mL/分未満では禁忌。

2 鉄欠乏

心不全では貧血もしばしば合併します。世界保健機関の定義では，貧血はヘモグロビン値が女性で12.0g/dL以下，男性で13.0g/dL以下とされており，心不全ではHbが低いほど予後不良です。心不全における貧血の主な原因の1つは**鉄欠乏**です。鉄欠乏は一般的にはフェリチン値が＜100ng/mLまたは100〜300ng/mLのときはトランスフェリン飽和度（TSAT）＜20%と定義されます。ここで注意したいのが，**鉄欠乏はHbの値に関係なく診断される**ことです。近年では貧血の有無にかかわらず，鉄欠乏は心不全患者の運動耐容能低下，予後悪化と関連することが明らかになっています。最近，静注鉄剤が心不全患者のアウトカムを改善することが報告されており，注目を集めています。

3 腎性貧血

腎機能低下による腎臓でのエリスロポエチン産生低下は，**腎性貧血**を引き起こします。これは心腎連関の一部であり，**心腎貧血症候群**ともよばれます。心不全患者にお

ける腎性貧血の治療法や治療目標は定まっておらず，今後の検討が必要です．最近，腎性貧血の治療として低酸素誘導因子プロリン水酸化酵素（HIF-PH）阻害薬が開発され注目されていますが，心不全イベントを増やす可能性が報告されているなど，今後のさらなる研究とエビデンスの蓄積が必要です．

つまずきポイントを乗り越えよう

- 60歳代，男性．拡張型心筋症の診断で外来通院中であった．
- 血圧 118/70mmHg，心拍数 72/分・整．糖尿病はない．
- LVEF 35%，血清クレアチニン 1.39mg/dL，eGFR 40mL/分/1.73m², 血清カリウム 4.8mEq/L，脳性ナトリウム利尿ペプチド（BNP）118pg/mL．
- 内服薬はアゾセミド 30mg，カルベジロール 10mg，エナラプリル 2.5mgで，BNPの増悪なく状態は安定していた．カリウムは正常範囲内だが，軽度高値であり，エナラプリルの増量やMRAの導入は行っていなかった．また糖尿病の既往なく，eGFRも低いためSGLT2阻害薬も導入していなかった．
- 数週間前より下腿浮腫と労作時の呼吸困難が出現し，受診した．BNPが 440pg/mL と上昇していた．問診すると，最近仕事が忙しく過労気味であった．心不全増悪の診断で緊急入院となった．

つまずきポイント

1. 状態が安定していたという理由で心保護薬を導入・漸増しなくてもよいのでしょうか？
2. 腎機能が悪いという理由で心保護薬を導入・漸増しなくてよいのでしょうか？
3. カリウムが高いという理由で心保護薬を導入・漸増しなくてよいのでしょうか？
4. 糖尿病の有無や腎機能を理由にSGLT2阻害薬を始めなくてよいのでしょうか？
5. この心不全入院を防ぐことはできなかったのでしょうか？

克服法（図2）

このような症例は皆さんの周りにも存在するのではないでしょうか？　心不全に対して心保護薬の重要性が叫ばれて久しいですが，実臨床では腎機能やカリウム値が理由で十分な薬物治療がなされないことも多いのが現状です．

1. まず，「安定していること」は心保護薬を導入・漸増しない理由とはなりません．なぜなら，心不全は交感神経や神経体液性因子の活性化が持続的に起こった「進行

図2 本症例のまとめ

- 60歳代，HFrEF　・糖尿病なし
- eGFR 40mL/分/1.73m², 血清カリウム 4.8mEq/L
- カルベジロール 10mg，エナラプリル 2.5mgで「安定」

- 安定していれば……
- 腎機能が悪ければ……
- カリウムが高ければ……

心保護薬を増やさなくてよい？

✗ 心不全は進行性です
✗ 可能な限り心保護薬を
✗ カリウム降下薬も検討しましょう

性の」症候群だからです．どれだけ安定しているようにみえても，今後悪くなる可能性が常にあるのです．

2 腎機能障害は，心保護薬の導入・漸増がなされない主要な原因の1つです．ですが，eGFR 30mL/分/1.73m²程度までは心保護薬の有効性が示されています．腎機能が悪い患者の予後は悪いため，むしろそのような場合にこそしっかりと心保護薬を導入することが必要です．ただし，心保護薬導入後にeGFRが急激に低下することがあり，入念なフォローアップが必要です．また，ACE阻害薬をARNIに変更することも考えましょう．

3 カリウム値も心保護薬の導入・漸増がされない理由の1つです．ACE阻害薬，ARB，ARNI，MRAはカリウムを上げる可能性があり，特に腎機能が悪い場合には注意が必要です．そのような症例には，カリウム降下薬を併用しながらでも，心保護薬投与を検討しましょう．

4 SGLT2阻害薬は糖尿病の有無にかかわらず，HFpEF，HFrEFともに推奨されています．eGFR 20～25mL/分/1.73m²程度までは心保護効果があると考えられており，禁忌がなければ投与を考えたいです．また，SGLT2阻害薬は高カリウム血症を抑制する可能性も報告されており，その点においてもSGLT2阻害薬の導入を考えたいところです．

5 心保護薬の導入・漸増は腎機能低下例でも心不全入院率を低下させることが示されており，適切な薬物治療により今回の心不全入院は防げたかもしれません．

まとめ！

- 心臓と腎臓，貧血は互いに関係し合うため，包括的な管理が必要です．
- 腎機能が悪い患者にこそ，十分な心保護薬が必要です．
- ただし，心保護薬投与後は腎機能や電解質をしっかりフォローしましょう．

文献
1) Zannad F, et al: Cardiorenal Syndrome Revisited. Circulation 138 (9): 929–944, 2018.

5章 管理の歩き方

4 水分・栄養管理

萬谷麻美・石井典子・池亀俊美

マストワード！

❶ **体重管理**：心不全ステージA～Bでは適正体重を維持，ステージC～Dでは体重変動が水分管理や栄養評価において重要な役割を果たします。
❷ **低栄養**：心不全患者の低栄養は独立した予後規定因子[1]であり，低栄養がある場合は予後不良だといわれています。

1 体重管理

体重管理の利点は，簡便かつ継続して評価できるところにあります（**図1**）。

心不全ステージA～Bにおける体重管理は，適正体重を維持することです。またステージA～Bにおける栄養療法は減塩やエネルギーコントロールなど危険因子（高血圧，脂質異常症，糖尿病，メタボリックシンドロームなど）の是正が主体となります。

心不全ステージC～Dの体重管理は，体重変動を知ることが重要となります。心不全の急性増悪時には短期間で急激な体重増加が認められ，体液貯留の指標となります（**図2**）。また，治療効果を確認するうえでも体重は重要な指標となります。状態が安定してきた際には退院となり，適正体重を決定していきます。その際，心不全を繰り返す患者や重症心不全患者では通常の体重がわかりにくいため，X線や血液検査（N末端プロ脳性ナトリウム利尿ペプチド〔NT-proBNP〕，腎機能など）と併せて決定することが大切です。在宅療養では，心不全の再燃予防のために日々の体重変化を確認する必要があります。

図1 体重測定方法

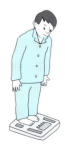

指導ポイント
（デジタル体重計を推奨）

① 毎日できるだけ同じ条件（測定時間や服装）で測る
② 急激な（数日で2～3 kg）体重増加は心不全増悪のサインである
　（その場合は下肢の浮腫など心不全症状の悪化がないか併せて確認する）

※心不全を繰り返す患者には……
③ 目標体重は何kgか，維持したほうがよい体重を説明する
④ 受診が必要な体重を指導する

図2 心不全ステージ別栄養療法のイメージ図

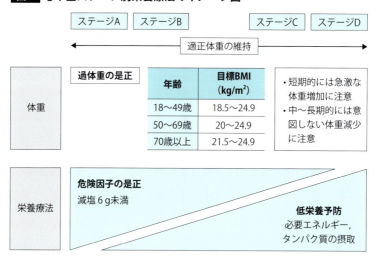

　また心不全患者では，数カ月単位で意図しない体重減少がないか確認することが非常に大切です．数カ月〜年単位で体重減少を起こしている場合，低栄養となっている可能性が高く，脂肪や骨格筋の減少が疑われます．特に6カ月間で7.5％の意図しない体重減少がみられた場合，**心臓悪質液**（cardiac cachexia）が強く疑われ，予後不良となります．低栄養はフレイルやサルコペニアも引き起こし，予後を悪化させます．

2 低栄養

　Obesityとは肥満という意味で，一般的に肥満は予後を低下させますが，心不全患者においては正常体重よりも過体重であるほうが予後がよいという報告[2]があり，これをobesity paradox（オベシティ・パラドックス）といいます．心不全患者では，慢性炎症や交感神経の活性化などでエネルギーの消費が高いうえに，塩分制限による食欲低下や腸管浮腫による消化吸収能力の低下などで低栄養を引き起こしやすい状態です．さらに高齢者は塩味を感じにくくなっているため，過剰な塩分制限は食欲低下を招き，低栄養を引き起こします．また，急性非代償性心不全の75〜90％が低栄養を合併している[3]といわれており，心不全患者では低栄養のリスクスクリーニングと低栄養診断，適切な栄養療法を実施する必要があります（**図3**）．

　低栄養のスクリーニングツールとして，①MNA®-SF，②SGA，③GNRI，④CONUTなどがあり，複数を組み合わせて評価することが推奨されています．また，①と②は体重変化や食事摂取状況などから評価しますが，③と④は血清アルブミン値や総コレステロール値，総リンパ球数など血液検査が必要となるため，施設によって使い分ける

■図3 低栄養診断のプロセスと介入について

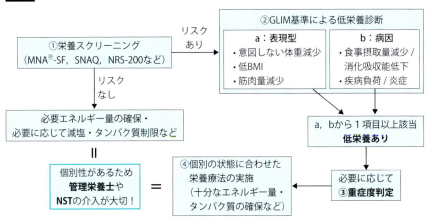

必要もあります。最近では簡便で妥当性が確認されている **SNAQ** が注目されています。

低栄養のリスクありとなったら、次に低栄養診断を行います。日本栄養治療学会では、**GLIM診断基準**を用いて診断することが推奨されています。

実際の栄養療法介入においては多方面からの評価やアプローチが必要となるため、栄養サポートチーム（NST）の早期介入が大切です。NSTは医師や管理栄養士だけでなく、嚥下機能など評価をする言語聴覚士や普段の食事摂取状況を確認する看護師、認知機能の評価をする作業療法士、薬剤師、理学療法士など多職種で構成されています。

 つまずきポイントを乗り越えよう

- 80歳代、女性。心不全増悪により入院となった。娘家族と同居している。
- 7年前に大動脈弁狭窄症に対して経カテーテル的大動脈弁留置術（TAVI）を実施され、3カ月1回外来診療を行っている。当時は高血圧、肥満（BMI 27kg/m^2）があり、塩分6g未満と1,600kcal/日の指導をされた。
- 4年前頃より心不全増悪による入退院を繰り返し、日常生活動作（ADL）も徐々に低下していた。栄養療法を継続し、4年前のBMIは25kg/m^2、2年前のBMIは22kg/m^{2}であった。
- 前回の外来受診時から体重が約5kg増加しており、下肢の浮腫やX線上うっ血所見がみられた。2週間ほど前から労作時の息切れがひどくなり、ここ1週間ほどほとんど食事を摂取できていなかったと話していた（NT-proBNP 5,480pg/mL、Hb 8.9g/dL、Alb 2.4g/dL、Cr 1.00mg/dL、eGFR 45mL/分/1.73m^2、Na 135mEq/L、K 4.5mEq/L）。
- 入院後、補液・利尿薬の投与と塩分6g制限、水分800mL制限が実施された。

つまずきポイント

1. 短期的には体重増加がみられていますが，長期的な体重変化は確認していたでしょうか？
2. 心不全増悪による入退院を繰り返すたびにADLが低下し，BMIも低下しています。入院中や自宅での食欲の低下はなかったでしょうか？
3. 入院時，栄養スクリーニングや血液検査（TP，Albなど）から低栄養はなかったでしょうか？
4. 入院後，塩分制限や水分制限は本当に必要だったでしょうか？

克服法

　心不全発症患者に対する減塩指導は重要です。実際に心不全増悪の原因で一番多いのは水分・塩分管理の不徹底といわれているため[4]，2021年の急性・慢性心不全診療ガイドラインでも**心不全患者の塩分摂取量は1日6g未満**を推奨しています[5]。一方，高齢心不全患者によくみられる食思不振などは低体重・低栄養を引き起こし，特に注意が必要です。

1. 高齢心不全患者であり，短期的には体重増加がみられますが，長期的に体重減少がみられ，食事摂取量の減少がないかを確認することが必要です。
2. 水分制限を実施されていますが，心不全患者の水分制限については明確なエビデンスはなく，重症心不全患者や低ナトリウム血症を合併している心不全患者以外は原則不要とされています。普段の水分摂取量を確認し，必要に応じて水分制限を検討する必要があります。人の身体構成成分の約60％は水分ですが，水分分布量は加齢により変化し，高齢者はその割合が小さくなります。さらに高齢者は口喝を感じにくく，水分制限をすることでさらに水分摂取量が減り，脱水症を引き起こす可能性があります。水分摂取量は一般的に30〜40mL/kg/日，75歳以上の高齢者では25mL/kg/日とされています。
3. 心不全患者の低栄養改善のためには必要エネルギー量を確保すること，特にタンパク質異化の亢進と合成低下があるためタンパク質の摂取が重要となります。しかし，心不全患者は慢性腎臓病を合併していることも多く，慢性腎臓病ではタンパク質制限が必要です。
4. 心不全患者の栄養療法は患者の個々の状態によって変わるため，非常に複雑です。そのため多職種での介入が重要な役割を果たし，栄養士やNSTに早期に相談することが大切です。

まとめ！

- 心不全ステージA～Bでは危険因子の是正が必要です。適正体重になるようエネルギーコントロールや減塩を行いましょう。
- 短期間での急激な体重増加は体液貯留によるものであり，ときに減塩は重要です。中～長期的な意図しない体重減少は脂肪や骨格筋の減少，つまり低栄養を疑いましょう。
- 低栄養は予後を悪化させるため，栄養状態の改善が必要です。栄養療法は個別性が強いため多職種による多角的なアプローチが大切です！

文献

1) Anker SD, et al: Wasting as independent risk factor for mortality in chronic heart failure. Lancet 349 (9058): 1050–1053, 1997.

2) Kenchaiah S, et al: Body mass index and prognosis in patients with chronic heart failure ; Insights form the Candesartan in Heart failure: Assessment of Reduction in Mortality and Morbidity (CHARM) program. Circulation 116 (6): 627–636, 2007.

3) Lin H, et al: Review of nutritional screening and assessment tools and clinical outcomes in heart failure. Heart Flail Rev 21 (5): 549–565, 2016.

4) Tsuchihashi M, et al: Clinical characteristics and prognosis of hospitalized patients with congestive heart failure: a study in Fukuoka , Japan. Jpn Circ J 64 (12): 953–959, 2000.

5) 2021年JCS/JHFSガイドライン フォーカスアップデート版 急性・慢性心不全診療.
https://www.j-circ.or.jp/cms/wp-content/uploads/2021/03/JCS2021_Tsutsui.pdf

5 心臓リハビリテーション

井澤英夫

> **マストワード！**
>
> ❶**心臓リハビリテーション（心リハ）は必須**：すべてのタイプの心不全に心リハを考慮することが推奨されています。
> ❷**包括的疾病管理プログラム**：心リハは多職種チームで実施する包括的疾病管理プログラムです。

■ 心臓リハビリテーション（心リハ）は必須

A）心リハとは

　心リハとは，「心血管疾患患者の身体的・心理的・社会的・職業的状態を改善し，基礎にある動脈硬化や心不全の病態の進行を抑制または軽減し，再発・再入院・死亡を減少させ，快適で活動的な生活を実現することを目指して，個々の患者の医学的評価・運動処方に基づく運動療法・冠危険因子の是正・患者教育およびカウンセリング・最適薬物治療を**多職種チーム**が協調して実践する長期にわたる**多面的・包括的プログラム**を指す」とガイドライン[1]では定義しています．すなわち，心リハは運動療法だけではなく，患者や家族への教育，カウンセリング，栄養・食事指導，服薬指導，生活指導，禁煙指導，行動変容やストレスコントロール，社会復帰などを含めた多面的かつ包括的な介入プログラムなのです．運動療法は包括的プログラムの一部にすぎません．

　多面的かつ包括的なアプローチをするために多職種チームが必要となります（**図1**）．職種ごとの役割は重複する内容もあるため，分担して行うように多職種チームでミーティングを開いたりコミュニケーションツールを活用したりして連携しながら隙のない介入を行うことが大切です．多面的かつ包括的な介入プログラムである包括的心リハプログラムを多職種チームで実施することにより，1）身体的および精神的デコンディショニングの是正と早期社会復帰，2）冠危険因子や心不全増悪因子の是正と再発や再入院予防，3）生活の質（QOL）の向上と長期生命予後改善を目指します．

　心リハは，冠動脈疾患（急性心筋梗塞，狭心症），心不全，不整脈，心臓手術（冠動脈バイパス術，TAVI，弁膜症手術）後，植込み型補助人工心臓装着後，心臓移植後，肺高血圧症，大血管疾患（大動脈解離，大血管術後，ステントグラフト内挿術後），末梢動脈疾患など幅広い心大血管疾患に対して保険適用があります．

図1 心リハに携わる職種

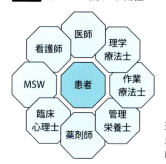

このほかに臨床検査技師や公認心理師，健康運動指導士などの運動指導者，医事課事務職員なども含めて多職種心リハチームが構成される。
MSW：医療ソーシャルワーカー

B) 心リハの有効性

　慢性心不全に対する運動療法の有効性を評価した初めての大規模臨床試験であるHF-ACTION試験[2]では，2,331例（平均年齢59歳，左室駆出率〔LVEF〕中央値25%）を前向きに運動療法群と非運動療法群に割り付けて30カ月間追跡しました。その結果，背景因子を補正した後の解析で総死亡または総入院は有意に11%減少し，心血管死亡または心不全入院は有意に15%減少しました。さらに13編のランダム化比較試験のメタ解析[3]では，3,990例の心不全患者において運動療法群は対照群と比較して6分間歩行距離や生活の質が有意に改善することが報告されました。わが国から報告された心不全患者を対象とした後ろ向き解析の結果[4]では，全死亡および心不全増悪による入院は運動療法を中心とする包括的心リハ実施群で有意に抑制されていました。一方，急性心不全に対する心リハのエビデンスは多くはありません。急性心不全で入院した症例に対して急性期離床プログラムから開始して包括的心リハを導入した症例は，導入していない症例と比較して退院後半年間の総死亡または心不全増悪による入院が有意に減少したことが最近報告されました[5]。

　わが国の**ガイドライン**[1]では，すべての急性心不全患者に対して病態安定後に包括的心リハプログラムを考慮することがクラスⅡaで，禁忌のないすべての慢性心不全患者に対して多職種チームによる包括的心リハプログラムを実施することがクラスⅠで推奨されています。さらに運動療法は，LVEFの低下した心不全患者には運動耐容能改善を目的としてクラスⅠ，生命予後改善を目的としてクラスⅡa，LVEFの保たれた心不全患者には運動耐容能改善を目的としてクラスⅡaに位置付けられています。

包括的疾病管理プログラムとしての心リハ

A) 心リハの流れ

　心リハは，急性期，前期回復期，後期回復期，維持期に分類されます（**図2**）。入院早期には，急性期治療と並行して心筋虚血や重篤な不整脈の出現，血行動態が崩れな

いことを確認しながら早期離床を目指して急性期離床プログラムを開始します。

　血行動態安定後は病態評価に基づいて運動プログラムを作成して運動療法を実施します。同時に患者や家族に対して食事指導や生活習慣の改善を含む疾病教育，復職や心理カウンセリング，社会的サポートの提案など多職種チーム内で連携しながら包括的な介入を行います。退院後は定期的に運動負荷試験を行い，その結果に基づいて運動プログラムを見直しながら通院型運動療法を行います。また，退院後の実生活のなかでの食事指導や生活習慣の改善状況の確認を行います。最終的には自宅での運動習慣を身に付け，また生活習慣の自己管理ができることを目指します。わが国では日本心臓リハビリテーション学会が公表している「**心不全の心臓リハビリテーション標準プログラム（2017年版）**」[6]が普及していて，全国で標準化された包括的心リハプログラムが行われています。

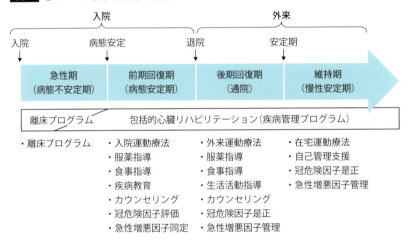

図2 心リハの時期的区分と内容

B) 運動療法の実際

　運動療法が心リハのすべてではないことは最初に述べましたが，運動療法が心リハの中心的な役割を担っていることは間違いありません。運動療法により心筋収縮能の改善は期待できませんが，全身にさまざまな効果を発揮することがわかっています（**表1**）。

　運動療法は，1）ウォームアップ，2）持久性運動，3）低強度レジスタンストレーニング，4）クールダウンの順に実施します。持久性運動は一般的には室内歩行や自転車エルゴメータを行います（**図3**）。持久性運動の強度は運動開始当初は低強度（自転車エルゴメータで10W×5分程度）から開始し，自覚症状（Borg指数の11「楽である」〜13「ややつらい」を目安）や心拍数などを参考にして徐々に運動時間と負荷量を増やし

表1 運動療法の心不全への主な効果

運動耐容能	・改善
心機能	・LVEFは不変または軽度改善 ・左室拡張機能は不変または軽度改善 ・左室リモデリングの抑制 ・心筋代謝の改善
冠動脈	・血管内皮機能の改善 ・運動時心筋灌流の改善 ・側副血行路の増加
末梢	・骨格筋量・筋力増加, 好気的代謝の改善 ・呼吸筋機能の改善 ・内皮依存性血管拡張反応の改善
自律神経	・交感神経活性の抑制, 副交感神経活性の増大 ・心拍変動の改善, 換気応答の改善

図3 持久性運動

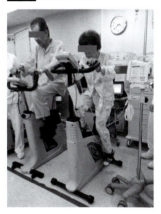
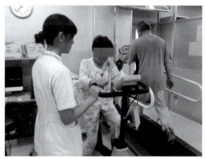

自転車エルゴメータやトレッドミルを行います。

ていきます。最終的に心肺運動負荷試験(CPX)を実施して、嫌気性代謝閾値レベルの心拍数で運動処方を行います。CPXができない場合はBorg指数11〜13あるいは安静座位の心拍数から+20〜30/分程度で、かつ運動時の心拍数が120/分以下を目安に運動処方を行います。また、持久性運動に追加して低強度レジスタンス運動も行います。低強度レジスタンス運動は上腕二頭筋による肘屈曲やレッグカール、かかと上げ運動を行います。息こらえなど後負荷(血圧)が増す運動は控えるように注意します。

　心不全に対して運動療法を実施する場合に最も注意すべき点は、負荷量が過負荷になっていないか定期的に評価することです。体重が3日間で2kg以上増加していたり、運動中にいつもよりも息切れがひどかったり、心拍数の増加や心房細動などの不整脈が出現したり、酸素飽和度の低下が認められたりする場合は過負荷となっている可能性があるため、胸部X線などで心不全増悪の有無を確認するとともに運動療法の一時中止や運動処方の見直しをする必要があります。

つまずきポイントを乗り越えよう

症例

- 年齢，性別：50歳代，女性
- 主訴：呼吸困難
- 既往歴：拡張型心筋症にて前医で通院治療中
- 病歴，入院後経過：2カ月前から労作時息切れが徐々に悪化し4週間前の夜間に喘鳴が出現するようになったため，前医へ救急搬送され急性心不全のため入院となった。薬物治療により肺うっ血は改善したが数m歩くと息切れが出現するため，ドブタミンは4mL/時から減量できない状況が続いていた。LVEF 20%程度で全周性に壁運動低下と拡張を認めた。植込み型補助人工心臓の適応検討目的に当院へ転院となった。
- 身体所見：身長158cm，体重40.0kg，BMI 16.0，血圧90/52mmHg，心拍数84/分

つまずきポイント

1. 肺うっ血がないのに，どうして歩くと**息切れ**が起きるのでしょうか？
2. ドブタミンから離脱するためにできることはないのでしょうか？ ドブタミンから離脱できない**低心機能**の患者が運動療法を行ってもよいのでしょうか？
3. 運動療法するときの注意点はなんでしょうか？
4. 運動療法以外にもなにかできることはありませんか？

克服法

　静脈強心薬投与中の症例やNYHA心機能分類Ⅳ度の症例，駆出率が著しく低下している症例などは決して運動療法の禁忌ではありません。デコンディショニング予防および日常生活動作（ADL）向上を目指して心不全増悪に注意しながら運動療法を実施することが望まれます。本症例は，薬物治療と並行して多職種チームで包括的心リハを行うことにより，ドブタミンから離脱でき自宅へ退院することができました。

1. 肺うっ血があれば息切れはしますが，心不全を長期間患っている患者では肺うっ血がなくても息切れが生じます。運動耐容能は肺，心臓，骨格筋によって規定されます（**図4**）。心不全患者では心機能が低下していますが，それ以上に骨格筋での酸素利用能が低下していることがわかっています。したがって，多くの心不全患者の運動耐容能を規定しているのは**骨格筋機能**なのです。骨格筋では少しの労作で嫌気性代謝になり，乳酸が産生されます。産生された乳酸を分解するために二酸化炭素の肺からの排出量が増え，過換気が誘導され息切れが起きるのです。

2. 肺うっ血はないなど，血行動態はコントロールされています。労作時息切れの原因である骨格筋機能を改善するために低強度レジスタンス運動を含む運動療法が

図4 運動耐容能を規定するガス輸送機構

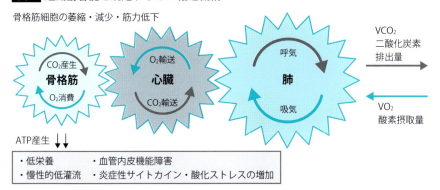

慢性心不全患者では廃用による骨格筋細胞の萎縮に加えて，低栄養，慢性的低灌流，血管内皮機能障害，炎症性サイトカインなどの増加により骨格筋でのATP産生能が低下している。

必要です。運動療法により骨格筋での酸素利用能が改善するだけではなく，骨格筋で血液をリザーブできるようになり，右室前負荷を減らすことにもなります。

3 低心機能の患者ですから，過負荷による血行動態の破綻に注意することが大切です。毎日の体重や運動中の症状，心拍数，酸素飽和度などに注意しましょう。

4 食事療法や心理的サポートを**多職種チーム**で実施します。

まとめ！

- 心リハは運動療法だけではなく，栄養指導や心不全増悪因子の是正，疾病管理，心理的サポートなどを含む多面的かつ包括的な介入プログラムです。
- 心リハは運動耐容能改善，心不全増悪による再入院抑制，長期予後を改善する効果があり，ガイドラインでも実施が強く推奨されています。
- 静脈強心薬投与中の症例やLVEFが低下している症例にも心不全増悪に注意しながら心リハを実施することが可能です。

文献

1) 日本循環器学会・日本心臓リハビリテーション学会：2021年改訂版 心血管疾患におけるリハビリテーションに関するガイドライン　https://www.j-circ.or.jp/cms/wp-content/uploads/2021/03/JCS2021_Makita.pdf
2) O'Connor CM, et al: Efficacy and safety of exercise training in patients with chronic heart failure. HF-ACTION randomized controlled trial. JAMA 301 (14): 1439–1450, 2009.
3) Taylor RS, et al: ExTraMATCH II Collaboration: Impact of exercise rehabilitation on exercise capacity and quality-of-life in heart failure: individual participant meta-analysis. J Am Coll Cardiol 73 (12): 1430–1443, 2019.
4) Kamiya K, et al: Multidisciplinary Cardiac Rehabilitation and Long-Term Prognosis in Patients With Heart Failure. Circ Heart Fail 13 (10): e006798, 2020.
5) Funato Y, et al: The Acute-Phase Ambulation Program Improves Clinical Outcome for Acute Heart Failure. J Cardiovasc Dev Dis 9 (10): 314, 2022.
6) 日本心臓リハビリテーション学会：心不全の心臓リハビリテーション標準プログラム（2017年版）．https://www.jacr.jp/cms/wp-content/uploads/2015/04/shinfuzen2017_2.pdf

5章 管理の歩き方

6 遠隔モニタリング

谷口達典

> **マストワード！**
>
>
>
> ❶ **胸郭内インピーダンス**：胸郭内のうっ血（体液変動）を評価するために微小電流を流すことで得られる抵抗値のことです。
> ❷ **遠隔心リハ**：医療機関に頻回に通院することなく，アプリやウェアラブルデバイスを活用して在宅で実施する心臓リハビリテーションです。

1 遠隔モニタリング

　心不全は，水分や塩分の摂りすぎ，疲れ，感冒など，さまざまなきっかけによって増悪します[1]。この増悪は，まず初めにバイタルサインの乱れや体重の増加として現れ，最終的に入院につながります。そこで患者の状態を継続的に観察し，異常を早めにみつけることによって，心不全入院を予防できるのではないか，という考えから生まれたのが**遠隔モニタリング**のコンセプトです。

　植込み型デバイス（植込み型除細動器や心臓再同期療法など）には，微小電流を流して肺うっ血を評価する**胸郭内インピーダンス**を評価する機能が，そして海外では連続的な血行動態把握のための**肺動脈圧モニタリングデバイス**も活用されています（後者はわが国では未承認）。また，internet of things（IoT）・ウェアラブルデバイスを用いた遠隔モニタリングでは，患者が自宅で測った生体データ（血圧，心拍数，体重，活動量など）を医療機関に送信し，医療スタッフが遠隔で状態をモニタリングします[2]。

2 遠隔心リハ

　心臓リハビリテーション（心リハ）は，心不全管理においてステージA～Dすべてにわたって推奨される治療介入です。「心血管疾患におけるリハビリテーションに関するガイドライン（2021年度版）」でも，高いエビデンスレベルで強く推奨されています[3]。一方で，実際にどの程度の患者が心リハを外来まで継続して受けられているかというと約7％程度しかありません[4]。その大きな理由の1つとして，心不全患者は高齢者が多く，医療機関へのアクセスの問題が挙げられます。

　この問題を解決するアプローチの1つが**遠隔心リハ**です。情報通信技術（ICT）をうまく活用し，通院せずとも，自宅で心臓リハビリを受けることができるようになりま

す．遠隔心リハは，現在，国内でさまざまな取り組みがなされています．例えば，自宅にエルゴメータ，ウェアラブル心電計，タブレットアプリを設置，医療者が医療機関側のwebアプリをとおしてリアルタイムで患者をモニタリングすることにより，オンサイトの心リハ同様に有効かつ安全な心リハを実施することができます（図1）[5]．

図1 遠隔心リハのシェーマ

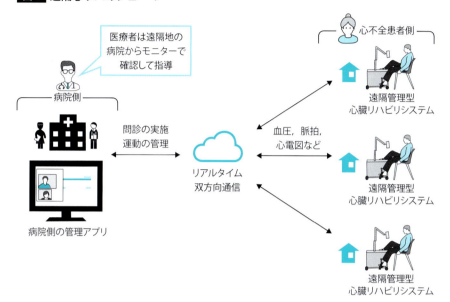

まとめ！

- 遠隔モニタリングは，胸郭内インピーダンスや，肺動脈圧モニタリングデバイス，そしてウェアラブルデバイスが活用でき，心不全管理においてこれまで把握することができなかった患者の自宅での情報を知ることができる有用なアプローチです．
- 遠隔心リハは，高いエビデンスレベルで強く推奨されている心リハをより多くの患者に届けられる可能性のある将来期待される医療です．

文献

1) 筒井裕之．高齢者心不全の実態から見た治療のあり方．日老医誌．2007;44:704-707
2) Stevenson LW, et al: Remote Monitoring for Heart Failure Management at Home. J Am Coll Cardiol 81 (23): 2272-2291, 2023.
3) 日本循環器学会：2021年改訂版 心血管疾患におけるリハビリテーションに関するガイドライン．https://www.jacr.jp/web/wp-content/uploads/2015/04/JCS2021_Makita2.pdf
4) Kamiya K, et al: Nationwide Survey of Multidisciplinary Care and Cardiac Rehabilitation for Patients With Heart Failure in Japan - An Analysis of the AMED-CHF Study. Circ J 83 (7): 1546-1552, 2019.
5) Kikuchi A, et al: Feasibility of home-based cardiac rehabilitation using an integrated telerehabilitation platform in elderly patients with heart failure: A pilot study. J Cardiol 78 (1): 66-71, 2021.

6章 心不全緩和ケアの歩き方

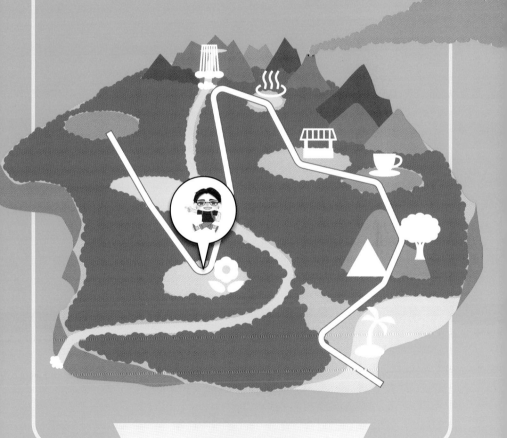

心不全緩和ケアの花畑

6章 心不全緩和ケアの歩き方

1 心不全緩和ケアの歩き方

柴田龍宏

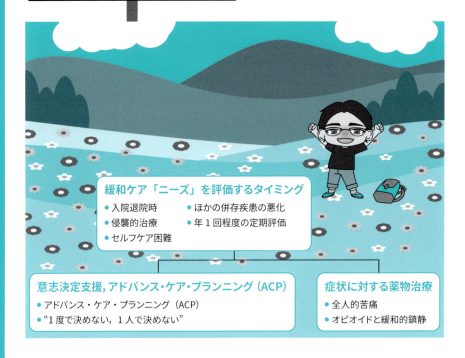

緩和ケアとは

　心不全診療における緩和ケアの重要性は，近年ますます認識されるようになってきました。かつては「心不全に緩和ケア？」と違和感をもたれることも多かったのですが，今では包括的な心不全ケアに欠かせない要素となっています[1〜4]。

　緩和ケアは，重篤な疾患をもつ患者の病期を問わずに提供される医療ケアです。その目的は，全人的苦痛を和らげ，生活の質（QOL）を高め，治療やケアに関する意思決定をサポートすることにあります[4]。全人的苦痛については6章-3で詳しく解説します（p207参照）。また，「あらゆる病期の」という点は重要で，必ずしも死が避けられない状況でなくても緩和ケアは必要とされます。

心不全緩和ケアの本質

心不全患者への緩和ケアで難しいのは，その介入のタイミングです。心不全は経過の予測が難しく，患者自身も病気の進行を実感しにくい特徴があります。そのため，家族にとって患者の死が「予期せぬ出来事」となってしまうことも少なくありません。またわたしたち医療者も，ついつい治療の追加や変更にばかり目が向いてしまいがちです。しかし，心不全の患者とその家族は，病気の経過のなかでさまざまな全人的苦痛や困難な意思決定に直面しています。

予後予測を考えることは確かに重要ですが，それだけに注目していると，緩和ケアの本質や適切な提供タイミングを見失ってしまう可能性があります。そこで視点を変えて，「予後」ではなく，定期的に患者とその家族の緩和ケアに関する「ニーズ」を評価することに焦点をあててみましょう。そうすることで，自然と介入のタイミングがみえてきます。具体的には，以下のような機会にニーズの評価を行うとよいでしょう。

- 入院時や退院時
- 侵襲的治療の検討時
- セルフケアが難しくなってきたとき
- ほかの併存疾患が悪化したとき
- 安定していても，年1回程度の定期評価

このニーズ評価によって，QOLを損なっている問題点を能動的に評価・整理し，「問題を問題として認識する」ことが重要です。評価に使える包括的なツールについては各論で紹介します。

「でも，私たちは緩和ケアの専門家ではないのに，できるのでしょうか？」，そんな不安を感じるかたも多いと思います。実は，緩和ケアには2種類あります。

1）基本的緩和ケア：心不全診療にかかわる医療者が日常的に提供
2）専門的緩和ケア：緩和ケアの専門家が提供

基本的緩和ケアの役割として，以下の4つが挙げられます[5,6]。

1）緩和ケアのニーズを評価すること
2）基本的な身体的苦痛の緩和やメンタルケア
3）意思決定支援とアドバンス・ケア・プランニング
4）適切なタイミングでの専門的緩和ケアへのコンサルテーション

一方，難治性の症状緩和や複雑な意思決定支援などの難しい問題への対処が必要な場合には，緩和ケアチームなどの専門的緩和ケアへの相談を検討します。

　世界的にみても緩和ケアの専門家の数は限られており，専門的緩和ケアへのアクセスが十分に確保できない医療環境も少なくありません。だからこそ，私たち心不全診療に携わる医療者が「治療とともに基本的緩和ケアありき」という考えで多職種診療を行い，限られた専門的緩和ケアのリソースを効果的に活用しながら，幅広い心不全患者に緩和ケアを提供していくことが必要なのです。

　本章では，この「基本的緩和ケア」のなかでも特に重要な，意思決定支援とアドバンス・ケア・プランニング，症状に対する薬物治療について学んでいきます。心不全緩和ケアについてさらに学びたいかたは，日本心不全学会が主催する心不全緩和ケアトレーニングコース HEPT（https://hept.jp/）の受講もお勧めです[7]。

A) 意思決定支援，アドバンス・ケア・プランニング（ACP）（☞6章-2，p201）

　ACPは，本人を主体として家族などの信頼できる人や医療・ケアチームが一緒に将来の治療やケアについて話し合うプロセスです。心不全は増悪と寛解を繰り返しながら徐々に身体機能が低下する予後予測の困難な疾患であるため，"1度で決めない，1人で決めない"という姿勢で病状経過に応じてACPを行うことが重要です。

B) 症状に対する薬物治療（☞6章-3，p207）

　心不全患者は身体的・精神的・社会的・スピリチュアルな苦痛を含む全人的苦痛を抱えています。多職種による包括的なサポートが重要ですが，治療抵抗性の症状に対してはオピオイドや緩和的鎮静を適切に使用することも選択肢となります。

文献

1) Tsutsui H, et al: JCS 2017/JHFS 2017 guideline on diagnosis and treatment of acute and chronic heart failure-digest version. Circ J 83: 2084–2184, 2019.

2) Sobanski PZ, et al: Palliative care for people living with heart failure: European Association for Palliative Care Task Force expert position statement. Cardiovasc Res 116: 12–27, 2020.

3) Heidenreich PA, et al: 2022 AHA/ACC/HFSA guideline for the Management of Heart Failure: A report of the American College of Cardiology/American Heart Association joint committee on clinical practice guidelines. Circulation 145: e895–e1032, 2022.

4) Chuzi S, et al: Integration of palliative care into heart failure care: Consensus-based recommendations from the Heart Failure Society of America. J Card Fail 2024 Nov 26: S1071–9164(24) 00882–0. Online ahead of print.

5) Quill TE, et al: Generalist plus specialist palliative care--creating a more sustainable model. N Engl J Med 368: 1173–1175, 2013.

6) Gelfman LP, et al: Primary palliative care for heart failure: what is it? How do we implement it ? Heart Fail Rev 22: 611–620, 2017.

7) Shibata T, et al: Evaluation of the effectiveness of the physician education program on primary palliative care in heart failure. PLoS One 17: e0263523, 2022.

2 意思決定支援，アドバンス・ケア・プランニング（ACP）

大石醒悟

マストワード！

❶ **アドバンス・ケア・プランニング（ACP）**：本人を主体として，家族などの信頼できる人や医療・ケアチームが一緒に，将来の治療やケアについて話し合っていくプロセスのことです。

❷ **"1度で決めない，1人で決めない"**：ACPは本人の意向に寄り添い対話をするプロセスであり，病状経過に応じて行われます。

1 アドバンス・ケア・プランニング（ACP）

ACPとは，本人を主体として，家族などの信頼できる人や医療・ケアチームが一緒に，将来の治療やケアについて話し合っていくプロセスのことです。苦痛への介入とともに，本人の意向を大切にすることで，生活の質（QOL）や死の質（QOD）の向上につながることが期待されています[1]。世界でもわが国でも多様なACPの定義がなされてきましたが，2022年に有識者によりわが国でのACPの定義が定められました（**表1**）[2]。本人の価値観を尊重し，本人の意思を反映させた医療・ケアを実現することを目的とするもので，対話を重ねる必要性についても言及されています。

表1 わが国におけるACPの定義

- ACPとは，必要に応じて信頼関係のある医療・ケアチームなど[注1]の支援を受けながら，本人が現在の健康状態や今後の生き方，さらには今後受けたい医療・ケアについて考え（将来の心づもりをして），家族ら[注2]と話し合うことです。
- 特に将来の心づもりについて言葉にすることが困難になりつつある人，言葉にすることを躊躇する人，話し合う家族らがいない人に対して，医療・ケアチームなどはその人に適した支援を行い，本人の価値観を最大限汲み取るための対話を重ねていく必要があります。
- 本人が自分で意思決定することが困難になったときに，将来の心づもりについてこれまで本人が表明してきた内容に基づいて，家族らと医療・ケアチームなどとが話し合いを行い，本人の価値観を尊重し，本人の意思を反映させた医療・ケアを実現することを目的とします。

注1：本人の医療やケアを担当している医療，介護，福祉関係者
注2：家族や家族に相当する近しい人

（文献2を参考に作成）

2018年に厚生労働省から提示された「人生の最終段階における医療・ケアの決定プロセスに関するガイドライン」においても，本人の意思決定を基本とし，それが確認できない場合においても，本人の推定意思を尊重して，本人にとって最善と考えられる方針をとることが示されています(**図1**)[3]。

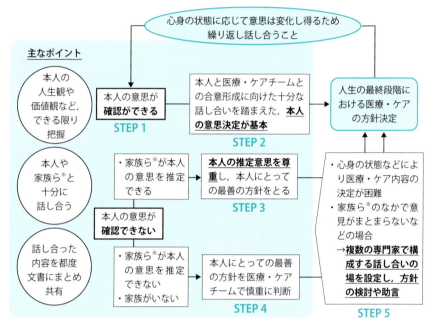

図1 人生の最終段階における医療・ケアの決定プロセスに関するガイドライン
－意思決定支援や方針決定の流れ（イメージ図）

※本人が自らの意思を伝えられない状態になる可能性があることから，話し合いに先立ち特定の家族らを自らの意思を推定する者として前もって定めておくことが重要である。
※家族らには広い範囲の人（親しい友人など）を含み，複数人存在することも考えられる。　　（文献3より転載）

ACPの重要性

　循環器疾患の代表的な病態である慢性心不全は急性増悪と寛解を繰り返しながら徐々に身体機能が低下し，最期は急激に悪化する予後予測の困難な疾患です[4]。心不全患者は全人的苦痛を抱えており，心不全症状を発症した段階（ステージC）から患者・家族のQOLの向上・維持を目的とした多職種チームによる苦痛の評価と介入を要しますが，苦痛の緩和と並行して，増悪と寛解を繰り返す経過とともに患者・家族の意向は変わり得るものであり，ACPはその経過のなかで重視されます[5]。ACPを行った患者・家族では継続的に意思決定が可能であり，患者が望む治療の選択ができたと報告されており[6]，揺れる経過のある心不全であるからこそ，その経過を踏まえた対話のプロセスであるACPは重要です。

2 ACPの現状と課題

前述のガイドライン(**図1**)[3]でも本人の意向を基本として対話のなかで方針決定を進めることが推奨されています。ACPの概念を内包しており，STEP 1～5で示される内容はどの疾病でも共通の規範となり得るもので，人生の最終段階に限らず十分に応用可能です。

一方でACPには，患者要因，医療者の要因，システムの要因などのさまざまな障壁があることが知られています(**表2**)[6]。**表2**の課題はどの疾病でも同様ですが，経過予測(予後予測)の困難さは心不全における障壁として特筆すべきことで，その解決には患者への疾患啓発と医療者への教育を要します。患者への説明資材として，日本心不全学会から公開されている心不全手帳[7]や心不全診療ガイドブック[8]があります。そのなかでACPや緩和ケアは疾病管理の一部として含まれ，エンド・オブ・ライフのみを取り扱ったものではありません。**ACPは本人の意向に寄り添い対話をするプロセスで，病状経過に応じて行われます。"1度で決めない，1人で決めない"姿勢が求められます。**

医師を対象とした心不全緩和ケアトレーニングコース(HEPT)[9]ではACPや臨床倫理が学習単元として設けられており，心不全の緩和ケアについて学ぶことができます。

表2 心不全におけるACPの障壁

要因	内容
患者要因	✓ 不安，否認(再度の寛解への期待) ✓ 家族に迷惑をかけたくないという欲求 ✓ 病状経過とともに意向が変わることがある ✓ 病状が不安定な際には意向の確認は困難 ✓ 認知機能が低下していることがある
医療者の要因	✓ どのように対話を進めてよいかわからない ✓ 心理的苦痛を与えるのではないかという懸念 ✓ エンド・オブ・ライフの話題を避けたい思い ✓ 死の不安や気がかりに対応することを避けたいという思い ✓ 時間的制約 ✓ 予後予測の困難さ(再度の寛解への期待) ✓ ACPのプロセスをケアにどのように生かすか理解ができていない ✓ 臨床倫理に関する知識の不足
システムの要因	✓ ACPに対する体系的なアプローチが確立されていない ✓ 患者の意向を記録する場所と内容が整備されていない ✓ 責任の所在が曖昧である

(文献6を参考に作成)

つまずきポイントを乗り越えよう

症例

- 60歳代，男性。5年前に広範囲前壁心筋梗塞を発症し，左室駆出率は20%程度まで低下した。以後，心不全増悪での入退院を繰り返し，1年以内に3回入院をしている。
- 塩分制限や活動制限には無頓着で，医療者の説明に対しての受け入れは難しく，農作業を契機に心不全増悪をきたし，緊急入院となった。
- 強心薬，利尿薬の使用により，1週間程度で病状は改善し，早期の退院を希望している。
- 入院の受けもち医師，看護師は次回入院の際には退院が難しくなる可能性や突然死の可能性もあると考えており，今後の話をしたいと考えている。

つまずきポイント

1 今後の話をする際に患者の病状認識を尋ねているでしょうか？

2 話をする際に家族などと話をすることを重視して，本人は置き去りになっていないでしょうか？

3 今後の話をする目的は医療者の都合（蘇生行為の是非についての葛藤や病状悪化時の対応の煩雑さを避けたい想いなど）ではないでしょうか？

4 病状経過に応じたアプローチができているでしょうか？

5 1度決めたらそれで満足していないでしょうか？

克服法

A) 心不全患者の病状経過におけるACP

ステージB〜Cへのアプローチ

　心不全は予後不良の慢性進行性疾患であり，心不全の前段階（ステージB），症状出現時（ステージC）から疾病について指導を行うとともに緩和ケアのニーズを把握し，患者の意向の把握を進めていく必要があります。この段階では，心不全は慢性の進行性疾患であり，繰り返しながら病状は進んでいくこと，場合によっては突然死のリスクを伴う疾患であることについて説明します。初回入院では自分事としてとらえることが難しい場合もありますが，疾病の「一般的な」経過についてその不確実性についても含めて話しておくことで，その先の意思決定がスムーズに運ぶことが期待されます。心不全の「一般的な」経過として話すことで，説明する側の心理的負担は少し軽減されるかもしれません。筆者は"あくまで心不全患者の皆さんに伝えている話ですが，心不全とは……"と進行性疾患であることを一般的な話としてお伝えして，なるべく元気に長く生きてもらうために内服の遵守や塩分制限を含めた生活の見直しについて説明しています。心不全は症状が改善することでよくなったように自覚的には感じられるでしょうし，麻痺や四肢の機能障害もないため，進行性疾患であることは説明がなくては意識されにくいものと考えられます。

標準的治療の奏効が得られにくくなってきた時点（ステージC後半〜Dの前半）

　心不全では，標準的治療の奏功が期待できなくなった時点の想定は困難ですが，そのなかでエンド・オブ・ライフディスカッションを行い，詳細な意向を確認していく必要があります[10]。詳細な意向を確認する対象患者をスクリーニングし，必要な患者を見逃さないための方法として，サプライズ・クエスチョン（SQ）が知られ，広く用いられています。SQは「この患者が1年以内に亡くなったら驚くか」と医師が自問自答し，「驚かない」場合に対話を進めるタイミングとして有用であるとされています[11]。タイミングを意識しながら，対話を行い，可能であれば文書に残していきます。その際に患者の心の準備状態（レディネス）を確認しながら進めていくことは心不全のみな

らずほかの疾患でも同様であり，**病状理解を尋ねる**ことは非常に重要なプロセスです。具体的な尋ね方の例もガイドラインで示されていますので，ご参照ください[4]。

　経過のなかで感じたこと，辛かったことなどをそれぞれの職種がタイミングをみて聞くことができれば，その情報を共有することでACPのハードルは下がるものと考えられます。本人の意向についての発言を家人に一緒に聞いておいてもらうこともこの段階において重要な事項であると考えられます。

人生の最終段階が近いと感じられる時点（ステージDの最終版を想定）

　いよいよADLが低下し，意識障害が出現してきた時点になると，自力で詳細な意思決定をすることが困難となります。それまでの意向がわかっていれば，**図1**のように，本人の推定意思を尊重し，方針を決定します（STEP 1〜3）。本人の推定意思が不明であれば，本人にとっての最善の方針を医療・ケアチームで慎重に判断すること（STEP 4）や，心身の状態により医療・ケア内容の決定が困難な場合などには複数の専門家で構成する話し合いの場を設置し，方針の検討や助言を行う（STEP 5）ことが推奨されています[3]。

　本人の意向確認が難しい場合に，慣習的に家人へ説明し，家人の意向で方針決定がなされていることが多いように思われますが，本人の意向がどうであったのかを確認することを意識することが必要です。"このような病状になることは想定されていなかったかもしれませんが，なにか本人がいっていたことはないですか"などと比較的オープンな質問でも，その回答が手がかりになり，方針決定につながることも経験します。

　医療・介護関係者は，あくまで本人の意向を支える姿勢を一貫してとることが望ましいと考えられます。

B) ACPがうまくいかないときの対処法

　表2で示したような多様な要因でACPが困難と感じられることがあります。具体的なケースとしては，患者が病状認識をすることが困難である（再度の寛解への期待や再増悪への恐怖）場合や，本人と家人の意向が異なる場合，医療・介護者と患者の意向が異なる場合（救命のための治療でも患者が治療を拒否する場合）など，多種多様ですが，本人の意向に寄り添うことを基本方針とすること，本人と家人の意見が対立する場合にはその間で十分に話し合ってもらうことが有用だと思われます。

C) ACPの注意点

　ACPの主体はあくまでも患者本人であることを忘れないようにしなくてはなりません。文書が作成されていなくても決して失敗ではないこと，話し合いの場を提供することは重要ですが，一度で終わるようなものではなく，結論が間に合わないこともあることは十分に共有しておく必要があります。ACPを意識するあまり，治療する選択肢が選べなくなっていることはないか，本人が主体であるはずなのに，医療者の考えで進

めてしまっていないか，すべての患者の根底にある想いを知ることなど到底困難であるのに知ることにこだわりすぎていないか，時折立ち止まって考える時間も必要です。

　意思決定をしていく際には，患者の考え方を知っておくために，病気のことはいったん脇において生活や仕事についての過去の出来事を聴くようにすることでその人が大事にしていることや価値観がみえてくるといわれており，特に幸福感の高低をもたらしたライフ・イベントや，落ち込んだときの心の支えといった「気持ちの浮き沈み」の経験は，その人の価値観が反映される場合が多いので掘り下げて聴くタイミングだと思われます。日々の臨床のなかにACPが存在するようになるためには，経験の積み重ねが求められるのだろうと思われます。

まとめ！

- ● ACPの主体はあくまでも本人です。医療者の考えの押し付けになってはいけません。
- ● ACPは心不全の病状経過，患者・家族の準備状態に合わせて，繰り返し提供される対話のプロセスです。
- ● ACPは病状経過とともに移ろいながら紡がれていくものです。

文献

1) Sobanski PZ, et al: Palliative care for people living with heart failure: European Association for Palliative Care Task Force expert position statement. Cardiovasc Rese 116 (1): 12-27, 2020.
2) Miyashita J, et al: Culturally Adapted Consensus Definition and Action Guideline: Japan's Advance Care Planning. J Pain Symptom Manage 64 (6): 602-613, 2022.
3) 厚生労働省：人生の最終段階における医療・ケアの決定プロセスに関するガイドライン 平成30年改訂版.
　 https://www.mhlw.go.jp/file/04-Houdouhappyou-10802000-Iseikyoku-Shidouka/0000197701.pdf
4) 日本循環器学会・日本心不全学会：2021年改訂版 循環器疾患における緩和ケアについての提言.
　 https://www.j-circ.or.jp/cms/wp-content/uploads/2021/03/JCS2021_Anzai.pdf
5) Kirchhoff KT, et al: Effect of a disease-specific advance care planning intervention on end-of-life care. J Am Geriatr Soc 60 (5): 946-950, 2012.
6) Bernacki RE, et al: Communication about serious illness care goals: a review and synthesis of best practices: JAMA Intern Med 174 (12): 1994-2003, 2014.
7) 日本心不全学会：心不全手帳 第3版. 心不全と診断されたら考えていきたいこと. p9.
　 http://www.asas.or.jp/jhfs/topics/files/shinhuzentecho/techo3_book1.pdf?20221223
8) 地域におけるかかりつけ医等を中心とした心不全の診療提供体制構築のための研究　地域のかかりつけ医と多職種のための心不全診療ガイドブック. 心不全患者の緩和ケアと終末期ケア. p63-65.
　 https://plaza.umin.ac.jp/isobegroup/download_guide/
9) 心不全緩和ケアトレーニングコースHEPTホームページ.
　 http://hept.main.jp/
10) Bernacki RE, et al: American College of Physicians High Value Care Task Force. Communication about serious illness care goals: a review and synthesis of best practices. JAMA Intern Med 174 (12): 1994-2003, 2014.
11) Small N, et al: Using a prediction of death in the next 12 months as a prompt for referral to palliative care acts to the detriment of patients with heart failure and chronic obstructive pulmonary disease. Palliat Med 24 (7): 740-741, 2010.

6章 心不全緩和ケアの歩き方

3 症状に対する薬物治療

高麗謙吾

> **マストワード！**
>
>
>
> ❶ **全人的苦痛**：患者は身体的・精神的・社会的・スピリチュアルな苦痛といったさまざまな苦痛を抱えています。
> ❷ **オピオイドと緩和的鎮静**：治療抵抗性の症状に対してオピオイドや鎮静といった選択肢をもっておきましょう。

1 全人的苦痛

　心不全患者に緩和ケアを実践する第一歩は患者の苦痛や苦悩に気付くことです。苦痛には，身体的苦痛や精神心理的苦痛だけでなく，社会的苦痛やスピリチュアルな苦痛があり，これらをまとめて**全人的苦痛（トータルペイン）**といいます（**図1**）。社会的な苦痛とは経済的なことや自宅に残る家族への心配などで，スピリチュアルな苦痛とは「なぜ自分ばかりがこのような苦痛を受けるのか」とか，「病気を抱えた人生になんの意味もない」といったものです。これらは相互に影響し合って苦痛が強まります。苦痛の緩和は薬物治療だけでされるものではなく，多職種による包括的なサポートが必要です。逆に，十分に身体的苦痛を緩和することでそのほかの苦痛が和らぐこともあります。また，苦痛を緩和して初めて意思決定支援が進むこともあります。

図1 全人的苦痛（トータルペイン）

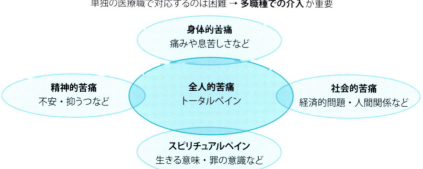

2 オピオイドと緩和的鎮静

　心不全患者も，がん患者と同様に多彩な症状を呈します[1]。呼吸困難だけでなく，疼痛や倦怠感といった身体症状，抑うつや不眠といった精神症状も多くみられます。Integrated Palliative care Outcome Scale (IPOS)[2]などのスケールで包括的に評価します。また，不眠・食思不振・便秘といった生理現象の問題も見逃さずに対応することも大切です。ときには，夜に目を瞑ってじっとしていても苦痛によってほとんど眠れていないという人もいます。**基本的な緩和ケア**を心不全診療に統合することで，多くの心不全患者のニーズに対応できると考えられます（**図2**）。

図2 基本的緩和ケアと専門的緩和ケア

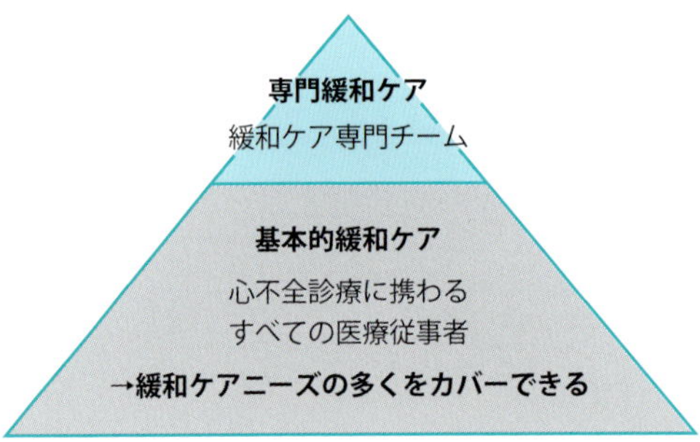

専門緩和ケア
緩和ケア専門チーム

基本的緩和ケア
心不全診療に携わる
すべての医療従事者
→緩和ケアニーズの多くをカバーできる

　最も多くみられる症状は**呼吸困難**です。利尿薬や強心薬などの心不全治療を十分に行うことはどの病期でも重要ですが，反応性が乏しいときは速やかに症状緩和も併用して行うことが大切です。非薬物治療として，ポジショニングや顔面への送風，室内環境の調整や心理的介入なども行います。治療抵抗性の呼吸困難にはオピオイドであるモルヒネを用いることもあります。ただ，モルヒネへの誤解もあります。モルヒネの投与で生命予後を縮めることはなく，精神依存を生じることもほとんどありません。そのようなまれなことを心配するよりも，症状をとって睡眠がとれるようにするとか，安静時の症状がなく日中を楽にすごせるようにするといった治療目標について前向きに話し合います。治療抵抗性の苦痛に対して鎮静が必要なときはミダゾラムなどの鎮静薬を用います。なお，モルヒネは鎮静作用が弱いため，鎮静目的に使用することはしません。

症例　つまずきポイントを乗り越えよう

- 80歳代，女性。10年前に心筋梗塞を生じ，数年前から心不全入院を繰り返すようになった。最近では1年に2回の入院があり，今回は3回目で，利尿薬により増えていた体重は改善したが呼吸困難が持続している。
- 本人は息苦しいといわないが，家族やメディカルスタッフからは苦しそうにしていると報告があった。末期ではないと考えてモルヒネを使わず，心不全治療による改善を目指した。
- 最終的にモルヒネを使うことを提案したが，本人と家族の不安が強まった。
- モルヒネを開始したが，症状はとりきれずに翌日に死亡した。振り返りのカンファレンスで，症状緩和についてのコメントが多くあった。

つまずきポイント

1. オピオイドは末期に使うものなのでしょうか？
2. オピオイドを使う場合には具体的になにをどのように投与すればよいでしょうか？
3. オピオイドを開始した際に気を付けておくべき副作用と対処法はなんでしょうか？
4. オピオイドに対する不安はどこからくるのでしょうか？
5. オピオイドを用いても症状がとれないときの治療選択肢はもっていたでしょうか？
6. 振り返りが反省会のようになったときはどうすればよいでしょうか？

克服法

　緩和ケアでオピオイドなどを始めるとき，ときに使い慣れていない場合には，いつどのように使ったらよいのか，家族にどう説明したらよいのかがわからず，結局もう少し早めに始めたらよかったのではないかという経過をたどることがあります。心不全診療には緩和ケアの統合が望まれます（**図3**）。オピオイドや緩和的鎮静については，日本緩和医療学会のガイドラインも参考になります[3,4]。

1. オピオイドは，治療抵抗性ですぐにとりきれない呼吸困難に対して用います。末期に近いことが多いものの，予後や病期で開始を判断する必要はありません。症状が改善すれば中止することもできます。
2. 塩酸モルヒネは5mg/日を持続皮下注か，持続静注します。高度腎障害では半量にします。経口投与にはリン酸コデイン20mg錠を1日3～4回で用います。
3. 頻度が高いのは眠気，悪心，便秘です。便秘以外は時間経過とともに改善します。眠気は不快なものであればオピオイドを減量します。悪心や便秘には制吐薬や下剤を用います。

図3 病態改善のための治療と緩和ケアのバランス

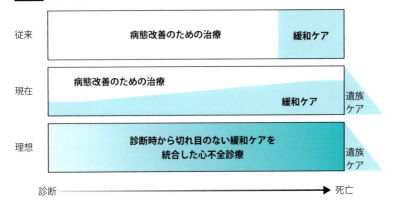

4 モルヒネへの誤解などがないかを確認し、なぜそう考えたのかを把握したうえで、正しい情報を提供します。症状を緩和してどういう状態を目指すかを話し合うことも有用です。必要に応じて専門的緩和ケアチームなどに協力を依頼します。

5 治療抵抗性の身体的苦痛に対して最低限の鎮静薬を用いることは妥当です。本人の同意か、家族と本人の意思を推定して開始します。医療チーム内で合意として行います。

6 スタッフが悲嘆の気持ちを表出できるのはよいことですが、バーンアウトにも気を付けたいところです。反省はチームの改善につなげつつも、できたことやよかったことを共有するのもよいでしょう。

まとめ！

- 心不全患者がさまざまな苦痛を抱えていることを知っておくことが重要です。それをどのように評価してどう対応するか、基本的緩和ケアは心不全診療の一部として常に提供されるべきものです。トレーニングコースのHEPTもオススメですよ！（医師限定）[5]。

文献

1) 日本循環器学会・日本心不全学会：2021年改訂版 循環器疾患における緩和ケアについての提言. https://www.j-circ.or.jp/cms/wp-content/uploads/2021/03/JCS2021_Anzai.pdf
2) IPOS日本語版（https://plaza.umin.ac.jp/pos/）.
3) 日本緩和医療学会ガイドライン統括委員会編：2020年版 がん疼痛の薬物療法に関するガイドライン. 金原出版, 東京, 2020.
4) 日本緩和医療学会ガイドライン統括委員会編：2023年版がん患者の治療抵抗性の苦痛と鎮静に関する基本的な考え方の手引き. 金原出版, 東京, 2023.
5) 心不全緩和ケアトレーニングコース HEPT（https://hept.jp）

7章
少し複雑な心不全の歩き方

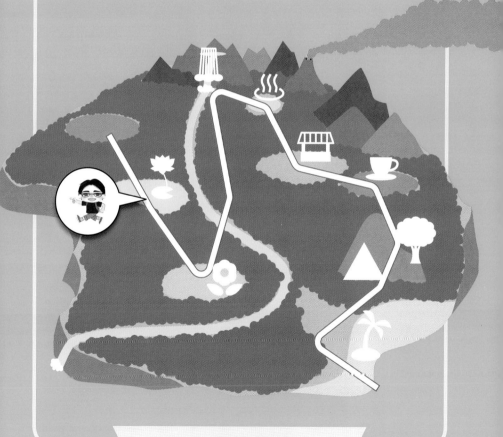

少し複雑な心不全の湖

7章 少し複雑な心不全の歩き方

1 少し複雑な心不全の歩き方

鍋田 健

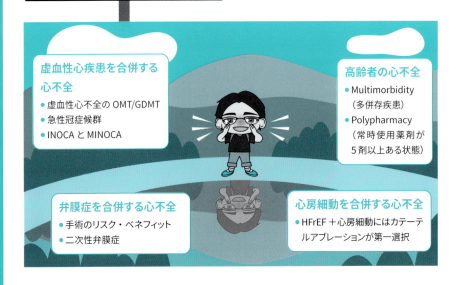

- 心不全には必ず原因がある。よくある併存症とその対処を知っておこう！
- 型どおりの薬物治療だとうまくいかない症例がどんなものかを確認してみよう！

はじめに

　心不全にはさまざまな原因があります。高血圧，はたまた心筋症などが原因のこともあります。これまで学んできたように心不全の薬物治療は，うっ血症状に対する利尿薬や血管拡張薬，そして予後を改善することを期待してβ遮断薬などを導入していきます。このようなある意味型どおりの心不全の薬物治療はとても重要なのですが，心不全の原因がなにかを把握して対応していかないと，片手落ちになってしまうわけです（図1）。
　本項は「少し複雑な心不全の湖」となんだか少し仰々しい感じを受けますが，心不全の原因となる病態とその対処を知っておきましょうということが半分，もう半分は型

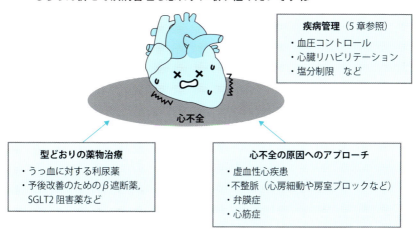

図1 心不全においては薬物治療と原因となっている疾患両方にアプローチが必要。もちろん併せて疾病管理も忘れずに取り組みたいですね

どおりだとちょっとうまくいかなさそうな症例はどのようなものか？　ということで構成されています。そんなに構えずに，どんなことを確認するべきかみていきましょう。

心不全を生じる疾患で多いものとその対応

　前半3つの虚血性心疾患，弁膜症，心房細動はいずれも心不全診療をしていると，非常に多くの症例で併存しています。そのため，どのように診断して対応するか？　また対応するとしてどのように対応するのが望ましいか？　ということを確認しておくことが大事です。

　それぞれ押さえておきたいポイントを簡潔に示します。

A）虚血性心疾患を合併する心不全（☞7章-2，p216）

　カテーテル治療が注目されますが，安定狭心症に対するカテーテル治療の効果は，以前ほどではなさそうというのがわかってきています。一方，最近では薬物治療の進歩が目覚ましく，しっかり薬物を導入していくことの重要性が注目されています。また少し意外に感じるかもしれませんが，冠動脈に狭窄がないけど虚血が生じる！　という概念が出てきています。

B）弁膜症を合併する心不全（☞7章-3，p222）

　弁膜症はどのような症例で手術介入を行うのかをまず確認しましょう。ときには弁膜症の重症度評価が難しいときもあります。それがどのようなケースなのかを知っておくと，より理解が深まると思います。また，弁膜症治療＝手術やカテーテルを用い

た侵襲的治療というわけではありません。"二次性"と定義される心機能や心不全の状態により弁膜症が出現/増悪するケースもあり，その場合は薬物治療が重要だったりします。

C) 心房細動を合併する心不全（☞7章-4，p229）

心房細動合併の心不全は高齢者を中心に非常に多いです。心房細動に対してはカテーテルアブレーション技術の進歩が目覚ましく，第一選択の治療となってきています。今回はどのような心不全にアブレーションが効果的かに注目して解説されています。しっかり確認しておきましょう。

D) 高齢者の心不全（☞7章-5，p234）

高齢者心不全は，型どおりだとうまくいかない症例といえるでしょう。身体機能の低下，腎機能障害など，考えなければいけないことがたくさんあります。また多くは併存症のため内服しなければいけない薬剤がどんどん増えてしまい，10種を超えたりすることも珍しくありません。この多併存疾患（multimorbidity）とpolypharmacyを中心にどのように考えればよいかを学んでいきましょう。

E) 少し複雑な心不全，ほかには？

通常の対応だけだと不十分になるかもしれない心不全として，ほかには心筋症や右心不全が挙げられます。

①心筋症

心筋症は心筋自体になんらかの問題が生じてくるもので，さまざまなものが存在します。心筋症の種類によっては，特有の治療があることがポイントです。例を挙げると，心筋の炎症が生じる心臓サルコイドーシスではステロイドなどの免疫抑制治療を，心臓に異常なタンパク質が付着する心アミロイドーシスでは，新たに異常なタンパク質を作らせないようにする薬剤があります。そのため，心不全症例のなかに潜んでいるこれらの疾患を，いかに見逃さないように診断できるかがポイントになります。

②右心不全

右心不全は左心の機能は維持されており，その名のとおり右心系の問題が主体となる心不全をここでは指します。例えば肺高血圧症（左心不全に由来するものは除く）や先天性心疾患でみられることが多いです。通常心不全の予後を改善する治療は，左心不全をターゲットにしており，右心不全で効果があるかはっきりしていないことが多いです。そのため，うっ血症状に対する利尿薬は共通ですが，それ以外は病態に併せて対応することが求められます。

心不全の世界は湖というより沼かもしれない

　さて，これ以外にも図2のように一筋縄ではいかない心不全はいろいろあります。みなさんここまで基本的な治療からその背景まで学び旅をして，この少し複雑な心不全の湖へとたどり着きました。しかしどうやら湖というよりは沼のように深いところにも思えてきます。沼にはまり込んで，学んでいくことは楽しいものです。筆者もこの心不全沼の住人として日々新たなことを学ぶばかりです。本書を読んで，もしより奥深く学んでみたいという方はぜひ心不全の世界へ入り，一緒に学んでいきませんか？

図2 少し複雑な心不全はほかにもたくさん。心不全の世界は広くて深い沼のようかもしれない

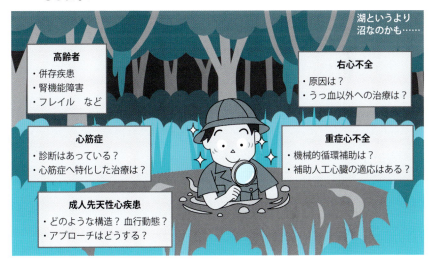

> **7章 少し複雑な心不全の歩き方**

2 虚血性心疾患を合併する心不全

的場哲哉

> **マストワード！**
>
> ❶ **虚血性心不全のOMT/GDMT**：虚血性心疾患と心不全に対する治療効果が示された至適薬物療法（OMT）の組み合わせ，さらに診療ガイドラインに基づく標準的治療（GDMT）を理解しよう．
> ❷ **急性冠症候群**：急性心筋梗塞（ST上昇型，ST非上昇型），不安定狭心症を含んだ急性冠症候群は，慢性冠動脈疾患とは異なるアプローチが必要であることを理解しよう．
> ❸ **INOCAとMINOCA**：心外膜冠動脈に器質的狭窄のない心筋虚血（INOCA）および心筋梗塞（MINOCA）を理解しよう．

1 虚血性心疾患を合併した心不全に対する至適薬物療法（OMT）

　虚血性心疾患領域で**OMT**の概念が広まったきっかけの1つは，OMTと，OMTに加えた経皮的冠動脈インターベンション（PCI）による冠血行再建術を比較したランダム化比較試験（RCT）であるCOURAGE試験（2007年）です[1]．COURAGE試験では，虚血の証明された安定冠動脈疾患患者を対象に，OMTと，OMT＋PCIがランダム化され，死亡と心筋梗塞，脳卒中を合わせた複合エンドポイントと，急性冠症候群（ACS）による入院，心筋梗塞について差がないことが報告されました．結果として，試験プロトコルでOMTとして定義されたアスピリン，PCI群においてはクロピドグレルの併用，スタチン，アンジオテンシン変換酵素（ACE）阻害薬またはアンジオテンシンⅡ受容体拮抗薬（ARB），さらにβ遮断薬，アムロジピン，硝酸薬による抗虚血治療の組み合わせの重要性を示した形となりました．

　ISCHEMIA試験は，冠動脈CTにより（左主幹部を除く）心外膜血管に冠動脈疾患が確認され，非侵襲的検査で中等度～重度の心筋虚血が証明された患者を対象としたRCTで，OMTとともに早期に侵襲的治療戦略を受ける群と，OMTで経過を観察する群が比較されました[2]．本研究においても，PCIまたは冠動脈バイパス術（CABG）によって行われた冠血行再建術は，狭心症症状の早期の改善に寄与したものの，臨床的イベントの低減は認めず，COURAGE試験の結果と沿うものでした．

　REVIVED-BCIS2試験は，左室駆出率（LVEF）35%以下の高度な冠動脈疾患を有する患者，生存しているものの機能障害のある左室心筋セグメントが心臓MRIなどで一定

以上の領域に存在する患者を対象として，OMT群とOMT＋PCI群の間で，臨床イベント（死亡および心不全入院）の発生率を比較しました[3]。中央値41カ月のフォローアップ期間において有意な差は認められず，REVIVED-BCIS2試験の外的妥当性などの議論が続いているものの，全体としてREVIVED-BCIS2試験の結果は中立的でした。

COURAGE試験，ISCHEMIA試験，REVIVED-BCIS2試験の結果を踏まえれば，これらの試験の対象患者に該当する安定冠動脈疾患を合併した心不全においては，まずOMTの導入を重視することを理解すべきでしょう。

2 心不全を合併するACS

急性心筋梗塞を含めたACSによる心筋障害はLVEFの低下した心不全（HFrEF）の原因となります。急性心筋梗塞における心不全の合併はKillip分類で記載され，KillipクラスⅠ（心不全徴候なし），KillipクラスⅡ（肺ラ音聴取＜50%），KillipクラスⅢ（肺ラ音聴取≧50%），KillipクラスⅣ（心原性ショック）によって，短期予後が有意に異なることが報告されています。わが国においても，日本循環器学会JROAD-DPC研究において，Killipクラス別の30日死亡率が報告されており，日本循環器学会研修施設に入院したKillipクラスⅣ急性心筋梗塞患者の30日死亡率が42%と高いことが知られています[4]（**図1**）。

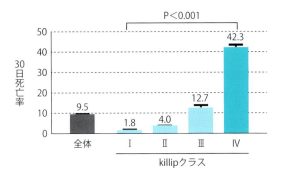

図1 心不全合併心筋梗塞の予後

75歳未満の心原性ショック合併心筋梗塞においては，早期のPCIによる再灌流治療が生命予後を改善することが示されており，わが国のガイドラインでも早期のPCIが強く推奨されています[5]。

一方，安定冠動脈疾患に合併するHFrEFは虚血性心筋症ともよばれ，不可逆的に損傷され瘢痕化した心筋と，反復的な虚血エピソード（スタニング）や慢性的な低灌流（冬眠心筋）により機能不全になった「生存可能な」心筋が交互に存在することが特徴です。虚血の解除が心不全の改善につながるという直感的な期待はもたれるものの，

安定冠動脈疾患におけるPCIによる冠血行再建術のOMTに対する上乗せ効果が限定的であることは前述のとおりです。現在臨床で使用可能な検査によって，スタニング・冬眠心筋・心筋梗塞巣をみきわめたうえでPCIを適用することは困難であると考えるべきかもしれません。

3 心不全とINOCA/MINOCA

　心外膜冠動脈に**器質的狭窄のない心筋虚血（INOCA）および心筋梗塞（MINOCA）**は，心外膜冠動脈における冠攣縮および冠微小循環障害（CMD）を含みます（**図2**）。心不全とINOCA/MINOCAの関係を理解するためには，INOCAまたはMINOCAを基礎とした心筋虚血や心筋梗塞による左室機能障害がHFrEFの原因となり得る一方，LVEFの保たれた心不全（HFpEF）の原因疾患となる心筋症や左室肥大が，CMDを惹起することによってINOCA/MINOCAの原因となるという，双方向の関係を理解する必要があります。

　CMDは，冠微小血管の構造的・機能的変化，および血管外の要因により心筋虚血・心筋梗塞を引き起こす幅広い病態を含みます。冠微小血管においては臨床検査法が限られており，器質的異常と機能的異常の峻別は容易ではなく，現在，臨床で検査可能なCMD指標として，①微小血管抵抗の増大（冠微小血管抵抗指数〔IMR〕＞25），②冠動脈造影（CAG）におけるslow flow現象（thrombolysis in myocardial infarction〔TIMI〕frame count＞25），③微小血管拡張障害（冠血流予備能〔CFR〕＜2.0），④微小血管攣縮（冠攣縮誘発試験陽性かつ心外膜冠動脈の攣縮＜50%）が使われており，それぞれ冠微小血管の器質的・機能的異常を反映しています（**図2**）。

図2 心筋虚血の部位と機能

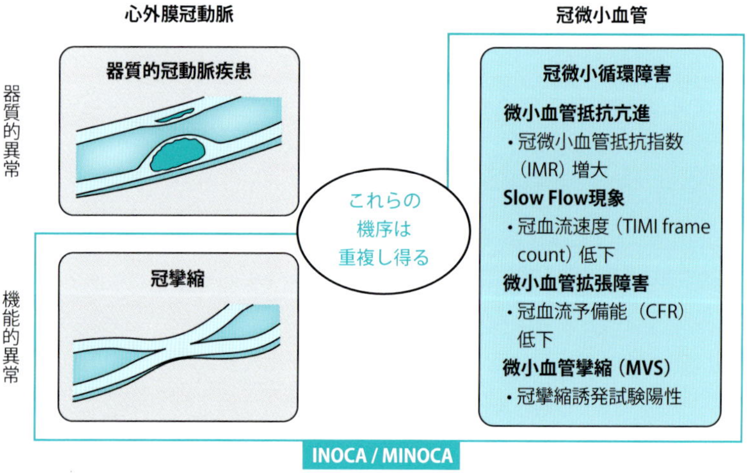

心不全の原因病態においては，糖尿病性心筋症では冠微小血管の減少（microvascular rarefaction）が，大動脈弁狭窄症・心アミロイドーシス・心ファブリー病などでは肥大心筋による血管外からの圧排により微小血管の拡張障害が生じ得ます．また，心アミロイドーシス，心ファブリー病などの蓄積性疾患は直接血管内皮細胞および平滑筋細胞を傷害することによりCMDを生じると考えられています．しかしながら現在，心筋疾患によるCMDの機序は完全に解明されておらず，上記の心不全原因病態の治療によるCMD改善効果も不明です．また，臨床におけるCMDの評価も普及しているとはいえないことから，今後のさらなる研究が必要な領域です．

症例 — つまずきポイントを乗り越えよう

- 60歳代，男性．2型糖尿病治療中（メトホルミンとSGLT2阻害薬のみ内服）．心臓検診を受診し，心エコー図検査でびまん性左室機能低下（LVEF 38％），冠動脈CTで3枝病変を疑われ，精査入院となった．
- CAGの結果，左前下行枝の高度狭窄を含む3枝病変を認め，レジデントであるあなたは，冠血行再建術を含めた治療方針をグループカンファレンスまでに検討することとなった．
- CAG実施日の夜間，胸部違和感を生じ，3時間後に訴えがあり，ST上昇とカテコラミン投与にかかわらず進行性の心原性ショックを認めた．当直医とオンコール医師により，Impella左室補助装置を挿入のうえ，左前下行枝に対するステント留置が行われた．

つまずきポイント

1. 慢性冠症候群に対するOMT/診療ガイドラインに基づく標準的治療（GDMT）はいつから開始すべきでしょうか？
2. 心不全を合併した慢性冠動脈疾患の冠血行再建術をどう考えるべきでしょうか？
3. 心原性ショック合併急性心筋梗塞の治療をどう考えるべきでしょうか？

克服法

1 安定冠動脈疾患に対するOMT/GDMT開始のタイミング

　本症例では，2型糖尿病を背景として左室機能障害を認め，冠動脈疾患を含めた左室機能障害の病因診断の経過中に急性心筋梗塞を発症してしまいました．日本循環器学会の安定冠動脈疾患の診断と治療ガイドライン（2022年フォーカス

アップデート版）では，「（冠動脈疾患の）診断前確率を考慮したうえで心血管イベント予防として低用量アスピリンおよび高強度スタチンを用いた脂質降下療法を行う。この際，患者と十分に話し合い，確定診断後には薬物治療の見直しが必要である」とされています。冠動脈疾患の暫定診断に基づいてアスピリンおよびスタチンを開始することで，非侵襲的・侵襲的検査過程におけるACSの発症を予防できた可能性があります。

2 心不全を合併した安定冠動脈疾患の冠血行再建に関するエビデンス

　心不全を合併した安定冠動脈疾患においては，まずOMTの導入を行い，そのうえで冠血行再建の利益が大きいと考えられる病変に対して冠血行再建を考慮します。前述のように，COURAGE試験，ISCHEMIA試験，REVIVED-BCIS2試験の結果を踏まえれば，これらの試験の対象患者に該当する安定冠動脈疾患に対するPCIによる血行再建の効果は限定的と考えられます。

　一方STICH試験では，左主幹部病変のない冠動脈疾患患者でLVEFが35％以下の患者1,212人を，CABGとGDMT，またはGDMT単独を受ける群にランダム化しました。主要エンドポイントである全死因死亡率は，中央値4年間のフォローアップで有意差は得られませんでした。しかし，中央値9.8年の延長研究（STICH Extension Study）では，全死因死亡率および心血管死亡率がCABG群で有意に減少しました。本症例の診断過程のように，心不全を合併する安定冠動脈疾患において冠血行再建を考慮する場合は，CABGの適用が可能であれば優先して考慮すべきでしょう。

3 心原性ショック合併急性心筋梗塞におけるエビデンス

　ACSにおける心不全合併が生命予後を大きく毀損し，心原性ショックを合併した心筋梗塞の死亡率は約40％と高いことは前述のとおりです。

　早期冠血行再建の効果を示したSHOCK試験（1999年）[6]以降，診療ガイドラインにおいてPCIによる早期再灌流療法が推奨されています。一方，さらなる予後改善を目指して計画されたIABP-SHOCK II試験（2012年）[7]ではIABPのルーチン使用の有用性は否定されました。また，CULPRIT-SHOCK試験（2017年）[8]においては，緊急PCIにおいて急性心筋梗塞の責任病変に加えて非責任病変を一期的に治療することは予後を悪化させることが示されました。

　ECLS-SHOCK試験（2023年）[9]においては，体外生命維持装置（ECLS）（V-A ECMO）による循環補助のルーチン使用の有用性は否定されました。最近になってDanGer SHOCK試験（2024年）[10]において，Impella左室補助装置による循環補助は，ショック合併急性心筋梗塞の生命予後を改善することが示されました（**図3**）。

　Impellaは2024年7月時点でわが国で約260施設の導入にとどまる一方，ショック合併急性心筋梗塞は広くPCI実施施設に搬送されています[4]。院外発症例については病院前のケア，搬送先選定の重要性が議論されています。本症例は院内発症であり，エビデンスからの類推により，進行性の心原性ショックに対してImpellaの循環補助のもと，PCIによる血行再建が行われました。

図3 ショック合併急性心筋梗塞に対する介入試験

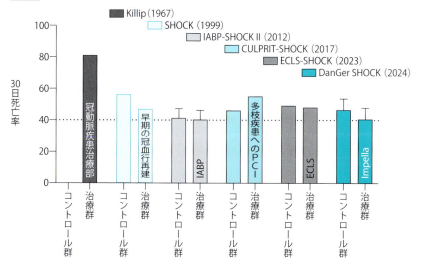

> **まとめ！**
> - 心不全と虚血性心疾患のOMTを知ろう。
> - ショック合併急性心筋梗塞に対する循環補助とPCIの重要性を知ろう。
> - 心不全に合併する冠微小循環障害には未解明の部分が多い。

文献

1) Boden WE, et al: Optimal medical therapy with or without PCI for stable coronary disease. N Engl J Med 356(15): 1503–1516, 2007.
2) Lopes RD, et al: Initial Invasive Versus Conservative Management of Stable Ischemic Heart Disease in Patients With a History of Heart Failure or Left Ventricular Dysfunction. Circulation 142(18): 1725–1735, 2020.
3) Perera D, et al: Percutaneous Revascularization for Ischemic Left Ventricular Dysfunction. N Engl J Med 387(15): 1351–1360, 2022.
4) Matoba T, et al: Institutional Characteristics and Prognosis of Acute Myocardial Infarction With Cardiogenic Shock in Japan-Analysis From the JROAD/JROAD-DPC Database-. Circ J 85(10): 1797–1805, 2021.
5) Kimura K, et al: JCS 2018 Guideline on Diagnosis and Treatment of Acute Coronary Syndrome. Circ J 83(5): 1085–1196, 2019.
6) Hochman JS, et al: Early revascularization in acute myocardial infarction complicated by cardiogenic shock. SHOCK Investigators. Should We Emergently Revascularize Occluded Coronaries for Cardiogenic Shock. N Engl J Med 341(9): 625–634, 1999.
7) Thiele H, et al: Intraaortic Balloon Support for Myocardial Infarction with Cardiogenic Shock. N Engl J Med 367(14): 1287–1296, 2012.
8) Thiele H, et al: PCI Strategies in Patients with Acute Myocardial Infarction and Cardiogenic Shock. N Engl J Med 377(25): 2419–2432, 2017.
9) Thiele H, et al: Extracorporeal Life Support in Infarct-Related Cardiogenic Shock. N Engl J Med 389(14): 1286–1297, 2023.
10) Møller JE, et al: Microaxial Flow Pump or Standard Care in Infarct-Related Cardiogenic Shock. N Engl J Med 390(15): 1382–1393, 2024.

7章 少し複雑な心不全の歩き方

3 弁膜症を合併する心不全

大門雅夫

マストワード！

❶ **手術のリスク・ベネフィット**：手術適応を考えるうえで，そのリスクとベネフィットのバランスを考えることが大切です。

❷ **二次性弁膜症**：心不全では，左心機能低下や血行動態の悪化により，二次性弁膜症（主に僧帽弁閉鎖不全症，三尖弁閉鎖不全症）が生じることがあり，この手術適応は一次性弁膜症とは別に考えます。

1 手術のリスク・ベネフィット

　弁膜症（狭窄や逆流）患者で必ず検討しなくてはならないのが，その侵襲的治療の適応です。侵襲的治療には外科手術あるいは経カテーテル的弁置換術・弁形成術があり，血行動態を大きく改善します。一方で，個人差はありますが，侵襲的治療には一定の死亡や合併症の**周術期リスク**が伴います。また，手術を受けた患者は，術式に応じた再発や血栓症，抗凝固薬による出血などのリスクと生涯にわたって向き合っていかなければなりません。そのため，重症弁膜症でもすべての症例が手術適応となるわけではありません。手術に伴うリスクと，手術によって期待される生活の質（QOL）や予後の改善効果などベネフィットのバランスで手術適応は決まります。

　弁膜症と心不全発症の関連，およびその治療の基本的な概念を示します（**図1**）。弁膜症の侵襲的治療の適応は，主に弁膜症重症度と心不全症状，心機能で決まっており，**図1**の「心不全増悪サイクル」が始まるリスクが高くなった時点です。侵襲的治療介入タイミングが遅れると，術後も心機能低下が残存して心不全治療に難渋することがあるので，弁膜症は無症状の段階から適切にフォローし，適切なタイミングで侵襲的治療を行うことが重要です。侵襲的治療の適応は弁膜症の種類によって異なるため，詳しくは弁膜症治療のガイドライン（2020年改訂版）を参照してください。また，手術リスク評価法としてはJapanSCOREやSTSスコア，EuroscoreⅡなどが知られており，臨床データを入力することで，患者個別の手術リスクを推定することができます。治療効果が確実で長期予後が確立されているのは外科治療ですが，周術期リスクが高い例では経カテーテル的大動脈弁留置術（TAVI）やMitraClipなどの経カテーテル治療の適応となります。

図1 弁膜症と心不全発症の関連および治療の基本的な概念

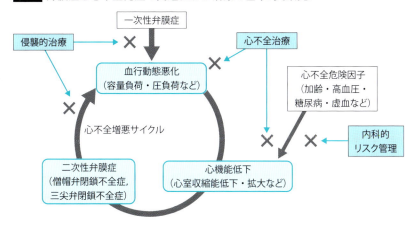

2 二次性弁膜症の病態

　弁膜症には，弁自体の変性によって生じる一次性弁膜症と，弁周囲組織の異常によって生じる二次性（または機能性）弁膜症があり，それぞれ治療方針が異なります．二次性弁膜症の代表的なものは，**二次性僧帽弁閉鎖不全症**（MR）と**二次性三尖弁閉鎖不全症**（TR）です．いずれも心室や心房の拡大によって生じるため（**図2**），心不全ではよく合併がみられます．そして心不全増悪のなかで心房や心室の拡大が進行すると二次性MR・TRも増悪し，さらに心不全を増悪させます（**図1**）．二次性MR・TRの特徴は血行動態で重症度が変化することで，内科治療で心不全が改善すると弁逆流が改善することがあります．二次性MR・TRでは，そもそも病因が心不全にあるため，まずは診療ガイドラインに基づく標準的治療（GDMT）を中心とした内科治療を十分行います．そのうえで二次性MR・TRが改善しない場合に，侵襲的治療の適応を検討します．さ

図2 左室拡大とtetheringによる二次性MRの発症機序

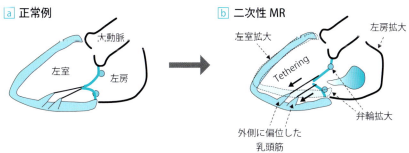

らに，侵襲的治療を行った後にも，GDMTを中心とした内科治療をしっかり継続する必要があります。侵襲的治療により二次性MR・TRが改善しても，心機能低下が進行すれば二次性MR・TRは再発します。また，重症二次性MRのためにβ遮断薬を十分量投与できない例でも，二次性MRへの侵襲的治療介入後にβ遮断薬の増量が可能となる例もあります。二次性MR・TRへの侵襲的治療介入後に血行動態が安定したならば，さらに予後改善を目指してGDMTが強化できないか検討してください。

症例1 つまずきポイントを乗り越えよう

- 70歳代，女性。高血圧に対してジヒドロピリジン系カルシウム拮抗薬を内服中で，推算糸球体濾過量（eGFR）46mL/分/1.73m^{2}と慢性腎臓病（CKD：G3a）を合併している。10年前に慢性心房細動（AF）を指摘され，抗凝固療法を行っている。
- 3年前の下腿浮腫と軽度の息切れが出現した。心エコー図では，重症二次性TRを認めたが左室駆出率（LVEF）は保たれており（≧60％），LVEFの保たれた心不全（HFpEF）と診断され，ループ利尿薬（フロセミド20mg）の内服が開始となった。ループ利尿薬開始後にTRは重症から中等症に改善した。
- 1年前に再度下腿浮腫と息切れの増悪を認め，ループ利尿薬の増量（フロセミド40mg）を行い，症状は再度改善した。
- 今回，肺炎を契機にクリニカルシナリオ（CS）2の重症心不全を発症し，緊急入院となった。3年ぶりに行った心エコー図では，重症TRと右室拡大，右室収縮能低下を認め，右房・左房の拡大も認めた。
- 3年前からの経過でeGFRは28mL/分/1.73m^{2}まで低下し，総ビリルビンは2.0mg/dLと上昇した。

つまずきポイント

1. 心不全治療は，ループ利尿薬の開始と増量だけでよかったのでしょうか？
2. ループ利尿薬で改善した二次性TRについて，その後の評価は十分だったでしょうか？
3. TRと肝腎機能の関連について，十分理解して治療方針を立てていたでしょうか？
4. 経過中に外科手術を考慮するタイミングはあったでしょうか？

克服法

高齢患者のAFとそれに伴う二次性MR・TRの合併例は増えています。二次性TRに

よる右心不全の特徴は，早期の段階ではTRの重症度とともに利尿薬によって容易に改善することです．一方で，慢性AFに伴う二次性TRでは，右房拡大の進行に伴ってTRの重症度も進行することが多く，本症例もそれに該当します．

1 AF患者では洞調律患者に比べて約20%心拍出量が低下するとされ，しばしばCKDを合併します．重症TRではさらに心拍出量は低下して腎血流量は低下し，レニン・アンジオテンシン・アルドステロン系や交感神経系が亢進するため，急速に腎機能障害が進行することがあります（**図3**）．ループ利尿薬には，うっ血による腎静脈圧上昇を改善する効果がありますが，安易な利尿薬増量は腎血流を低下させ，さらに腎機能を低下させることがあるので注意が必要です．アンジオテンシン変換酵素（ACE）阻害薬/アンジオテンシンⅡ受容体拮抗薬（ARB）を併用するなど，CKDに対する十分な薬物治療が必要です．

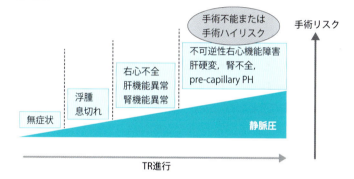

図3 TRの進行と全身状態悪化に伴う手術リスクの上昇

2 二次性TRの重症度は血行動態で変化するのが特徴です．入院中の心不全治療によって二次性TRが改善しても，退院後は塩分の過剰摂取や身体的負担の増加によってTRが再度重症化し，右心機能や肝機能，腎機能の低下が静かに進行することがあります．そのため退院後は早い段階で心エコー図を行い，二次性TRの増悪がないか確認することが必要です．

3 右心不全では，臓器うっ血や腸管浮腫によって，自覚症状が軽くても肝腎機能低下や栄養状態の悪化が進行することが特徴です（**図3**）．このため，いよいよ内科治療の限界となった段階では多臓器不全が進行していることが多く，この手術時期の遅れが単独TR手術の高い周術期死亡リスクの主な原因です．二次性TRを有する慢性AF症例では，腎機能や肝機能，血清アルブミンなどの経時的な変化を注意深く評価しながら外来フォローを行う必要があります．

4 慢性AFによる二次性TRは，経時的に重症化することがあり，右心不全を一度発症すると，心不全増悪頻度が次第に増えていきます。そのため，弁膜症治療のガイドライン（2020年改訂版）では，右心不全を繰り返す二次性TRはクラスⅡaの手術適応となっています。また，右心機能低下が進行するとさらに周術期リスクが高まるため，右心機能にも注意して心エコー図評価を行いましょう。

症例2　つまずきポイントを乗り越えよう

- 80歳代，男性。10年前に前壁中隔心筋梗塞の既往がある。独居だが，自立して生活している。
- 虚血性心筋症のためにLVEFが36%と低下しているが，少量のβ遮断薬，ACE阻害薬，ミネラルコルチコイド受容体拮抗薬（MRA）で治療を行い，これまで心不全症状なく経過していた。
- 最近散歩の最中に息切れを自覚するようになり，心エコー図を行ったところ，大動脈弁の高度石灰化を認めた。大動脈弁口面積は0.8cm^{2}であったが，ドプラ法で大動脈弁通過血流速度は3.2m/秒，平均圧較差は29mmHgであり，中等症大動脈弁狭窄症（AS）と診断した。
- LVEFの低下した心不全（HFrEF）の病態と考え，β遮断薬を増量し，ループ利尿薬を追加したところ，心不全症状は改善した。
- 半年後に感冒を機に，CS3心不全を発症して緊急入院となった。

つまずきポイント

1 ASの重症度評価は，中等症で正しかったのでしょうか？　ほかに必要な検査はあったのでしょうか？

2 HFrEFと判断した心不全の病態評価は十分だったでしょうか？

3 β遮断薬の増量と，SGLT2阻害薬の追加は適切だったでしょうか？

4 ASに対する侵襲的治療の適応は，考えなくてもよかったでしょうか？

克服法

1 侵襲的治療を考える重症ASの基準としては，ドプラ法を用いた大動脈弁通過血流速度≧4m/秒と平均圧較差≧40mmHgがよく用いられます。一方で，重症ASでも一回拍出量が低下している例では，これらの指標は小さく算出されることがあります。このような病態を低流量低圧較差AS（low flow, low gradient AS）とよび

ます。低心機能で一回拍出量が低下し、かつ大動脈弁口が1.0cm²未満の症例では、これが真の重症ASか、中等症ASかにかかわらず一回拍出量が低下しているために弁口開放が不十分となり、大動脈弁口が小さくみえる偽性重症ASかの鑑別が必要になります。ドブタミン負荷心エコー図検査はその鑑別に有用です(**図4**)。ただし、左室収縮予備能が乏しく、ドブタミン負荷によっても一回拍出量が増加しない例では、ASの重症度評価は困難です。

図4 ドブタミン負荷心エコー図による偽性重症ASの鑑別

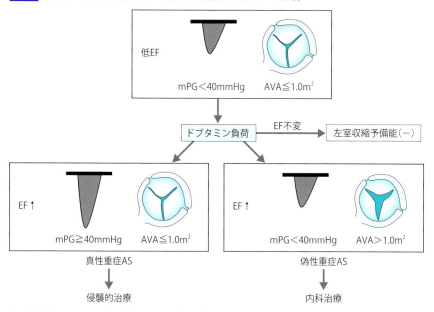

EF:駆出率、mPG:平均圧較差、AVA:大動脈弁口面積

2. 重症ASの進行例では、それ自体が心機能低下の原因となります。一方、ASでは、共通の危険因子をもつ冠動脈疾患が高頻度に合併し、ASの症状に隠れて心機能低下の原因となっていることがよくあります。そのため、ASの治療方針を決めるためには、狭心症を認めない症例でも冠動脈の評価が必要になります。さらに高齢者のASでは、心機能が低下の原因が合併するトランスサイレチン型アミロイドーシスであることもあります。こうした併存心疾患を有するASでは、ASへの介入だけでなく、併存心疾患への治療介入も予後改善には必要になるので、十分な評価が必要です。

3. 急性・慢性心不全診療ガイドライン(2017年改訂版)にあるように、HFrEF治療の基本は、ACE阻害薬/ARB、MRA、β遮断薬など多剤併用です。一方、重症ASで

は心拍出量が低下しているために，β遮断薬が心不全を増悪させてしまうことがあり，原則的にβ遮断薬は使用しないほうがよいでしょう。心不全症状を認めるASでは利尿薬は有効ですが，過度な使用は心拍出量をさらに低下させるので注意が必要です。

4 本症例では，心不全症状が出現した時点で，大動脈弁圧較差は中等症ASでも弁口が重症ASの基準を満たすため，低流量低圧較差ASを考えてドブタミン負荷心エコー図検査を行うべきです。心不全症状を有する重症ASは突然死のリスクが高いため，真性重症ASであれば，早期に侵襲的治療の介入を検討します。また前述のように，併存疾患を認める場合は，それらの治療も併せて行いましょう。本症例のように80歳以上の高齢者ASでは，侵襲的治療としてはTAVIが選択されることが一般的です。一方で高齢者であっても，重症冠動脈疾患が合併している場合には，外科的大動脈置換術＋冠動脈バイパス手術を選択する場合もあります。

まとめ！

- 慢性AFよる二次性TRは経時的に重症化することがあり，進行性疾患と考えて治療にあたりましょう。
- 二次性TRによる右心不全では，臓器うっ血により，自覚症状の軽いまま肝腎機能や栄養状態が悪化することがあり，外来では注意深い評価が必要です。
- 二次性TRの周術期死亡リスクが高い主な原因は，手術時期の遅れです。右心不全の進行が疑われたら，早い段階で手術適応を検討しましょう。
- 低流量低圧較差ASでは，真性重症ASと偽性重症ASの鑑別が必要なことを理解しましょう。
- ASでは，冠動脈疾患や心アミロイドーシスの併存が心機能低下の原因になっていることがあり，それらの評価も併せて行います。
- HFrEFでも重症ASを合併している例では，β遮断薬の適応については注意が必要です。
- 低流量低圧較差でも，心不全症状を有する真性重症ASでは，早期に侵襲的治療介入を検討する必要があります。

>> 7章 少し複雑な心不全の歩き方

4 心房細動を合併する心不全

永嶋孝一

> **マストワード！**
>
>
>
> **HFrEF＋AFにはカテーテルアブレーションが第一選択**：現在までに行われた大規模臨床試験のすべてで，左室駆出率の低下した心不全（HFrEF）＋心房細動（AF）に対するAFアブレーションは有効性と左室駆出率の改善が示され，現在HFrEF＋AFにはアブレーションが第一選択となっています．

■ HFrEF＋AFにはカテーテルアブレーションが第一選択

　心房細動（AF）って，リズムコントロールもレートコントロールも予後は一緒でしょ？　というのは昔の話……．現在は，AFを合併した低左心機能の心不全患者（AF＋HFrEF）をみたら迷わずリズムコントロール，しかもカテーテルアブレーションで！というのが常識ですよね．でもその根拠は？　と聞かれギクッとした人へ，HFrEFへのAFアブレーションのエビデンスを時系列でまとめます（**図1**）．

図1　各大規模臨床試験での，登録時の左室駆出率（LVEF）とアブレーション後のLVEF

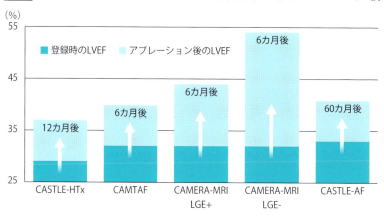

A) CAMTAF試験 (2014年) [1]

左室駆出率(LVEF)＜50%のAF＋心不全へのアブレーションは，レートコントロールと比較し，6カ月後のLVEFを有意に改善しました(32%→40% vs 34%→31%)。

B) AATAC試験 (2016年) [2]

LVEF≦40%のAF＋HFrEFへのアブレーションは，アミオダロンと比較し，24カ月後の洞調律維持に優れ(70% vs 34%)，全死亡(ハザード比0.44)や入院(ハザード比0.55)も低いという結果でした。

C) CASTLE-AF試験 (2018年) [3]

LVEF≦35%のAF＋HFrEFへのアブレーションは，薬物治療と比較し，37.8カ月後の全死亡および心不全入院を抑制しました(ハザード比0.62)。60カ月後の洞調律維持(63% vs 2%)や，LVEFの改善(8% vs 0.2%)もアブレーションが優れていました。ただ本試験には，75歳以上は含まれず，5週間の薬物治療で7割がNYHA心機能分類Ⅰ〜Ⅱ度に改善という，いわゆるAF起因性心筋症の症例が多かったであろうと考えられています。

D) CASTLE-HTx試験 (2023年) [4]

さらにLVEF≦35%のAF＋終末期HFrEFへのアブレーションであっても，薬物治療と比較し，18カ月後の全死亡，左心補助人工心臓の植込み，緊急心臓移植を抑制した(ハザード比0.24)12カ月後のLVEFの改善もアブレーションが優れていました(7.8% vs 1.4%)。

これらをみると，AF＋HFrEFをみたらすぐにアブレーション！　というようにみえるかもしれません。しかしCASTLE-AF試験のサブ解析では，65歳以上，NYHA心機能分類Ⅲ度，LVEF＜25%に対するアブレーションの有効性は示されず，さらにCASTLE-HTx試験においても，LVEF＜25%に対して同様の結果でした。また両試験ともに，アブレーション群であっても1年間で5%程度の救えない重症心不全がいることも知っておかなければならず，アブレーションが必ずしも万能なわけではなさそうです。そこでみえてくるのが，アブレーションが著効するHFrEFと，効果の乏しいHFrEFがあるという問題です。では，これらのHFrEFをどのように見分ければよいのでしょうか？

つまずきポイントを乗り越えよう

- 70歳代，男性。50歳代に拡張型心筋症と診断され，β遮断薬とアンジオテンシンⅡ受容体拮抗薬（ARB），ミネラルコルチコイド受容体拮抗薬（MRA）の内服加療をしていた。
- 今年になりAFを発症し，労作時呼吸困難の増悪（NYHA心機能分類Ⅱ度）を自覚した。
- 心拍数80/分，X線で心胸郭比の拡大を認め，N末端プロ脳性ナトリウム利尿ペプチド（NT-proBNP）の上昇を認めた。
- LVEF 30%でAF発症以前と比較して大きく変化していない。

つまずきポイント

1. 本症例に対して，アブレーションはどのくらい症状の改善，心機能の改善に寄与するでしょうか？
2. 内服薬の調整は必要でしょうか？
3. 今後の治療方針について，どのような説明が適切でしょうか？

克服法

アブレーションが著効するHFrEFと効果の乏しいHFrEFを知る

　AF＋HFrEFには，AFが先行し，AF起因性心筋症になった場合と，拡張型心筋症や心臓サルコイドーシス，心アミロイドーシスなどの器質的心疾患があり，経過中に二次性にAFを合併した場合との2とおりの臨床経過があります（**図2**）。しかし初診でAFとHFrEFを合併していた場合，どちらが先にあるのかを厳密に鑑別する方法はありません。そのため，すべての大規模臨床試験には，この2種類の患者像が雑多に組み込まれているということを知っておく必要があります。

図2 AFが先？　HFrEFが先？

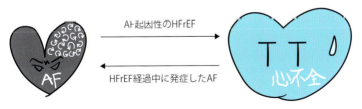

ではAFアブレーションは，具体的にどのようなHFrEF症例のLVEFを改善させ，予後の改善が見込めるのでしょうか？

　LVEF≦45%の持続性AFに対しアブレーションと薬物レートコントロールを比較したCAMERA-MRI試験[5]では，アブレーション後6カ月でLVEFが18%改善するのに対し，レートコントロール群では4.4%改善しました。さらに心臓MRIで，左室に心筋線維化を描出するガドリニウム遅延造影（LGE）のない症例では，ある症例に比較して，アブレーション後のLVEFの改善が大きい（22% vs 12%）こと，またLGEの割合とLVEF改善は負の相関にあることがわかっています（**図1**）。4年の長期観察においても同様の結果が得られ[6]，さらにアブレーション後，びまん性線維化の指標となるT1値が低下し，これが心機能改善と関連することもわかりました[7]。これはAF起因性心筋症に対するアブレーションの効果をみていると考えられ，「2024年JCS/JHRSガイドラインフォーカスアップデート版 不整脈治療」では，AF起因性心筋症が強く疑われる症例へのアブレーションは，心機能回復が期待できるため，クラスIの推奨となりました。またCASTLE-AF試験やCASTLE-HTx試験のサブ解析から，発症からの期間や，心不全を合併してからの経過が短い症例，比較的軽度な若年症例はAFアブレーションの恩恵を受けることができそうです。一方，進行した基礎心疾患がある症例や高度HFrEF，高齢者では，AFアブレーションの予後改善効果が乏しいことが示唆されます。したがって，本症例ようなHFrEFの長い経過からAFを二次的に発症した高齢の重症HFrEF患者には，アブレーションを安易に第一選択として勧めるのではなく，心不全に対する診療ガイドラインに基づく標準的治療（GDMT）の徹底を優先させることが重要となるでしょう。

1 本症例は，心不全に対するGDMTの徹底が最優先事項でしょう。経過の長い，高齢の重症心不全患者にとって，AFアブレーションを行っても予後の改善や，LVEFの劇的な回復は見込みにくいことを，主治医と患者で共有しておく必要があります。

2 本症例は現在，心不全に対するGDMTを行っているとはいえません。4剤併用療法として知られているβ遮断薬とMRAのほかに，SGLT-2阻害薬の開始や，ARBからアンジオテンシン受容体ネプリライシン阻害薬（ARNI）への変更を考慮する必要があるでしょう。また忍容性がある限り，この4剤の増量も併せて行う必要があります。

3 とはいえ，進行した基礎心疾患がある症例や高度HFrEFに対しても，状態が安定していれば薬物治療にアブレーションを併用する意義があることは，CASTLE-HTx試験でも示されています。しかし複雑な手技や高齢者，多くの合併疾患がある場合，アブレーション関連合併症のリスクは高まります。そのため，安易なアブレーションや左房後壁隔離などの複雑で長時間のアブレーションは，むしろ予後を悪化させる可能性さえあります。本症例に対するアブレーションの予後改善効果は低いことを共通認識とし，そのうえで症状や生活の質（QOL）の改善を目指して，そし

て心不全に対するGDMTと併せてアブレーションを検討するのがよいでしょう。その際，時間をかけずにシンプルなアブレーション戦略とすることも重要です。

まとめ！

- AF＋HFrEFに対するアブレーションの有効性が高いことが示されていますが，その病態は多様であり，基礎心疾患や心機能，症状（NYHA心機能分類），AF持続期間など，患者背景に応じてアブレーションの適応を判断する必要があります。
- アブレーションが予後改善目的なのか，症状やQOLの改善目的なのかを，医師患者間での合意を得たうえで行うことが重要です。

文献

1) Hunter RJ, et al: A randomized controlled trial of catheter ablation versus medical treatment of atrial fibrillation in heart failure (the CAMTAF trial). Circ Arrhythm Electrophysiol 7 (1) : 31–38, 2014.
2) Di Biase L, et al: Ablation Versus Amiodarone for Treatment of Persistent Atrial Fibrillation in Patients With Congestive Heart Failure and an Implanted Device: Results From the AATAC Multicenter Randomized Trial. Circulation 133 (17) : 1637–1644, 2016.
3) Marrouche NF, et al: Catheter Ablation for Atrial Fibrillation with Heart Failure. N Engl J Med 378 (5) : 417–427, 2018.
4) Sohns C, et al: Catheter Ablation in End-Stage Heart Failure with Atrial Fibrillation. N Engl J Med 389 (15) : 1380–1389, 2023.
5) Prabhu S, et al: Catheter Ablation Versus Medical Rate Control in Atrial Fibrillation and Systolic Dysfunction: The CAMERA-MRI Study. J Am Coll Cardiol 70 (16) : 1949–1961, 2017.
6) Sugumar H, et al: Catheter Ablation Versus Medication in Atrial Fibrillation and Systolic Dysfunction: Late Outcomes of CAMERA-MRI Study. JACC Clin Electrophysiol 6 (13) : 1721–1731, 2020.
7) Prabhu S, et al: Atrial Fibrillation, an Under-Appreciated Reversible Cause of Cardiomyopathy: Implications for Clinical Practice From the CAMERA-MRI Study. Heart Lung Circ 27 (6) : 652–655, 2018.

>> **7章 少し複雑な心不全の歩き方**

5 高齢者の心不全

柴田直紀

> **マストワード！**
>
>
>
> ❶ **Multimorbidity（多併存疾患）**：通称 **マルモ**。特に高齢者では，複数の慢性疾患が併存していることが多く，心不全治療を考える際に，心臓以外の全身状態にも配慮する必要があります。
> ❷ **Polypharmacy（常時使用薬剤が5剤以上ある状態）**：通称 **ポリファ**。高齢者はmultimorbidityも相まって，内服薬が多くなる傾向があります。重要なことは，薬剤の数ではなく，薬剤が多いことが結果的に問題（有害事象のリスク増加，内服間違い，服薬アドヒアランスの低下など）を引き起こしているかどうかです。

1 Multimorbidity（図1）

心不全治療を考える際，高齢者は心血管疾患以外にもさまざまな疾患を併発している可能性が高いです。

A）腎不全

心腎連関といって，心臓と腎臓は相互に影響します。小柄で栄養状態が悪く筋肉量の低下している高齢者は，クレアチニン値や推算糸球体濾過量（eGFR）では本当の腎機能を過大評価することがあるため，注意しましょう。高齢者の薬剤導入はより低用量で開始し，慎重に増減をする必要があります。

B）貧血

貧血の進行によって心不全が増悪します。一方，心不全による鉄吸収の低下（炎症性サイトカイン上昇によるヘプシジン産生亢進や腸管浮腫による）やエリスロポエチン反応低下（腎血流低下による）などが影響し，心不全自体も貧血の原因となります。高齢者は日常生活動作がゆっくりで貧血症状の自覚が乏しいことも多く，血液検査などの客観的な評価が必要です。

C）慢性閉塞性肺疾患（COPD）

心不全発症の危険因子で，予後規定因子でもあります。特に呼吸苦が主訴の場合，

図1 心疾患と多臓器の関連

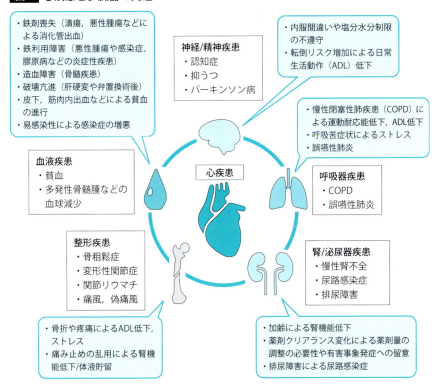

心不全症状か肺疾患症状かの鑑別が困難です．呼吸機能検査による客観的な評価は有用ですが，認知症の高齢患者はときとして検査方法の理解不良などで正確な検査ができないこともあります．

2 Polypharmacy（図2）

A) 原因

　Multimorbidityの高齢者は，各疾患に対しての治療薬が増えてしまいます．次に，「非ステロイド性抗炎症薬（NSAIDs）やカルシウム拮抗薬による浮腫に対する利尿薬」，「ミネラルコルチコイド受容体拮抗薬による高カリウム血症に対するカリウム吸着薬」など，内服の有害事象に対する対症療法薬が増えていくこともあります．さらに，鎮痛薬や睡眠導入薬だけでなく，レニン・アンジオテンシン・アルドステロン系（RAAS）阻害薬や抗血小板薬が複数の医療機関から処方されることも経験します．

図2 高齢者の polypharmacy

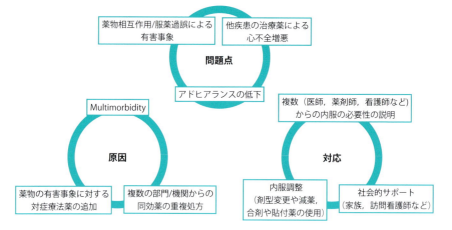

b) 問題点

　第一に，薬剤数が増加することに伴うアドヒアランスの低下が挙げられます。

　第二に，薬物相互作用や服薬過誤による薬物有害事象が発生しやすくなります。予後改善薬の多くが降圧作用を有し，その併用による過度な血圧低下はふらつき，食思不振，気力低下などにつながります。高齢者はこれらの症状が顕在化しやすく，転倒・骨折を引き起こし，日常生活動作（ADL）の低下や誤嚥性肺炎などにつながる可能性があるため注意が必要です。

　第三に，ほかの治療薬の副作用として心不全を誘発する可能性があります。

c) 対応

　まずは各薬剤がなぜ必要なのかを理解してもらい，アドヒアランス低下を防ぎましょう。認知機能の低下した高齢患者には，医師だけでなくメディカルスタッフからの**多方面からの説明**が有用なことがあります。減薬，一包化，剤型変更，合剤や貼付薬の使用などの内服調整も重要です。例えば合剤は1錠のサイズが大きく飲みにくいこともあります。

　重要なことは，その患者にとってなにが一番重要なのかを考えることです。これは**アドバンス・ケア・プランニング（ACP）**の考えともつながります。その際，患者によっては，医師にはいいにくいこともほかの職種にはいえるということもあり，家族や看護師，薬剤師をはじめとした社会的サポートを得ることも重要です。

症例 つまずきポイントを乗り越えよう

- 80歳代，女性。労作時呼吸苦を主訴に受診した。独居でADLは杖歩行，コミュニケーションはとれるが，軽度認知機能低下の疑いがある。
- 検査の結果，初発心不全を認め，原因として虚血性心疾患を疑った。酸素需要はなく入院治療は必須ではないと考えたが，家族の強い希望もあり入院治療とした。
- 持続点滴で治療を開始したが，入院後すぐにせん妄となり，認知機能が低下した。食事が摂れず，点滴栄養を継続した。内服はRAAS阻害薬，β阻害薬，SGLT2阻害薬を導入した。高齢で認知機能低下を認めることから，心臓カテーテル検査などの原因精査は行わない方針とした。まだ治療途中の状態であったが患者の退院希望が強く，利尿薬を増量して1カ月後の予約をとり自宅退院とした。
- 1カ月後の外来に受診した際，高度脱水，腎不全を認め，血圧も低値であった。検査で左室駆出率（LVEF）のさらなる低下，心筋逸脱酵素の上昇も認め，進行性の冠動脈疾患による虚血性心筋症を疑った。本人と家族にカテーテル治療の提案をしたが希望されず，内科治療を開始したが，その後，誤嚥性肺炎となり永眠された。

つまずきポイント

1. 最初に入院治療を選択しましたが，外来治療という選択もありましたか？
2. 持続点滴を長く続けたことが，せん妄，認知症の悪化に関与していませんか？
3. 侵襲的検査や治療（この場合はカテーテル検査）を躊躇した理由を客観的に説明できますか？
4. ガイドラインに則った治療をすべて行うことが果たしてこの患者にとってよいことでしょうか？
5. 退院後の初回評価のタイミングは適切だったでしょうか？

克服法

　高齢患者の心不全治療で陥りやすい問題点は，マストワードの2つに加え，思いもよらぬポイントでの認知症の進行，侵襲的検査や治療の**臨床的惰性（クリニカルイナシャ）**，誤嚥性肺炎などの非心臓疾患による状態悪化といった負の連鎖が挙げられます。

1. 酸素需要やバイタルの不安定がある場合は入院治療となりますが，それ以外にも新規内服導入による有効性や有害事象の評価，採血や尿量データの細かな推移の把握，患者教育など，入院治療のメリットは多くあります。一方，環境の変化に

よるせん妄，認知機能低下を起こす可能性が高いと判断する場合は，あえて外来治療を先行することもあります。ただし，その際は家族を含めた社会的サポートが重要です。外来治療の限界のライン（体重や様子など）を詳しく説明し，増悪のタイミング把握を逃さないようにします（図3）。

図3 高齢者の心不全治療における外来・入院治療

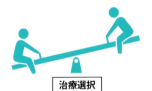

入院	外来
メリット ・安静状態の確保 ・新規治療の有効性評価 ・検査結果や尿量などの細かな把握 ・患者教育ができる	メリット ・自宅環境維持による精神的安定
デメリット ・環境変化によるせん妄 ・認知機能低下	デメリット ・増悪のタイミングの見逃し ・新規治療の有効性や有害事象の把握が難しい

2 持続点滴を惰性で継続することで認知機能の低下や転倒のリスクが増悪します。「非侵襲的陽圧換気（NPPV）を漫然と継続する」，「ベッド上安静を長引かせる」ことも同様です。

3 医学的には行ったほうがよいと思われる検査・治療（例えば侵襲的な検査治療）を考える場合，行う理由，行わない理由を客観的に説明できることも重要です（図4）。薬物治療はもちろん重要ですが，ときに侵襲的治療をしないと状態が立て直せない状況もあります。行わない理由が年齢や患者と主治医の相性だけではありませんか？　早期介入が結果的に早期の状態改善につながることも経験します。

4 ガイドラインの基となるランダム化比較試験などに組み込まれている高齢患者は，実臨床で出会う高齢患者に比べ，健康で，認知機能もよく，併存疾患も少ないような患者であることは留意すべきです。ガイドラインの治療は，基本的には単一の疾患に対する診療の推奨度を示しており，multimorbidityを有する高齢患者においては，その薬剤の有効性（予後改善効果）よりも，有害事象（血圧低下による倦怠感など）による不利益が上回る可能性を秘めています。またガイドラインのアウトカムは生命予後改善が重視されていますが，高齢者の場合は，生活の質（QOL），

図4 治療選択におけるフロー

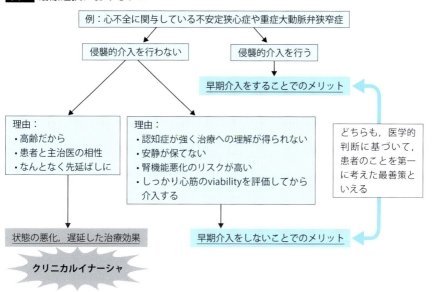

　身体機能，自立生活などの**患者中心のアウトカム**を重視することが推奨されています。Polypharmacyのこともあり，推奨されるすべての治療を行うことが本当によいのかを考え，個人の価値観を尊重すべきでしょう。

5 退院後すぐに状態が悪化する症例はしばしば経験します。内服コンプライアンス（認知症で内服できてない），食事内容（塩分制限ができない，水分制限をしすぎる），生活環境（冷房暖房がない）などが入院中と大きく変化してしまう患者もいます。退院直後こそ綿密なフォローが必要ですので，筆者は退院後初回外来は2週間程度で，早めに評価することにしています。

まとめ！

- 高齢者は心不全以外の併存疾患が多く，multimorbidityの状況にある．心臓だけでなく，包括的な治療を必要とする．
- Polypharmacyはリスクを増大させます．薬剤の必要性を理解させ，社会的サポートを活用しましょう．
- 高齢者の心不全治療は選択の連続です．その治療・その介入をすることによるメリット・デメリットを常に考え，個人の価値観を尊重し，臨床的惰性（クリニカルイナーシャ）が起こらないように注意しましょう．

8章
コミュニケーションの歩き方

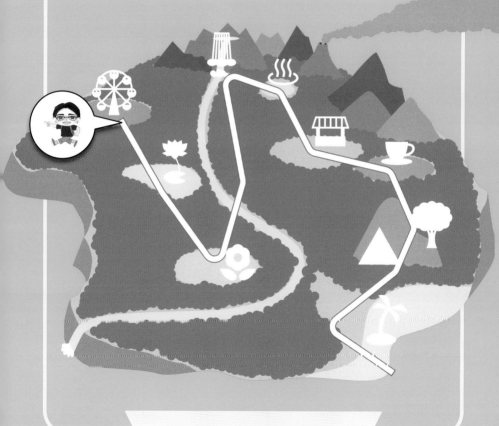

コミュニケーションのテーマパーク

8章 コミュニケーションの歩き方

1 コミュニケーションの歩き方

岸　拓弥

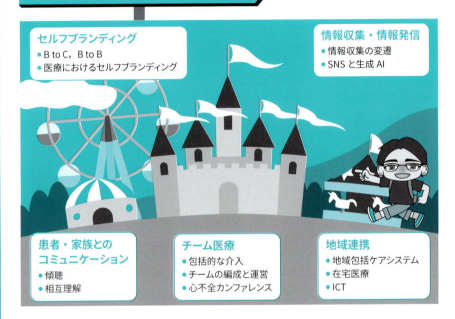

コミュニケーションのテーマパーク

- セルフブランディング
  - B to C，B to B
  - 医療におけるセルフブランディング
- 情報収集・情報発信
  - 情報収集の変遷
  - SNSと生成AI
- 患者・家族とのコミュニケーション
  - 傾聴
  - 相互理解
- チーム医療
  - 包括的な介入
  - チームの編成と運営
  - 心不全カンファレンス
- 地域連携
  - 地域包括ケアシステム
  - 在宅医療
  - ICT

心不全診療におけるコミュニケーションの大切さ

　ようこそ，心不全「コミュニケーションのテーマパーク」へ。ここでは，心不全診療におけるコミュニケーションの重要性を，セルフブランディング，患者・家族とのコミュニケーション，チーム医療，地域連携，情報収集・情報発信という観点でそれぞれの専門家が解説します。あまりほかの医学書では扱わない内容ですが，心不全診療においては実はとても重要なことばかりです。

A）セルフブランディング（☞8章-2，p244）

　まず大切なことは，医療をビジネスとしてとらえることは悪手や禁忌ではない，ということです。Business to Consumer（B to C）やBusiness to Business（B to B）という用語は知っておいて損はありません。B to Bは医療連携の概念にもつながり，心不全

患者が急増しているなかでの効率的な診療には不可欠です。セルフブランディングは「己を知ること」であり，すべての医療従事者がすぐにでも実践したほうがよいことです。あまり耳慣れない言葉かもしれませんが，ぜひこの章で学んでください。

B）患者・家族とのコミュニケーション（☞8章-3，p247）

心不全診療における患者・家族とのコミュニケーションは重要ですが，非常に難しいことも事実です。まずは傾聴を意識することで，患者は「自分の話を真剣に聞いてくれた」と感じ，信頼関係が築かれやすくなり，安心感を得ることができます。また，一方的に伝えるだけでなく，患者・家族からの情報を上手に受け取り，患者との理解を深めることが重要で，これらは療養指導をするための第一歩になります。

C）チーム医療（☞8章-4，p249）

心不全患者の多くは，高齢で多数の併存疾患を有し，さまざまな心理社会的問題を抱えています。医師だけではそれらの問題を解決することはできません。多職種チームで包括的な介入を行うことで，心不全診療全体の問題に対応し，最終的には患者のアウトカム向上につながります。その心不全チームを編成し運営していくことのは難しいと感じている読者も多いことでしょう。まずは核となる存在があり，主治医と連携していくことが重要です。また多職種が話し合う場であり，心不全チーム医療の基盤である心不全カンファレンスで重要なことは，すべての職種が自分事として考え，事前準備をすることです。チームの核となるメンバーは，ほかのメンバーにポジティブなフィードバックを心がけることが大切です。

D）地域連携（☞8章-5，p253）

地域医療は心不全患者が安心して生活できる環境を整えるために不可欠です。地域包括ケアや多職種連携を中心に，行政や地域住民と協力しながら，患者1人ひとりに合わせたケアを提供することが大切です。そのために在宅医療は欠かせません。現時点ではまだ地域差がありますが，今後すべての地域と医療従事者が考える必要があります。また，地域連携には情報通信技術，いわゆるICTの活用が不可欠です。

E）情報収集・情報発信（☞8章-6，p257）

医療従事者はもちろん，患者・家族も，医療についての情報を収集する手段が変わってきています。従来の紙媒体から，現在ではインターネットやソーシャル・ネットワーキング・サービス（SNS），さらには生成人工知能（生成AI）が利用されていることを私たちは認識しておく必要があります。特に生成AIの進化スピードは凄まじく，SNSとの即時性や拡散力との親和性も高いため，情報の更新サイクルが大幅に短縮されています。そのような状況で，SNSや生成AIの利点・欠点を理解し，情報リテラシーを身に付けることは心不全診療においても大変重要です。

8章 コミュニケーションの歩き方

2 セルフブランディング

渡邉雅貴

マストワード！

❶ **B to C，B to B**：B to Cは"Business to Consumer"の略称です。企業がモノやサービスを直接個人に提供するビジネスモデルB to Bは"Business to Business"の略称で，企業同士のビジネスモデルです。

❷ **医療におけるセルフブランディング**：セルフブランディングとは，自分自身を商品やブランドとしてとらえ，自己表現やアピールを通じて自分の価値を高め，他者から認知・評価されることを意図的に行うことです。

1 B to C，B to B

　医療は，古くから収益の中心はBusiness to Consumer（B to C），つまり医師が直接対価を支払う消費者（実際には保険者である国を介して）と行うビジネスモデルが主流ですが，医療法による広告制限などの規制があり，一部聖域とみなされる傾向もあるため，通常のビジネスモデルが適応しにくい現実があります．しかし，ビジネスモデルを理解し，医療者である「あなた」がビジネスの知識を身に付けることで，医療者と受療者の役割分担も可能になります．

　Business to Business（B to B）のビジネスモデルは，医療連携との名称で行われているものの，市場規模が小さい（インセンティブが少ない）こともあり，あまり体系的なビジネスとして存在しない，あるいは慣例・儀礼的な役割とされています．しかしながら心不全診療のなかでは，急増する心不全患者の効率的な診療には不可欠なものです．注意すべきこととして一部に雑誌などで流布されている「数は力」とする風潮は，しばしば患者をミスリードすることがあることを覚えておく必要があります．未成熟な医療におけるB to Cは，患者に本当に必要な医療以外の情報も提供し，患者が本来受診すべきでない医療機関を受診することにもつながってしまうことがあります（**図1**）．

2 医療におけるセルフブランディング

　医療（本項では心不全診療）におけるセルフブランディングは，ビジネスにおけるB to Bにより近いものです．つまり，セルフブランディングされた「あなた」の存在は，地域の同業者（医療者）に対して訴求される必要があります．地域で抱える心不全患者

図1 医療のBtoC，BtoB

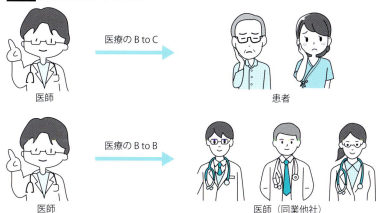

に対し「あなた」がどのような患者に（who），どこで（where），なにを（what），どうやって（how），どのくらい（how much）提供できるか，それがなぜ（Why）必要であるのか？を先方（同業他社）に意識させることができればできるほど，地域医療のなかでの「あなた」の存在が際立ち，治療をすることができる患者（自分自身が診療したいと思う対象で，得意とする属性の患者）が増えることは想像に容易いと思います（**図2**）。

図2 セルフブランディングに必要な要素

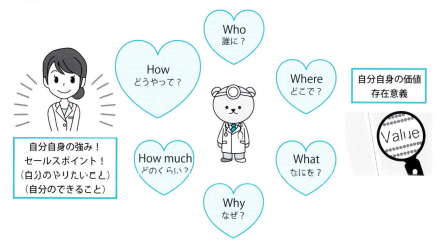

似た言葉であるパーソナルブランディングとは，組織のなかでより個人を明確に識別化し，個人の魅力や付加価値を訴求していくことで，端的に表現すると「心不全治療の名医」として患者へ直接宣伝されることを目的とする場合が多いです。しかし，安易なパーソナルブランディングは患者の適切な受診機会を奪い，均一化された医療資源消費に逆行する可能性さえあるため，推奨されません。

まとめ！

- 医療をビジネスとしてとらえることは悪手や禁忌ではありません。
- 患者のことを考えるのであれば，自分自身が何者であり，なにができるかをわかりやすく伝える工夫が必要です。
- 自分自身のセルフブランディングは「己を知ること」で，すべての医療者がすぐにでも実践したほうがよいことです。

≫ **8章 コミュニケーションの歩き方**

3 患者・家族とのコミュニケーション

石本沙織

> **マスターワード！**
>
>
>
> ❶**傾聴**：相手の話に真剣に耳を傾け，相手の気持ちや意見を理解しようとするコミュニケーションの技法です。
> ❷**相互理解**：患者の言葉を聞くことだけではなく，相手の感情を理解しようと努めることです。

1 傾聴

療養指導を時間が限られている業務のなかで行っていると，患者に医療者側の意見を押しつけてしまいがちな現状があります。

「傾聴」とは，**相手の話に真剣に耳を傾け，相手の気持ちや意見を理解**しようとするコミュニケーションの技法です（**図1**）。単に「聞く」だけではなく，相手が話す内容や感情に共感し，深い理解を得るための積極的な態度を含みます。業務が重なっている合間に療養指導を実施する場面が多いなかでも，目の前の患者の話に集中し，患者の表情や声のトーン，態度，目線からなにを感じているかを読み取る必要があります。会話のなかで患者の理解度を確認するために質問がないかを尋ね，患者の感じている

図1 コミュニケーションで必要な"聴"の意味

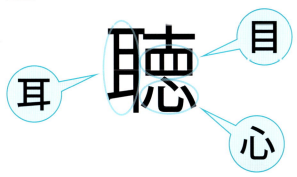

ことに共感していると言葉にして伝える。結果的に，患者は「自分の話を真剣に聞いてくれた」と感じ，心不全療養指導士との信頼関係を築きやすくなり，安心感を得ることになります。

　コロナ禍になってからは，面談や面会に制限がかかり，患者家族とのコミュニケーションを図ることがとても困難な状況にあるなかでも，患者を支える家族にも心不全について理解をしてもらい，同様の療養指導をしていく必要があります。少ない時間のなかで家族の感情に寄り添い，共感を示し，家族が抱えている不安や不満，心配事に対して傾聴できる環境や雰囲気作りを実施しましょう。また，それを一度きりにせずに，家族が来院した際に，こちら側から話しかけることで，患者が安心して療養生活を送っていると認識してもらうことにつながります。

2 相互理解

　心不全療養指導士は，心不全患者に対して，退院後の生活指導を中心に運動療法，食事療法や薬物療法についてアドバイスを行い，多職種連携の柱となる役割を担っています。心不全を繰り返し入院する患者，初発の心不全で入院する患者，環境に慣れずに困惑しながら入院生活をしている患者がいます。心不全療養指導士はさまざまな背景のある患者と日々コミュニケーションを図るなかで，療養指導を実施していく必要があります。コミュニケーションを考えるうえでも最も大切なことは，**双方向のもの**と認識することです。療養指導をしていると，どうしてもこれも伝えたい，あれも伝えたいと莫大な情報量になってしまい，患者を困惑させてしまう可能性が高いです。患者への伝達だけでなく，**患者からの情報をいかに上手に受け取るか**が大事です。患者との理解を深めていき，患者が思っていることを聞き出し，心不全療養指導士が思っていることを伝え，相互理解をすることが，指導をしていくなかでとても大切です。

　日頃の指導では，患者とともに長期目標を設定し，長期目標を達成するための短期目標を一緒に考えていきます。病棟や外来で患者とともに目標に沿った行動ができているか評価し，指導内容や目標を再調整していきましょう。

まとめ！

- 傾聴をすることで，患者は「自分の話を真剣に聞いてくれた」と感じ，信頼関係が築かれやすくなり，安心感を得ることができます。これは療養指導を行ううえで重要なことです。
- 伝えるだけでなく，患者からの情報を上手に受け取り，患者との理解を深めることが重要で，療養指導をするための第一歩となります。

8章 コミュニケーションの歩き方

4 チーム医療

濱谷康弘

> **マストワード！**
>
> ❶ **包括的な介入**：心不全患者は，多数の併存疾患やさまざまな心理社会的問題を抱えており，チームでの包括的な介入が大事です。
> ❷ **チームの編成と運営**：チーム医療を行うにあたっては，チームの核を形成し，主治医と上手に連携を取ることが必要不可欠です。
> ❸ **心不全カンファレンス**：多職種が話し合う場である心不全カンファレンスは，心不全チーム医療の基盤です。すべての職種が，患者のことを自分事として考えることが望まれます。

1 包括的な介入 ～チーム医療が必要な理由とチーム医療のエビデンス～

心不全患者は高齢であり，多数の併存疾患（虚血，糖尿病，腎障害，貧血など）を有しています。加えて，抑うつ，不安，社会的支援の欠如など，心理社会的問題も抱えています。また，心不全悪化の誘因として，怠薬，塩分・水分過多，感染症，過労などの因子が挙げられます。このように，さまざまな問題を複合的に抱える心不全患者の予後を改善し，入院を予防し，生活の質（QOL）を向上させるためには，各々の問題を専門とする医療職がチームを組んで診療にあたる"**チーム医療**"が必要です（**図1**）。

心不全入院患者に対し，入院中に多職種での教育プログラムを開始する前とした後の時期を比較すると，プログラム開始と，全死亡や心不全再入院の低下に関連があったと報告されています（**図1**）。

それでは，チーム医療をどのように実践していけばよいでしょうか？ ここからは，"evidence based medicine"ではなく，"experience based opinion"となりますが，筆者の考えをお伝えしたいと思います。

2 チームの編成と運営 ～主治医との連携とチームの核の形成～

チームの編成は，（心不全に興味がある）循環器内科医，看護師，理学療法士，薬剤師，栄養士の最低5名が必須だと考えます。なぜなら前述のとおり，心不全の悪化因子としてストレス，感染，過労，怠薬，塩分過多が多いからです。施設の状況に応じて，地域連携室（医療ソーシャルワーカーなど），精神科チーム（精神科医や心理士など），

図1 心不全の概要と包括的な介入

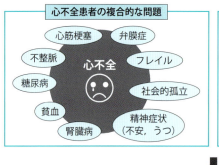
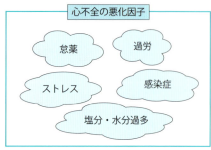
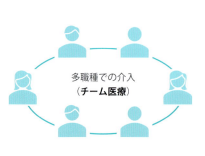
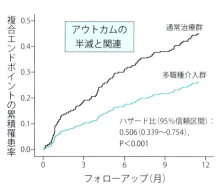

緩和ケアチーム(緩和ケア医,緩和ケア認定看護師など),心臓外科医などが加われば,なおよいと思います。

あくまで私見ですが,チーム編成(運営)に重要な点を2つ挙げます。1つ目は「チーム介入対象患者の主治医を巻き込むこと」,2つ目は「チームの核となるメンバーが最低2人は存在すること」です(**図2**)。

わが国の医療現場では,(今後変わっていく必要があると思いますが)主治医の裁量が大きいのが現状です。いくら心不全チームで相談しても,主治医が動かないと,残念ながら患者のケアにつながらないことがあります。ぜひ心不全チームで介入する場面があれば,(カルテに記載するだけではなく)主治医にカンファレンスに参加してもらう,チームでの相談内容を主治医に直接伝達するなど,主治医と上手に連携してください。

また,チームを編成し運営していくにあたっては,必ず混乱期が訪れ,困難に直面します。その際に,チーム

図2 チーム運営のコツ

主治医との連携

チームの核

図3 心不全カンファレンスシート

氏名（自動入力）　　　　年齢　（自動入力）　　　性別　（自動入力）　　　ID　（自動入力）

看護師　記載欄	
血圧測定	□ 毎日測定　　□ 時々測定（週数回）　　□ 測定していない　　□ 血圧計をもっていない コメント：
体重測定	□ 毎日測定　　□ 時々測定（週数回）　　□ 測定していない　　□ 体重計をもっていない コメント：
飲水量	（　　　　）mL　　　　コメント：
心不全理解度チェック	（　　）点　　コメント：
認知機能（HDS-R）	（　　）点　　コメント：
IPOS	（　　）点　　コメント：
住宅環境	
社会資源	
家族背景	
本人/家族 の思い	

地域連携室　記載欄

薬剤師　記載欄		
かかりつけ薬局：	一包化の必要度：	自己管理の可能性：

栄養士　記載欄

理学療法士　記載欄			
リハビリ　□ 個別療法　　□ 集団療法		ADL　□ 自立　　□ 介助　（補助具）	
目標　□ 自宅　　□ 転院　　□ 在宅介助			

8章　4 チーム医療

の核が1人では乗り越えるのは大変です。チームの編成や運営を担当しているかたは，ぜひ協力できる仲間をみつけてください（必ずいます）。チームの核が2名以上いると，相談したり，モチベーション維持につながったり，（特に開始当初は）ディスカッションを引っ張ったりすることができます。また，チームの核が主治医と連携できると，チームの相談内容が患者のケアに反映されやすくなり，好循環が生まれます。

3 心不全カンファレンス〜多職種が自分事として考える〜

　チーム医療の基盤である心不全カンファレンスは，多くの施設で行われていると思いますが，本項では当院の方法をお伝えします。当院では，隔週月曜日に，心不全カンファレンスを行っています。心不全を専門にしている循環器内科医（チームリーダー）と，心臓リハビリテーション医，心臓リハビリテーション担当看護師が，対象となる患者1〜2名を，前週の火曜日までに決定して多職種と共有します。そして心不全カンファレンスシート（**図3**）に，各職種が問題点や介入案について，カンファレンス当日までに記載するようにしています。各職種が自分事として，前もって患者を把握しておくことは，カンファレンスを円滑に進めるうえできわめて重要です。

　実際のカンファレンス当日では，心不全チームリーダーが司会となり，各職種からコメントをもらうようにしています。事前にアセスメントしてくれた内容を必ず拾って，ポジティブなフィードバックを行い，チームの運営につなげています。これらは多職種のやりがいにつながり，モチベーションの向上，ひいては患者のアウトカムに寄与すると信じています。

まとめ！

- 心不全患者の多くは，高齢で多数の併存疾患を有し，さまざまな心理社会的問題を抱えています。それらの問題に対して，多職種チームでの**包括的な介入**が望まれます。**チーム医療**の実践は，患者のアウトカム向上につながり得ます。
- 心不全チームを編成し運営していくにあたっては，チームの核がいて，上手に主治医と連携していくことが重要です。
- 多職種が話し合う場である心不全カンファレンスは，心不全チーム医療の基盤です。カンファレンスではすべての職種が自分事として考え，事前準備をすることが重要です。チームの核は，多職種にポジティブなフィードバックを心がけてください。

> 8章 コミュニケーションの歩き方

5 地域連携

大森崇史

マストワード！

❶ **地域包括ケアシステム**：医療，介護，福祉などが連携し，地域全体で高齢者を支えるシステムのことです。
❷ **在宅医療**：自宅あるいは施設にいながら，医師の診察や看護師によるケアなどを受けることです。
❸ **ICT**：情報通信技術（information and communication technology）の略です。オンライン診療や地域医療情報ネットワークなどがあります。

本項では心不全の地域連携について解説します。地域連携を大まかに理解するために，①地域包括ケアシステム，②在宅医療，③情報通信技術（ICT）に分けて説明します。

1 地域包括ケアシステム[1]

現在わが国の65歳以上の人口は，3,500万人を超えており，今後も増え続けることが予想されます。これに備えるため厚生労働省では，**地域包括ケアシステム**の構築を推進しています。地域包括ケアシステムとは，「介護が必要になっても**住み慣れた地域で，最後までその人らしい生活を続けることができるように地域のなかで助け合う仕組み**」のことです（図1）。

図1 地域包括ケアシステム

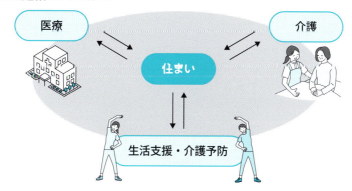

地域包括ケアシステムでは住まいを中心に，おおむね30分以内に必要なサービスが提供される日常生活圏域を単位とすることが想定されています。**だいたい中学校の校区**と思ってください。そのなかで，必要に応じて医療や介護，介護予防，生活支援を一体的に提供します。

　地域包括ケアシステムを提供するために，市町村などの各自治体が設置する拠点として**地域包括支援センター**があります。そこには**主任ケアマネジャー，社会福祉士，保健師**がいて，高齢者の相談にのり，必要なサービスにつないでもらえます。例えばかかりつけ医の紹介，介護保険の申請の提案，必要な行政支援の情報提供などです（**表1**）。

表1 地域包括支援センターの役割

- 介護予防支援
- 必要なサービスや制度の紹介
- 虐待防止など権利擁護
- 地域ケア会議の開催　　など

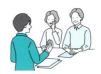

2　在宅医療

　在宅医療とは，**自宅や施設ですごしながら医療サービスを受けること**です。在宅医療には**表2**のようなサービスが含まれます。これらの在宅医療サービスを組み合わせることで，病気になっても住み慣れた場所で暮らし続けることが可能です。また，在宅療養支援診療所・病院から訪問診療を受けている心不全高齢患者は，一般診療所に比べ再入院率が低いという報告[2]があります。

3　地域連携におけるICT活用

　これまで情報共有の手段としては電話，FAX，郵便が主流でした。これらの手段は簡便である一方，情報共有の迅速性や正確性に限界がありました。近年では多施設・多職種での情報共有が求められる機会が増えており，ICTの活用が重要となっています。

A) オンライン診療

　病院に行かずに医師の診察や処方を受けることが可能です。高齢でICTを活用できない場合は，訪問看護師が仲介して医師とオンライン診療を行うD to P with N（Dr to Patient with Nurse）という方法があります。

B) 地域医療情報ネットワーク

　電子カルテの診療記録を共有する仕組みが整備されている地域もあります。例えば，長崎県の「あじさいネット」[3]では，主要拠点病院の診療情報が共有され，県内の診療

表2 在宅医療のサービス

訪問看護	・訪問看護ステーションあるいは病院・診療所から看護師が患者宅や施設に伺い，必要な看護を提供する ・体重や服薬状況の確認，減塩や運動など生活指導，主治医への報告，指示のもと点滴の実施などが可能である ・医療保険・介護保険を使用することができる ・医師が必要だと判断し**特別訪問看護指示書を発行することで，週4日以上，1日3回まで訪問が可能**である
訪問リハビリテーション	・訪問看護ステーションあるいは病院・診療所から理学療法士，作業療法士，言語聴覚士が患者宅や施設に伺い，リハビリテーションを行う ・医療保険あるいは介護保険が使用できる ・自宅の環境に応じた有酸素運動やレジスタンストレーニングの指導を受けることができる
訪問薬剤師	・調剤薬局に所属する薬剤師が患者宅を訪問し，処方された薬の配達や服薬指導，医師への疑義照会などが可能である ・月4〜8回まで訪問可能で，医療保険あるいは介護保険が使用できる ・医療用麻薬用の自己調節鎮痛法（PCA）ポンプの貸し出しを行っている薬局もある
訪問診療	・訪問診療は**「定期通院が必要だが独力で通院できない人」**が対象となる ・一般に月に1〜2回，定期の訪問日を決めて医師が自宅に赴き診察をする ・処方や点滴，血液検査やエコー検査など外来で実施できる大抵の処置が可能である ・24時間対応が可能な訪問診療を行う医療機関は**在宅療養支援診療所・病院**とよばれる

所からも閲覧可能です。今後電子カルテの規格の統一も進み，医療機関間の情報共有がよりスムーズになることが期待されています。

C) 多機能チャットツール

地域包括ケア・多職種連携のためのコミュニケーションツールとして，Medical Care Station[4]（エンブレース社）やVitalLink[5]（帝人ファーマ社）などがあります。複数の受信者に同時にメッセージを送信でき，電話のように業務を中断されることがありません。

D) 現存の課題

地域や機関ごとに使用できるツールが異なるため，統一性が欠けています。またICTを用いる通信規格や使用者のリテラシー，デバイスの安全性など，さまざまなセキュリティの問題が存在します。それぞれのツールの利点と欠点を理解し，適切に使い分けることが求められます。

まとめ!

- 地域連携は，患者が安心して生活できる環境を整えるために不可欠です。地域包括ケアや多職種連携を中心に，行政や地域住民と協力しながら，患者1人ひとりに合わせたケアを提供していきましょう。これからも，地域全体で心不全患者を支える体制を強化していくことが重要です。

文献

1) 厚生労働省ホームページ：地域包括ケアシステム.
https://www.mhlw.go.jp/stf/seisakunitsuite/bunya/hukushi_kaigo/kaigo_koureisha/chiiki-houkatsu/index.html（2024年8月11日閲覧）
2) Sun Y, et al: The Effect of Home Care Support Clinics on Hospital Readmission in Heart Failure Patients in Japan. J Gen Intern Med 38（9）: 2156–2163, 2023.
3) 特定非営利活動法人長崎地域医療連携ネットワークシステム協議会 あじさいネットホームページ
http://www.ajisai-net.org/ajisai/index.htm（2024年8月11日閲覧）
4) エンブレース社ホームページ：Medical Care Station.
https://about.medical-care.net/html/（2024年8月11日閲覧）
5) TEIJIN Medical Web：バイタルリンク®.
https://medical.teijin-pharma.co.jp/product/zaitaku/vitallink.html（2024年8月11日閲覧）

6 情報収集・情報発信

福田芽森

> **マストワード！**
>
> ❶ **情報収集の変遷**：情報収集の手法は時代とともに大きく変遷してきました。本項では3つの世代に分けて解説します。
> ❷ **SNSと生成AI**：機械学習を用いて大量のデータからさまざまな新しいコンテンツを作り出すことができる生成人工知能（生成AI）は，医療情報の整理や文献検索に大幅な効率化をもたらします。そして進化の早い生成AIの情報を得るための手法として，ソーシャル・ネットワーキング・サービス（SNS）は有用です。

1 情報収集の変遷

　情報収集の手法は，時代とともに大きく変遷してきました。筆者はこの変遷について3つの世代に分けられると考えています。

　まず，**紙媒体主体の第一世代**です。この時代には，教科書や医学書，論文が主な情報源となっていました。例えば，『ハリソン内科学』は内科診療のバイブルとされ，多くの医師が参照しています。これらの資料は，基礎から応用まで幅広い知識をカバーしており，初学者からベテラン医師まで幅広い層が活用しています。

　次に，**インターネットサイトを活用した第二世代の情報収集**です。インターネットの普及により，医療情報にアクセスできる手段が飛躍的に増加しました。医療専門のウェブサイトやオンラインジャーナル，データベースは，最新の情報を手軽に入手できる有益な情報源です。UpToDateなどのウェブサイトでは内科診療についての最新のガイドラインや研究結果が提供されており，PubMedなどのデータベースでは検索機能により必要な情報に効率的にアクセスすることが可能になりました。

　そして**第三世代**は，**ソーシャル・ネットワーキング・サービス（SNS）や生成人工知能（生成AI）といった新たなツールを活用した情報収集**です。後述する生成AIのなかには検索機能を主体とした，ファクトに基づく科学的利用が意図されたものもあります。またSNSは，リアルタイムで最新の情報を共有し，専門家らと意見交換を行うためにも重要なツールとなっています。これらはそれぞれ医療において有用なツールですが，**進化スピードの早い生成AIのよりよい活用方法について情報収集するためにも，SNSは相性がとてもよい**のです。

257

各世代に特徴はありますが，**情報の更新サイクル**の観点からは第三世代の有用性が際立ちます。第一世代の紙媒体による情報収集は出版や改訂のサイクルが数カ月〜数年に一度であり，第二世代のインターネット上のデータベースやジャーナルも，その進化のスピードやリアルタイム性では第三世代に劣ります。最新のテクノロジーや情報についてのアップデートは，SNSや生成AIによる情報アクセスが最も迅速な手段といえます。

2 SNSと生成AI

　さて，近年目覚ましい進化を遂げている生成AIですが，例えばChatGPTのように「文章を自身で生成するAI」では，ハルシネーションとよばれる事実に基づかない出力がしばしば問題視されています。このような生成AIを情報源として利用することは，2025年2月時点ではあまりお勧めできません。しかし，例えばPerplexity AIという検索型の生成AIは，文章を自身で生成するのではなくあくまでもソースを元に検索してそれを取りまとめる機能を有していたり，引用元ソースを提示する機能や，ソースとして学術論文だけから検索をするような機能があります。生成AIの種類や使い方はさまざまであり，アイディア次第で医療においてさまざまな面で有用となる可能性を秘めています。生成AIは数多くありますが，代表的ないくつかのプロダクトと種類を示します（**表1**）。ただし活用方法については，結果の正確性，個人情報の取り扱いなどに注意が必要です。

　このように，生成AIなどのテクノロジーの進化は凄まじく，利活用するための情報収集の工夫も必要になってきます。情報収集手段として，第三世代であるSNSと生成AIがなぜ有用かは前述のとおりであり，SNSを通じて医療AIやその利活用に詳しい専門家をみきわめてフォローすることも有用です。

　ちなみに，医療におけるSNSの利用事例の1つとして，学術団体のX（旧Twitter）アカウントを紹介します（**表2**）。諸外国ではすでに十数年前からSNSを用いた医療広報や専門家による議論が行われていて，日本循環器学会はわが国でも先駆けてSNSを利活用しています。例えば，学術集会において演者の許可を得て積極的に学会発表のスライドと解説をSNSに投稿することで，学会場にいない医療従事者にも広く最先端の研究内容へのアクセスができるようにし，またイラストやキャラクターを用いて一般市民へわかりやすい医療情報を提供するなどしています。

　これらは，情報「発信」の観点からの利用ですが，SNSはそもそも双方向性のものであり，SNSの特徴から得られる利点は双方に生じます。社会医学におけるSNSの有用性は，さまざまな論文で述べられてきているとおりです[1,2]（**表3**）。**生成AIの進化スピードとSNSの即時性の親和性の高さ**も相まって，SNSの利活用は今後もさらに普及していくでしょう。

表1 生成 AI のプロダクト名と種類（2025年2月時点）

プロダクト名	種類	医療における活用例（可能性も含めて）
ChatGPT, Claude, Gemini	汎用	・医療情報の整理と要約 ・メディカルライティングや文書作成の支援
Perplexity AI	検索	・文献検索 ・データの要約
Midjourney, Stable Diffusion	画像生成	・教育用ビジュアル素材作成 ・説明資料作成の支援
Style-Bert	音声生成（日本語）	・さまざまな資料の音声化
LUMA Dream Machine, Runway Gen-3	動画生成	・教育用素材作成 ・手術シミュレーションや治療プロセスの映像化
Hedra	リップシンク	・説明補助素材作成
HeyGen	アバター作成	・説明補助素材作成 ・ゲーミフィケーションを用いたリハビリテーション支援
Udio	音楽生成	・利用シーン，個人に特化した音楽の提供
Unique 3D	画像を 3D 化	・手術シミュレーションや解剖学教育のための 3D モデル作成
Magnific	画像の超解像度化	・教育用ビジュアル素材作成 ・説明資料作成の支援
ElevenLabs	音質向上（ノイズ除去＆会話の高音質化）	・学習資料，説明補助素材の作成，品質向上 ・遠隔診療での活用

表2 学術団体などの X（旧 Twitter）（2025年2月18日時点）

	日本循環器学会 @JCIRC_IPR	アメリカ心臓協会 （AHA） @American_Heart	欧州心臓病学会 （ESC） @escardio	メイヨークリニック （Mayo Clinic） @MayoClinic
開始時期	2017年6月	2010年1月	2009年2月	2008年4月
フォロワー数	2万人	32.2万人	14.8万人	198.7万人
総ポスト数	3.5万件	4.4万件	3万件	6.3万件

表3 社会医学における SNS

特徴	・双方向性コミュニケーション	・情報の多様性，透明性，即時性
利点と活用法	・幅広い層へのリーチ ・情報消費者と発信者の相互的なやりとり ・議論による研究の発展 　（研究者－研究者/研究者－臨床医） ・臨床現場のアップデート/意思決定サポート	・オープンで迅速な共同研究 ・公衆衛生学的取り組み ・救援活動の調整 ・キャリア開発 ・効率的な学習
課題とリスク	・誤情報の発生率が高い（約20%） ・体系的なプロセスがない（自浄作用） ・プライバシー保護/プロ意識への懸念	・情報過多 ・医師の時間の消耗 ・不平等性
解決法	・ガイドラインの策定	・ソーシャルメディア使用法についての教育

（文献1，2を参考に筆者作成）

情報収集手段は，紙媒体主体の第一世代からインターネットを活用した第二世代への移行により，迅速なアクセスが可能となりました。これによって医療者は診療の実践のために，最新の研究やガイドラインにすぐにアクセスできるようになりました。しかし，**情報の大量処理や個々のニーズに合わせた情報提供**などは，依然として残る課題です。SNSや生成AIなどの新しい手法は，これらの課題を解決する可能性があります。AIが個々の医師の学習履歴や診療スタイルに基づいてカスタマイズされた情報を提供することで，より効率的な学習と診療が可能になる未来もくるかもしれませんね。テクノロジーの進化に伴い，**新しい情報に気付き，迅速に対応するための手段を常にアップデートしていく**こと，常に**情報の正確性を確認し，自身の判断力をもって情報を活用する**ことは，これからの時代において信頼される医療従事者になるための必要なスキルの1つになってくるのではないでしょうか。

まとめ！

- 情報収集手段の変遷：紙媒体の第一世代から，インターネットの第二世代，SNSと生成AIの第三世代へと進化しつつあります。
- 生成AIの進化スピードとSNSの即時性の親和性は高く，情報の更新サイクルが大幅に短縮されました。

文献

1）Pershad Y, et al: Social Medicine: Twitter in Healthcare. J Clin Med 7（6）: E121, 2018.
2）Little JS, et al: Tweeting from the Bench: Twitter and the Physician-Scientist Benefits and Challenges. Curr Hematol Malig Rep 15（6）: 419–423, 2020.

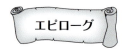

心不全診療の未来

　さあ，心不全クエストのゴールにたどり着いた皆さん，おめでとうございます．明日から，いやきっと今から，皆さんがかかわる心不全患者の人生が変わります．ぜひ，今感じている高揚感や使命感，そして少しの焦りや反省，そんな気持ちを忘れないでいてください．最後に，心不全診療の未来を一緒に少し考えながらこのクエストのエンドロールを迎えましょう．

心不全診療の未来

　本書をとおして，また本書だけではなくさまざまな媒体で，皆さんは心不全の知見を毎日深めていることと思います．わたしが心不全の臨床・研究に関心をもった2000年頃に比べると，心不全に対する関心が非常に高くなり，ガイドラインも整備され，実効性のある治療手段が増えて，心不全の発症進展についての基礎・臨床研究がかなり進んでいます．いまさらですが，わたしが研修医のときに学んで理解して実践していた心不全診療に比べると，皆さんが日々実践している心不全診療や心不全学は格段によいものです．心不全診療に携わる皆さん，日々の診療お疲れ様です．患者のために，日々研鑽を積み重ねていることと思います．

　本書を通して，心不全の基礎知識から最新の治療法，そして患者への接し方まで，幅広く学んでいただけたでしょうか．

　このエピローグでは，これまでの学びを踏まえ，未来の心不全診療について考えていきましょう．

進化する診断技術

　近年，心不全の診断技術は目覚ましい進歩を遂げています．心臓MRIやCTなどの画像診断技術の進歩によって，より詳細な心臓の構造や機能を評価することが可能になりました．また，バイオマーカーを用いた診断も進展しており，早期診断や予後予測に役立っています．

　人工知能（AI）を活用した画像解析や診断支援システムも開発が進んでいます．これらの技術は，医師の診断をサポートし，診断精度の向上に貢献すると期待されています．

革新的な治療法

　従来の薬物治療に加え，新たな治療法も登場しています．植込み型除細動器（ICD）や心臓再同期療法（CRT）などのデバイス療法は，心不全の予後改善に大きく貢献して

います。

再生医療の分野では，胚性幹細胞（ES 細胞）や人工多能性幹細胞（iPS 細胞）を用いた心筋再生療法の研究が進められています。将来，損傷した心筋を再生することで，心不全を根本的に治療できる可能性を秘めています。

遺伝子治療も注目されています。心不全にかかわる遺伝子を特定し，遺伝子操作によって心筋の機能を改善する治療法の開発が進んでいます。

テクノロジーを活用した患者支援

スマートフォンやウェアラブルデバイスなどのテクノロジーを活用した患者支援も進化しています。患者のバイタルデータを遠隔でモニタリングすることで，病状の変化を早期に把握し，適切な対応が可能になります。

また，患者向けのアプリやオンラインサービスも充実しており，服薬管理や生活習慣の改善，精神的なサポートなどに役立っています。

多職種連携の深化

心不全診療において，多職種連携の重要性はますます高まっています。医師，看護師，薬剤師，理学療法士，栄養士，ソーシャルワーカーなど，多様な専門職が連携することで，患者 1 人ひとりに最適なケアを提供することができます。

情報通信技術（ICT）を活用した情報共有システムの導入や，地域連携の強化などにより，多職種連携はさらに進化していくでしょう。

心不全診療の未来を創造する

心不全は，依然として予後不良な疾患であり，医療従事者にとって大きな挑戦です。しかし，診断技術や治療法の進歩，そして患者支援の進化により，心不全診療の未来は明るいものへと変化していくでしょう。

わたしたちは，常に最新の知識や技術を習得し，患者のために最善を尽くす必要があります。そして，多職種と連携し，患者の人生に寄り添いながら，心不全という病気に立ち向かっていきましょう。

本書が，心不全診療に携わる皆さんの羅針盤となり，未来の心不全診療を創造する一助となることを願っています。

2025 年 1 月

岸　拓弥

索　引

あ行

アセタゾラミド ……………………… 120
アドバンス・ケア・プランニング
　………………………………… 200, 201
アブレーション …………………………… 231
　── が著効するHFrEF ………… 231
アンジオテンシンⅡ受容体拮抗薬 … 99
アンジオテンシン受容体ネプリラ
　イシン阻害薬 …………………… 100
アンジオテンシン変換酵素阻害薬 … 99
安定冠動脈疾患… 216, 217, 219, 220
意思決定支援 …………………… 200, 201
イバブラジン …………… 91, 132, 133
植込み型除細動器 …………… 147, 162
植込型LVAD ……………………… 158
右心不全 ………………………… 10, 214
うっ血 ………………… 10, 30, 35, 36,
　　　　　　　　　　　　　 49, 62, 64
　── の治療目標 ………………… 36
　── への対応 ………………… 30
　── を示唆する症状 ………… 49
運動療法 ……………………………… 190
エプレレノン ……………………… 110
遠隔モニタリング ………… 173, 194
遠隔心リハ ……………………… 194
塩酸モルヒネ …………………… 209
塩分摂取量 ……………………… 186
オピオイド ………………… 208, 209
オンライン診療 ………………… 254

か行

拡張能 ……………………………… 12

家族 ……………………………… 243, 247
カテーテルアブレーション ……… 229
カリウム吸着薬 ………………… 111
カルシウム拮抗薬 …………… 128, 129
肝うっ血 ……………………………… 62
患者 ……………………………… 243, 247
完全左脚ブロック ……………… 57
緩和的鎮静 ……………………… 208
機械的循環補助 …………… 147, 153
起座呼吸 ……………………………… 49
基本的緩和ケア ………………… 199
急性冠症候群 …………………… 216
急性期薬物治療 ………………… 86
急性心不全 ………… 8, 28, 86, 129
　── の初期治療 ……………… 129
胸郭内インピーダンス ………… 194
胸水貯留 ……………………………… 54
胸部X線検査 ………… 33, 53, 54
虚血性心疾患 ……………… 213, 216
クリニカルイナーシャ ………… 96
経カテーテル的大動脈弁留置術 … 166
経口強心薬 ………………… 87, 123
頸静脈怒張 ………………… 50, 52
傾聴 ……………………………… 247
経皮的冠動脈インターベンション
　………………………………… 216
血圧 ……………………… 172, 174
血液検査 ………………… 33, 62
血管拡張薬 ………… 88, 128, 129
血行動態的うっ血 ………… 35, 127
血算・生化学検査 ……………… 62
交感神経 ……………………… 105
交感神経系 ……………………… 24
抗凝固療法 ……………………… 140

264

高血圧治療 ································ 174
抗不整脈作用 ···························· 106
高齢者 ···························· 214, 234
呼吸管理 ························· 147, 149
コミュニケーション ········· 242, 247
混合静脈血酸素飽和度 ················· 81

さ行

サーモダイリューション法 ··········· 82
サイアザイド系利尿薬 ··············· 119
在宅医療 ································ 254
左脚ブロック ···························· 57
左室拡張障害 ···························· 69
左室駆出率 ············· 12, 14, 68, 110
　　── による分類 ·················· 14
左室長軸方向ストレイン ·············· 12
左室補助人工心臓 ············· 147, 158
左心不全 ································· 10
左房圧上昇 ······························ 69
酸素消費量 ······························ 81
ジゴキシン ························ 123, 124
持続的気道陽圧法 ···················· 149
実効動脈エラスタンス ················· 16
至適薬物療法 ·························· 216
収縮能 ··································· 12
収縮末期エラスタンス ················· 16
周術期リスク ·························· ???
手背静脈 ································· 52
循環平衡理論 ··························· 18
初期対応 ································· 28
初期評価 ································· 29
硝酸薬 ·································· 128
情報収集 ·························· 243, 257

情報発信 ·························· 243, 257
腎うっ血 ································· 62
心エコー図検査 ················· 34, 68
腎機能 ···························· 173, 179
腎機能障害 ······························ 115
心胸郭比 ································· 53
心筋症 ·································· 215
心筋リモデリング ······················ 21
神経体液性因子 ·················· 23, 92
心原性ショック ············· 29, 30, 44
　　── を呈する疾患 ··············· 44
心室圧容積関係 ························· 16
心室間相互作用 ························· 11
心室−動脈カップリング ·············· 19
心腎貧血症候群 ······················ 180
心腎連関 ······························· 179
腎性貧血 ······························· 180
心臓カテーテル検査 ·············· 34, 76
心臓再同期療法 ················· 147, 162
心臓突然死予防 ······················ 162
心臓リハビリテーション ······ 173, 188
心電図検査 ························· 33, 56
心拍数 ···························· 31, 132
心不全 ············· 2, 4, 5, 28, 71, 77
　　── の急性増悪 ·················· 28
　　── の原因 ······················ 77
　　── の原因疾患 ·················· 71
　　── の進展過程 ··················· 2
　　── の負のスパイラル ············ 4
腎不全 ·································· 234
心不全カンファレンス ··············· 252
心不全管理 ······························ 172
心不全緩和ケア ······················ 199
心不全治療 ································ 4

シンプルGDMTスコア ・・・・・・・・・・・・・・ 96
心房細動 ・・・・・・・・・・・・・・・・・・・ 214，229
心房細動合併心不全 ・・・・・・・・・・・・・・・ 141
推定中心静脈圧 ・・・・・・・・・・・・・・・・・・・・ 50
水分・栄養管理 ・・・・・・・・・・・・・・・ 173，183
睡眠時無呼吸 ・・・・・・・・・・・・・・・・・・・・・・ 150
ステージA ・・・・・・・・・・・・・・・・・・・・・・・・ 174
ストレイン型陰性T波 ・・・・・・・・・・・・・・ 56
スピロノラクトン ・・・・・・・・・・・・・・・・・・ 110
スワン・ガンツカテーテル検査
・・・・・・・・・・・・・・・・・・・・・・・・・・・・ 34，80
生成AI ・・・・・・・・・・・・・・・・・・・・・ 257，258
セルフブランディング ・・・・・・・・ 242，244
前屈呼吸苦 ・・・・・・・・・・・・・・・ 38，51，177
全人的苦痛 ・・・・・・・・・・・・・・・・・・・・・・・・ 207
前心不全 ・・・・・・・・・・・・・・・・・・・・・・・・・・・ 66
増悪因子 ・・・・・・・・・・・・・・・・・・・・・・・・・・・・ 6
相互理解 ・・・・・・・・・・・・・・・・・・・・・・・・・ 248
ソーシャル・ネットワーキング・
サービス ・・・・・・・・・・・・・・・・・・・・・・・ 257

た行

体重管理 ・・・・・・・・・・・・・・・・・・・・・・・・・ 183
多機能チャットツール ・・・・・・・・・・・・・・ 255
地域医療情報ネットワーク ・・・・・・・・・ 254
地域包括ケアシステム ・・・・・・・・・・・・・ 253
地域連携 ・・・・・・・・・・・・・ 243，253，254
チーム医療 ・・・・・・・・・・・・・・・・・ 243，249
腸管うっ血 ・・・・・・・・・・・・・・・・・・・・・・・・・ 62
長期在宅左室補助人工心臓治療 ・・・・ 158
直接経口抗凝固薬 ・・・・・・・・・・・・・・・・・ 141
直接法 ・・・・・・・・・・・・・・・・・・・・・・・・・・・・・ 82
治療目標 ・・・・・・・・・・・・・・・・・・・・・・・・・・・・ 7

低栄養 ・・・・・・・・・・・・・・・・・・・・・・・・・・・ 184
低灌流 ・・・・・・・・・・・・・・・・・・・・・・・・・・・・ 10
低灌流所見 ・・・・・・・・・・・・・・・・・・・・・・・・・ 41
定義 ・・・・・・・・・・・・・・・・・・・・・・・・・・・・・・・ 5
低心拍出 ・・・・・・・・・・・・・・・・・・・・・ 30，40
―― への対応 ・・・・・・・・・・・・・・・・・・・・ 30
低心拍出症候群 ・・・・・・・・・・・・ 30，40，62
低ナトリウム血症 ・・・・・・・・・・・・・・・・・・ 63
適応補助換気 ・・・・・・・・・・・・・・・・・・・・・ 149
鉄欠乏 ・・・・・・・・・・・・・・・・・・・・・・・・・・・ 180
トルバプタン ・・・・・・・・・・・・・・・・・・・・・ 120
トロポニン ・・・・・・・・・・・・・・・・・・・・・・・・・ 63

な行

二次性三尖弁閉鎖不全症 ・・・・・・・・・・・・ 223
二次性僧帽弁閉鎖不全症 ・・・・・・・・・・・・ 223
二次性弁膜症 ・・・・・・・・・・・・・・・・・・・・・ 223
脳性ナトリウム利尿ペプチド ・・・ 33，66

は行

肺うっ血 ・・・・・・・・・・・・・・・・・・・・・ 53，63
バイオマーカー ・・・・・・・・・・・・・・・ 33，66
バイタルサイン ・・・・・・・・・・・・・・・・・・・・ 29
バソプレシンV_2受容体拮抗薬 ・・・・・・ 120
ピモベンダン ・・・・・・・・・・・・・・・・ 123，124
非薬物治療 ・・・・・・・・・・・・・・・・・・・・・・・ 146
病態 ・・・・・・・・・・・・・・・・・・・・・・・・・ 2，29
貧血 ・・・・・・・・・・・・・・・・・・ 63，173，174，
180，234
不安定期 ・・・・・・・・・・・・・・・・・・・・・・・・・ 126
フォレスター分類 ・・・・・・・・・・・・・・・・・・ 80
フロセミド ・・・・・・・・・・・・・・・・・・・・・・・ 117

ベルイシグアト ………… 91, 136, 137
── の臨床的効果 …………… 137
ベンドプニア …………… 38, 51, 177
弁膜症 ………………………… 213, 222
包括的疾病管理プログラム ……… 190

ま行

慢性期診断・評価 ………………… 32
慢性期薬物治療 …………………… 90
慢性心不全 …………………………… 8, 9
慢性閉塞性肺疾患 ……………… 234
ミネラルコルチコイド受容体拮抗薬
……………………………… 91, 109
問診 ……………………………… 33, 49

や行

薬物治療 …………………………… 86
陽圧呼吸 …………………………… 149

ら行

リズム …………………………… 31
利尿薬 ……………………… 87, 117
リバースリモデリング ……… 22, 105
臨床的惰性 ……………………… 96
ループ利尿薬 …………………… 117
── の留意点 ………………… 119
ループ利尿薬抵抗性 ……………… 119
レニン・アンジオテンシン・アルドス
テロン系 ……………… 23, 109
レニン・アンジオテンシン・アルドス
テロン系阻害薬 ……………… 99

労作時息切れ …………………… 49
肋骨横隔膜角 …………………… 54

わ行

ワルファリン ……………………… 141

A

AATAC 試験 ……………………… 230
ACE 阻害薬 ………… 91, 99, 100, 104
ACP ……………………… 200, 201
── の現状と課題 ……………… 203
── の重要性 ………………… 202
── の注意点 ………………… 205
ACS ……………………… 216, 217
AF ………………………………… 229
ARB …………… 91, 99, 100, 104
ARNI …………… 91, 99, 100,
101, 104
ASV ……………………………… 149

B

bendopnea ……………… 38, 51, 177
BNP ……………………………… 33, 66
Business to Consumer (B to C) ····· 244
Business to Consumer (B to C) ····· 244
β遮断薬 ……………… 91, 105, 106
── が推奨される症例 ………… 106

C

CAMTAF 試験 ………………… 230

cardiac pathway ························ 29
cardiothoracic ratio（CTR） ········· 53
CASTLE-AF試験 ······················· 230
CASTLE-HTx試験 ····················· 230
COPD ··································· 234
CPAP ··································· 149
CRT ······························ 147, 162

D

destination therapy（DT） ··········· 158
DOAC ································· 141
dyssynchrony ························ 162

E

E_a ····································· 16
ECPELLA ······························ 156
E_{es} ···································· 16
elastic recoil ·························· 13
evidence-practice gap ················ 95

F

FAILURE ································ 6
fantastic four ························ 95
Fick法 ·································· 81

G

GDMT ·································· 95
GDMTチェックシート ················· 96
GLS ···································· 12

H

HFmrEF ···················· 14, 15, 68, 94
HFpEF ················ 14, 15, 68, 77, 94
HFrEF ····· 14, 68, 94, 110, 229, 231

I

IABP ·································· 153
ICD ······························ 147, 162
Impella ···························· 153, 155
INOCA ································· 218

L

LOS ·························· 40, 62, 64
LVAD ···························· 147, 158
LVEF ················ 12, 14, 68, 110
　── が軽度低下した心不全
　　　　　　　············· 14, 68
　── による分類 ··················· 14
　── の保たれた心不全 ········ 14, 68
　── の低下した心不全
　　　　　　　·············· 14, 68, 110

M

MINOCA ······························ 218
MitraClip ················ 148, 166, 167
MRA ······························ 91, 109
multimorbidity ······················ 234

N

NO-sGC-cGMP系 ······················ 136
NT-proBNP ························· 33, 66
Nohria & Stevenson分類 ·············· 41
N末端プロ脳性ナトリウム利尿ペプチド
··································· 33, 66

O, P

OMT ··························· 216, 219
PAP ································· 149
partial support ······················ 155
PCI ································· 216
physical examination ············ 33, 49
polypharmacy ······················ 235
PV loop ······························ 16

R

RAAS ··························· 23, 109
RAAS阻害薬 ·············· 99, 100, 101
── の降圧効果 ···················· 100
── の使いこなし ················· 101

S, T

SCAI shock分類 ························ 44
SGLT2阻害薬 ·················· 91, 113
── のエビデンス ················· 114
── の作用機序 ···················· 114
shared care ························· 159
SNS ··························· 257, 258
SvO$_2$ ······························· 81
TAVI ························· 148, 166
total support ······················· 155

V

vascular pathway ····················· 29
VICTORIA試験 ······················ 137
visual LVEF ·························· 73
VO$_2$ ································· 81
vulnerable phase ···················· 126
V-A ECMO ····················· 153, 154

数字

3つの"生" ···························· 7
4剤併用療法 ························· 110

269

心不全診療の歩き方

2025年3月31日　第1版第1刷発行

■ **編　集**　岸　拓弥　きし　たくや

■ **発行者**　吉田富生

■ **発行所**　株式会社メジカルビュー社
〒162-0845 東京都新宿区市谷本村町2-30
電話　03(5228)2050(代表)
ホームページ　https://www.medicalview.co.jp/

営業部　FAX　03(5228)2059
E-mail　eigyo@medicalview.co.jp

編集部　FAX　03(5228)2062
E-mail　ed@medicalview.co.jp

■ **印刷所**　シナノ印刷株式会社

ISBN 978-4-7583-2217-1　C3047

©MEDICAL VIEW, 2025. Printed in Japan

・本書に掲載された著作物の複写・複製・転載・翻訳・データベースへの取り込みおよび送信(送信可能化権を含む)・上映・譲渡に関する許諾権は，(株)メジカルビュー社が保有しています.
・ JCOPY〈出版者著作権管理機構 委託出版物〉
本書の無断複製は著作権法上での例外を除き禁じられています．複製される場合は，そのつど事前に，出版者著作権管理機構(電話 03-5244-5088，FAX 03-5244-5089，e-mail：info@jcopy.or.jp)の許諾を得てください.

・本書をコピー，スキャン，デジタルデータ化するなどの複製を無許諾で行う行為は，著作権法上での限られた例外(「私的使用のための複製」など)を除き禁じられています．大学，病院，企業などにおいて，研究活動，診察を含み業務上使用する目的で上記の行為を行うことは私的使用には該当せず違法です．また私的使用のためであっても，代行業者等の第三者に依頼して上記の行為を行うことは違法となります.

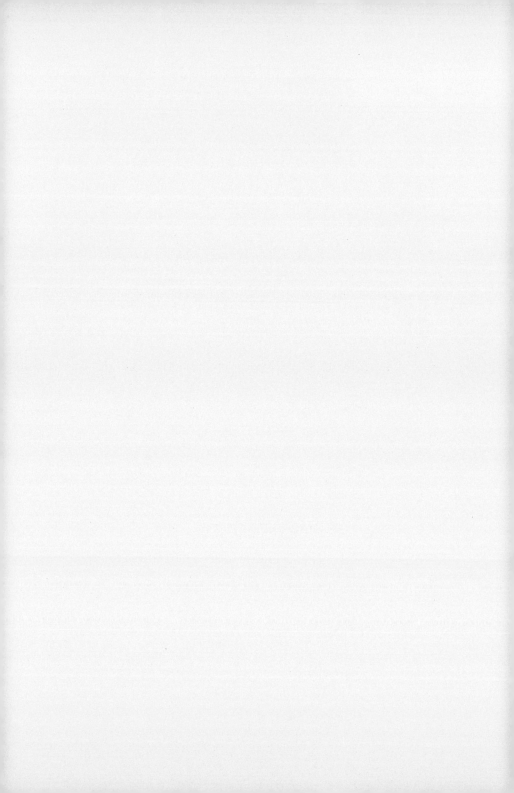